FBL Klein-Vogelbach Functional Kinetics
Irene Spirgi-Gantert und Barbara Suppé (Hrsg.)

Barbara Suppé

FBL Klein-Vogelbach Functional Kinetics Die Grundlagen

Bewegungsanalyse, Untersuchung, Behandlung

7., vollständig überarbeitete Auflage

Mit 220 Abbildungen

Unter Mitarbeit von Tiziana Grillo

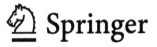 Springer

Herausgeber
Irene Spirgi-Gantert
Udligenswil, Schweiz

Barbara Suppé
Dannstadt-Schauernheim, Deutschland

Dr. med. h. c. Susanne Klein-Vogelbach †
Ihre Rechte werden verwaltet von der
Georg und Susanne Klein-Vogelbach-Stiftung
c/o Klosterfrau AG, Wiesentalstrasse 126,
7006 Chur, Schweiz

ISBN 978-3-642-41900-3   ISBN 978-3-642-41901-0 (eBook)
DOI 10.1007/978-3-642-41901-0

Die Deutsche Nationalbibliothek verzeichnet diese Publikation in der Deutschen Nationalbibliografie;
detaillierte bibliografische Daten sind im Internet über http://dnb.d-nb.de abrufbar.

Planung: Barbara Lengricht, Berlin
Projektmanagement: Birgit Wucher, Heidelberg
Lektorat: Stephanie Kaiser-Dauer, Heidelberg
Projektkoordination: Eva Schoeler, Heidelberg
Umschlaggestaltung: deblik Berlin
Fotonachweis Umschlag: © Max Moennich
Zeichnungen: Christine Goerigk, Ludwigshafen
Herstellung: le-tex publishing services GmbH, Leipzig

Gedruckt auf säurefreiem und chlorfrei gebleichtem Papier.

Springer Medizin ist Teil der Fachverlagsgruppe Springer Science+Business Media
www.springer.com

Vorwort

Physiotherapeuten haben die vielfältigsten Aufgaben. Sie behandeln, begleiten, führen, beraten und lehren Patienten und sollen durch ihre Intervention eine Veränderung von deren Bewegungs- und Übeverhalten bewirken. Dazu gehört die Analyse von Haltung und Bewegung, eines der berufsspezifischen Merkmale der Physiotherapie.

Durch das Konzept der FBL Functional Kinetics wird eine klinische, nicht gerätegestützte Bewegungsanalyse ermöglicht, auf deren Grundlage funktionsorientierte therapeutische Übungen und Behandlungstechniken entwickelt wurden. Grundlagen der Bewegungsanalyse sind die von Susanne Klein-Vogelbach formulierten Beobachtungskriterien, die das Handwerkszeug des Therapeuten darstellen, sowie eine definierte hypothetische Norm von Haltung und Bewegung. Diese Norm ist als Leitbild zu verstehen und somit eine Referenz des Therapeuten zum funktionellen und ökonomischen (idealen) Bewegungsverhalten.

Die Physiotherapie hat sich in den letzten Jahren stark verändert, und es ist heute besonders wichtig, auf die steigenden Ansprüche zu reagieren. Physiotherapeuten sind derzeit vor neuartige und kaum hinlänglich beantwortete professionelle Herausforderungen gestellt. Dazu zählt, dass Physiotherapeuten ihren Versorgungsauftrag auch wegen ökonomischer Einschränkungen immer seltener im direkten Kontakt mit dem Patienten realisieren können. Stattdessen müssen sie auf eine Kombination von direkter Behandlung („hands on") und begleitender Edukation zurückgreifen, um ihre therapeutischen Ziele angesichts veränderter Kontextbedingungen erreichen zu können. Die Instruktion ist somit ein edukativer Bestandteil der physiotherapeutischen Intervention, durch die den Patienten ein optimales Bewegungsverhalten vermittelt werden kann.

Das Buch ist ein Lehrbuch und Nachschlagewerk für Schüler und Berufsanfänger, in dem sie die Grundlagen der Bewegungslehre beschrieben finden. Erfahrene Sportlehrer und Physiotherapeuten können durch die morphologische Betrachtung ihr Verständnis von funktionellen Zusammenhängen bei der Analyse von Haltung und Bewegung auffrischen und ergänzen. Gleichzeitig wird die Bedeutung der Instruktion für das motorische Lernen ausführlich beschrieben, und es wird aufgezeigt, wie Selbstwirksamkeitserwartung und Bewegungskompetenz des Patienten beeinflusst werden können. Lehrern dient das Buch als Nachschlagewerk und als Hilfe, den Unterricht in FBL Functional Kinetics zu strukturieren.

Das Buch gliedert sich in einen bewegungspädagogischen Teil (▶ Kapitel 1–5), in dem die Grundlagen der Bewegungslehre und Bewegungsanalyse beschrieben sind, und in einen klinischen Teil (▶ Kapitel 6 und 7), der den Weg von der Untersuchung zur Behandlung aufzeigt.

— In ▶ Kap. 1 werden die Begriffe erläutert, welche die Grundlage zur Beobachtung von Bewegung und zur Instruktion darstellen.
— ▶ Kap. 2 widmet sich dem Bau und der Funktion des menschlichen Körpers.
— In ▶ Kap. 3 wird das funktionelle Messen als Grundlage der morphologischen Betrachtung beschrieben.
— ▶ Kap. 4 widmet sich der Analyse von Haltung und Bewegung. Mit Hilfe definierter Beobachtungskriterien fällt es Ihnen leichter, die Aufgaben der Körperabschnitte im Bewegungsverhalten zu analysieren.
— ▶ Kap. 5 erläutert die Bedeutung der Instruktion für das motorische Lernen.
— ▶ Kap. 6 stellt die physiotherapeutische Untersuchung dar, beschreibt typische Abweichungen und veranschaulicht die Therapieplanung.
— In ▶ Kap. 7 geht es um die verschiedenen Prinzipien, die der Intervention nach FBL Functional Kinetics zugrunde liegen. Dazu gehören das selektive Muskeltraining, die Konzeption einer Bewegungsschulung sowie die Behandlungstechniken „widerlagernde Mobilisation", „mobilisierende Massage" und „hubfreie Mobilisation".

Ein ausführliches Literaturverzeichnis im Anschluss an jedes Kapitel gibt Ihnen jeweils Hinweise auf weiterführende Literatur. Darüber hinaus sind sämtliche im „Glossar der FBL Functional Kinetics" geführte Begriffe in den Kapitel jeweils mit einem Sternchen (*) markiert.

Ich möchte mich bei allen bedanken, die mich dabei unterstützt haben, dieses Buch zu schreiben.
Dazu gehören vor allem die Schüler und Studenten,
die mit ihren Fragen dafür gesorgt haben, dass ich
Klarheit in meine Gedanken gebracht habe. Mein
aufrichtiger Dank gilt ebenfalls allen Beteiligten
im Springer Verlag, die dieses Buch ermöglicht haben. Da sind Barbara Lengricht, die die Arbeit von
Marga Botsch weiter geführt hat, und Birgit Wucher, die die ersten und auch die letzten Schritte bis
zur Veröffentlichung begleitet hat und das Projekt
unermüdlich vorangetrieben hat. Mein besonderer
Dank gilt auch Stephanie Kaiser-Dauer, die dem
Text den letzten Schliff gegeben hat, und Christine
Goerigk für die anschaulichen Zeichnungen.

Barbara Suppé
Heidelberg, im Sommer 2014

Vorwort zur 6. Auflage

Die Physiotherapie hat sich in den letzten Jahren stark verändert, und es ist heute besonders wichtig, auf die steigenden Ansprüche an die Aus- und Weiterbildung zu reagieren. Seit der offiziellen Einführung der ICF im Mai 2001 wird in vielen Institutionen an der Umsetzung der Vorgaben gearbeitet. Die ICF stellt jedoch im Wesentlichen ein Konstrukt dar und ist für den alltäglichen Einsatz nicht direkt zu gebrauchen. Wir, die Instruktoren der FBL Functional Kinetics, haben uns jedoch entschlossen, mit dem Grundlagenbuch diesem Denkansatz zu folgen. Das wird vor allem beim ▶ Kapitel 3, »Untersuchung« und den ▶ Kapiteln 9 bis 11 mit den »Fallbeispielen« deutlich.

Das Buch wendet sich vor allem an Schüler der Physiotherapieausbildung. Es ist ein Lehrbuch und Nachschlagewerk, mit dessen Hilfe Themen selbständig erarbeitet werden können. Lehrern dient es als Nachschlagewerk und als Hilfe, den Unterricht in FBL Functional Kinetics zu strukturieren. Ausgebildeten Therapeuten ermöglicht es, ihr Verständnis von funktionellen Zusammenhängen bei der Analyse von Haltung und Bewegung aufzufrischen oder zu ergänzen.

Das Buch gliedert sich in 4 Rubriken: Grundlagen, Untersuchung, Behandlung, Fallbeispiele.

- Im ▶ Kapitel 1 werden die Begriffe erläutert, die in der FBL Functional Kinetics häufig verwendet werden und die die Grundlage zum Verständnis der Bewegungsanalyse darstellen.
- ▶ Kapitel 2 widmet sich der Analyse von Haltung und Bewegung. Mit Hilfe definierter Beobachtungskriterien fällt es Ihnen leichter, muskuläre Aktivitäten, Gleichgewichtsreaktionen oder myofasziale Systeme zu verstehen.
- ▶ Kapitel 3 erläutert die Untersuchung auf Grundlage der ICF.
- Im ▶ Kapitel 4 geht es um die Planung der Therapie.
- ▶ Kapitel 5 erläutert die Grundlagen des motorischen Lernens.
- Im ▶ Kapitel 6 wird die Bedeutung des Instruktionsverhaltens beschrieben.
- Eine Einführung in die therapeutischen Übungen finden Sie im ▶ Kapitel 7

- Das ▶ Kapitel 8 widmet sich den Behandlungstechniken
- Und in den ▶ Kapiteln 9–11 bekommen Sie anhand von 3 Fallbeispielen einen Einblick in die funktionelle Untersuchung, das Dokumentationsschema und Behandlungsvorschläge in der praktischen Anwendung.

Mein aufrichtiger Dank gilt Matthias Bongartz und Salah Bacha für die intensive Zusammenarbeit und die Inspiration. Beide waren maßgeblich an der Neugestaltung dieses Buches beteiligt. Günter Suppé und Stefan Suppé danke ich für das kritische Lesen meiner Texte. Markus Zidek danke ich herzlich für die hilfreichen Kommentare und Ergänzungen zum Motorischen Lernen. Tina Jansen war immer zur Stelle und hat geduldig manche Stunde mit mir an den »aller-allerletzten« Endfassungen gearbeitet. Herrn Mönnich danke ich für die Fotos und Herrn Hippmann für die Zeichnungen und natürlich Frau Botsch für Ihre Geduld mit mir. Ein besonderer Dank gilt den Schülerinnen der Heidelberger Physiotherapieschule, die für die Fotos unermüdlich Modell gestanden haben.

Barbara Suppé
Heidelberg im November 2006

Susanne Klein-Vogelbach (1909–1996)

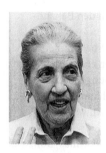

© Susanne
Klein-Vogelbach

Dr. med. h. c. Susanne Klein-Vogelbach ist die Begründerin des Behandlungskonzepts der Funktionellen Bewegungslehre. Sie absolvierte zunächst eine Ausbildung an der Schauspielschule in München und anschließend eine Ausbildung zur Lehrerin für rhythmische Gymnastik am Konservatorium in Basel. Dies bildete die Grundlage für ihre spätere Arbeit als Physiotherapeutin. Neben ihrer Tätigkeit in der eigenen Praxis gründete sie die Physiotherapieschule am Kantonsspital Basel. Ab 1963 gab sie Fortbildungskurse im In- und Ausland und ab 1976 verfasste sie mehrere Lehrbücher zur Funktionellen Bewegungslehre. 1979 wurde ihr von der medizinischen Fakultät der Universität Basel der Ehrendoktor verliehen. 1993 startete sie das Forschungsprojekt für Musikerkrankheiten FBL Klein-Vogelbach und gründete mit Irene Spirgi-Gantert eine Praxisgemeinschaft in Bottmingen (Schweiz). In ihren letzten Jahren behandelte sie hauptsächlich Musiker mit tätigkeitsbedingten Gesundheitsproblemen und erarbeitete ein Basisprogramm für Musiker zur Vorbeugung von Spielschäden.

Die Herausgeberinnen und Autorinnen

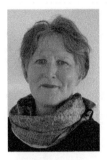

© Irene Spirgi-Gantert

Irene Spirgi-Gantert

hat ihre Ausbildung zur Physiotherapeutin in Basel absolviert. 1987 erlangte sie den Abschluss der Instruktorenausbildung bei Susanne Klein-Vogelbach. Danach arbeitete sie mehrere Jahre in der Gemeinschaftspraxis mit Susanne Klein-Vogelbach in Bottmingen (Schweiz) und gründete mit ihr das Forschungsprojekt für Musikerkrankheiten FBL Klein-Vogelbach, das sie seit 1996 leitet. Parallel dazu ging sie ihrer Tätigkeit als Lehrerin für Funktionelle Bewegungslehre an der Physiotherapieschule in Basel nach und war in der Instruktorenausbildung tätig. Seit 2001 ist sie Dozentin für Bewegungsphysiologie an der Hochschule der Künste in Bern und Zürich und Gastdozentin an weiteren Hochschulen im In- und Ausland.

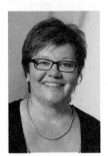

© Barbara Suppé

Barbara Suppé

hat ihre Ausbildung zur Instruktorin FBL bei Susanne Klein-Vogelbach in Deutschland, Österreich und der Schweiz gemacht. Sie war mehrere Jahre Präsidentin der Internationalen Arbeitsgemeinschaft der Instruktoren und auch viele Jahre verantwortlich für die Ausbildung der Instruktoren. Seit 1995 leitet Barbara Suppé die Physiotherapieschule an der Universitätsklinik Heidelberg und unterrichtet dort im Schwerpunkt Funktionelle Bewegungslehre. 2010 schloss sie ihr Studium zur Diplom-Physiotherapeutin (FH) in Deutschland ab und ist seit 2012 Gastdozentin der FH Joanneum in Graz. Ein weiteres Spezialgebiet ist die Untersuchung und Behandlung von Musikern, insbesondere von Sängern.

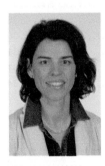

© Tiziana Grillo

Tiziana Grillo

- Ausbildung zur Physiotherapeutin an der Physiotherapieschule des Universitätsspitals Zürich (1985–1989)
- Ausbildung zum Certified Instructor Functional Kinetics FBL Klein-Vogelbach (CIFK) mit Abschlussarbeit zum Thema „Motorisches Lernen" (1998–2000)
- Ausbilderin mit eidg. Fachausweis (2008)
- Weiterbildungen in verschiedenen Fachbereichen (Manuelle Therapien, Neurologie, Motorisches Lernen, Pädagogik, Supervision/Coaching)
- MAS in Supervision und Coaching in Organisationen, BSO anerkannt (2009–2011)

Berufliche Tätigkeiten:
- Physiotherapeutische Tätigkeit in eigener Praxis mit Schwerpunkt Neurorehabilitation und Bewegungsanalyse
- Dozentin an der Zürcher Hochschule für Angewandte Wissenschaften (ZHAW)
- Selbständige Supervisorin und Coach

Inhaltsverzeichnis

Normale Bewegung

Barbara Suppé

I. Spirgi-Gantert, B. Suppé (Hrsg.), *FBL Klein-Vogelbach Functional Kinetics – Die Grundlagen*,
DOI 10.1007/978-3-642-41901-0_1, © Springer-Verlag Berlin Heidelberg 2014

Wer sich natürlich bewegt, empfindet Bewegung als etwas Selbstverständliches und Angenehmes. Dem Betrachter erscheint natürliche Bewegung harmonisch und darum auch schön, daher nimmt er das Abweichen vom Normalen als etwas Störendes und Unnatürliches wahr. Dabei spielt es keine Rolle, ob Schmerz, Bewegungseinschränkung, Funktionsausfall, Trauma, psychische Störung oder nur schlechte Gewohnheit diesen Ausweichmechanismus* ausgelöst haben.

Die Funktionelle Bewegungslehre ist aus der Praxis entstanden und mit der Erfahrung in der Behandlung von Patienten und im Umgang mit Schülern während des Unterrichts gewachsen. In der Konfrontation mit der unterschiedlichen Bewegungsbegabung von verschiedenen Menschen trat für Susanne Klein-Vogelbach schon früh die Frage auf, warum ein beliebiger Bewegungsablauf für manche Menschen ganz selbstverständlich und einfach ist, während er anderen – trotz Üben – nicht gelingt. Die Suche nach Gründen dieser Verschiedenheit führte schon bald zur Erkenntnis, dass nicht nur Kondition und Mentalität eines Menschen sein Bewegungsverhalten beeinflussen, sondern auch die Konstitution. „Eignung oder Nichteignung für eine bestimmte Bewegungsart ist also voraussagbar. Auf diese Weise habe ich die Relativität der Begriffe ‚normal', ‚gesund', ‚krank' erfahren" (Klein-Vogelbach 1976).

Susanne Klein-Vogelbach hat sich, als sie das Konzept „Funktionelle Bewegungslehre" (heute FBL Functional Kinetics) entwickelt hat, nie an Krankheitsbildern orientiert, sondern den Menschen in seiner Komplexität auch immer im Kontext mit seiner Umwelt gesehen. Ihr Blick war nicht auf die Symptome gerichtet, sondern galt dem konkreten Menschen mit seinem individuellen Behandlungsziel. Die von ihr beschriebenen Anpassungen an Kondition und Konstitution sowie die individuelle Bewegungsanleitung orientierten sich immer an den **Ressourcen** des Patienten. Im physiotherapeutischen Kontext war dies 1976, als das erste Buch von ihr erschien, eine äußerst ungewöhnliche Vorgehensweise. Susanne Klein-Vogelbach wollte wissen, was Therapeuten brauchen, um Bewegung in der erwünschten, artgerechten Weise in Gang zu bringen. So erforschte sie in ihrer Praxis bei jedem einzelnen Patienten, wie eine anspornende Bewegungsaufgabe speziell für ihn aussehen könnte. Sie fragte sich außerdem, wie für den Patienten erfolgreiches Üben aussehen könnte. Über die Instruktion von wahrnehmbaren Merkmalen konnte sie direkten positiven Einfluss auf die **Bewegungskompetenz*** des Patienten nehmen. Es wurde stets gelobt, was bereits gut funktioniert, und der „Fehler" wurde ignoriert. Diese didaktische Bewegungsschulung, die verbale und manipulative perzeptive Elemente beinhaltete, diente einzig dem Zweck, das gerade noch Mögliche zu üben. Auf diese Art und Weise konnte Susanne Klein-Vogelbach Bewegungs-

und Behandlungserfolge für den Patienten sichtbar machen und ihn damit ermutigen weiterzumachen. Diese Lust auf Behandlungsfortschritte, die im Patienten selbst entsteht, ist ein Teil des Konzepts der „**Selbstwirksamkeitserwartung**" („self-efficacy"), das Bandura in den 1970er Jahren entwickelt hat. Sie bezeichnet die eigene Erwartung, aufgrund eigener Kompetenzen gewünschte Handlungen erfolgreich selbst ausführen zu können (Bandura 1977). „Während wir ihn [den Patienten] behandeln, sind wir mit ihm im Gespräch, er verfolgt, was wir mit ihm tun, und meldet zurück, wie er die Behandlung erlebt. Allmählich begleitet der Therapeut die Behandlung weniger mit seinen Händen als mit seinen Worten. Endlich ist der Patient kein Patient mehr, weil die Therapie zu Ende ist. Was hat er gelernt? Nichts anderes, als seine Gaben zu nutzen, die er natürlicherweise besitzt" (Klein-Vogelbach 1990).

> ❯ Wenn Leben Bewegung ist, begünstigt die Förderung der Bewegung das Leben. Darum ist es die Aufgabe des Therapeuten, Bewegung in Gang zu setzen (Klein-Vogelbach 1990).

Um Bewegung in all ihren Facetten verstehen und analysieren zu können, orientiert sich die FBL Functional Kinetics am Bewegungsverhalten von gesunden Menschen. Klein-Vogelbach hat dieses Bewegungsverhalten in einer idealisierten Form beschrieben und damit eine „hypothetische Norm" aufgestellt. Anhand dieser Norm entstehen **Referenzbilder** für Haltung und Bewegung. So können Abweichungen leichter erkannt und klassifiziert werden. In der anschließenden Behandlung wird der Therapeut durch „Be-Handlung" sowie durch didaktische Bewegungsschulung die notwendigen Veränderungen im Bewegungsverhalten des Patienten bewirken. Dabei ist die individuelle Anpassung von Übungen der Schlüssel zur erfolgreichen Behandlung.

> ❯ Die FBL Functional Kinetics befähigt Physiotherapeuten, das Bewegungsverhalten des Menschen zu beobachten, detailliert zu beschreiben und mit Hilfe von geeigneten Maßnahmen zu verändern.

Diese Referenzbilder dienen dem Ist-Soll-Abgleich von gewünschtem Ideal (hypothetische Norm) und derzeitigem Bewegungsverhalten. Das Konzept der FBL Functional Kinetics befähigt Physiotherapeuten, diesen Prozess vom Erkennen bis zum Beheben/Mildern des Problems durch eindeutige Kriterien zu operationalisieren und damit nachvollziehbar zu machen. Ohne Hilfsmittel, nur durch Beobachten und Betasten versucht der Therapeut, charakteristische Merkmale in der Vielfalt eines jeden Bewegungsablaufs zu finden. Das angeborene Talent jedes Lebewesens, das „Normale" seiner Art erkennen und vom

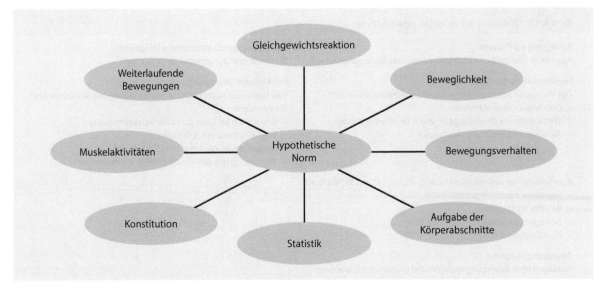

Abb. 1.1 Hypothetische Norm: Referenzbild des normalen Bewegungsverhaltens als Grundlage für die Untersuchung und Behandlung

„Kranken" unterscheiden zu können, ist demnach eine gute Voraussetzung, um eine funktionelle Bewegungstherapie aufzubauen. In diesem Sinne ist die FBL Functional Kinetics ein Verfahren der unmittelbaren Bewegungsbeobachtung und ihrer Auswertung für die Therapie. Dieses Vorgehen scheint einfach zu sein; das Komplizierte liegt in der hohen Differenzierung normaler Bewegung. Die Möglichkeiten sind unbegrenzt, und die Resultate können daher nie vollkommen sein.

Die Grundlage für die Arbeit mit Patienten bildet die Untersuchung, in der die Abweichungen von der hypothetischen Norm erfasst werden und deren Auswertung das „funktionelle Problem" beschreibt. Der Therapeut bestimmt aufgrund der gefundenen Defizite und Ressourcen, welche Anforderungen er dem Patienten zumuten kann und will. Er entscheidet sich für den Einsatz bestimmter manipulativ-didaktischer Behandlungstechniken („widerlagernde Mobilisation der Gelenke", „mobilisierende Massage") und therapeutischer Übungen, die an Konstitution und Kondition immer wieder neu angepasst werden müssen. Während der Behandlung wird konsequent überprüft, ob die Behandlungsziele erreicht werden. Der Patient soll lernen, seine funktionellen Probleme zu verbessern oder möglichst ökonomisch damit umzugehen. So findet er zu einem ökonomischen Bewegungsverhalten zurück. Bewegung ist Mittel und Zweck in der Physiotherapie: Physiotherapeuten bewegen ihre Patienten und sie bewegen sie dazu, sich zu bewegen. Dieses Bewegen hat physiologisch-biomechanische Voraussetzungen und psychologisch-tiefenpsychologische Bedeutungen, es ist Handlungsmittel und Ausdrucksmittel. Für beides schaffen Physiotherapeuten eine Grundlage, wenn sie Bewegungsfreiheit ermöglichen.

1.1 Beobachten von Bewegung

Für erfahrene Therapeuten gehört eine gute Beobachtungsfähigkeit zum Handwerkszeug. Das Kinderspiel „Ich sehe was, was Du nicht siehst" wird plötzlich zu einem wichtigen Thema, wenn Physiotherapeuten in der Ausbildung oder im Studium lernen sollen, Haltung und Bewegung zu beobachten und zu beschreiben. Aber wie unterscheidet sich Beobachten von Sehen, oder davon, etwas zu betrachten?

Beim **Sehen** fällt Licht durch das Auge. Auf der Netzhaut wird das Licht gebündelt, Bilder entstehen. Von der Netzhaut wandern diese Bilder über den Sehnerv zum Gehirn: Wir sehen! Beim **Betrachten** wird etwas gründlich angesehen, wie beispielsweise ein Bild in einer Ausstellung. **Beobachten** jedoch ist absichtsvoll – man erwartet eine Entdeckung oder Veränderung, so wie beispielsweise der Kapitän die Wasseroberfläche beobachtet. Er muss die Felsen unter Wasser entdecken, um zu verhindern, dass sein Schiff auf Grund läuft. Beobachtung ist die zielgerichtete, aufmerksame Wahrnehmung von Objekten, Phänomenen oder Vorgängen. Im Gegensatz zu Messungen zielen Beobachtungen weniger auf die quantitative Erfassung der Objekte als auf qualitative Daten. „Beobachten ist ... nicht nur eine Sinnesleistung, sondern ein konstruktiver Prozess, in dem die Ergebnisse der Sinnesleistung mit sinngebenden, individuellen Bedeutungen gekoppelt werden und neue oder andere Erkenntnisse ermöglichen" (Forst u. Schoer 1999).

Man kann auf vielfältige Art und Weise beobachten. Wenn der Therapeut Haltung und Bewegung analysiert, erfolgt das mit „therapeutischem Blick" und ist somit eine Form des optischen Beobachtens. Beim akustischen Beobachten werden die Faktoren beschrieben, die den Un-

Tab. 1.1 Gliederung des Beobachtungsverfahrens

Bewegung als Prozess Räumliche und zeitliche Komponenten eines Bewegungsablaufs	Bewegung durch strukturelle Vorgaben Statische und dynamische Bedingungen
Funktionale Verlaufsbestandteile Der Therapeut nutzt grundlegende Beobachtungskriterien* – Gleichgewichtsreaktionen – Weiterlaufende Bewegungen* und ihre Widerlagerung* – Aktivitätszustände* der Muskulatur	**Funktionale Bewegungseigenschaften** Der Therapeut nutzt grundlegendes Wissen aus Anatomie und Biomechanik – Bewegung als Lage- bzw. Winkelveränderung – Freiheitsgrade eines Gelenks – Verlauf der Muskulatur zum Drehpunkt* – Physiologische aktive und passive Insuffizienzen*
Beurteilung des individuellen Bewegungsverhaltens in Bezug auf – Harmonie des Bewegungsablaufs – Bewegungsrhythmus – Bewegungsausmaß – Koordination	
Bewegungsdiagnose Aussagen über Bewegungsqualität und motorische Steuerung	

terschied zwischen Hören und Zuhören ausmachen. Und beim Palpieren geht es um taktiles Beobachten, das „Sehen" mit den Händen. Beobachten bedeutet demnach, Unterschiede zu erkennen. Um Unterscheidungen treffen zu können, benötigen Therapeuten ein **Referenzbild**, das als Beurteilungsmaßstab dient. Durch dieses Bild, das einem Idealzustand entspricht, ist es möglich, Abweichungen zu erkennen und zu klassifizieren (■ Abb. 1.1).

Das optische Beobachten ist ein diagnostisch wichtiges Verfahren in der Physiotherapie und versucht systematisch und objektiv zu sein. Somit ist es von der Alltagsbeobachtung zu unterscheiden. Um diese Systematik zu erreichen, bedarf es definierter **Beobachtungskriterien*** und einer Organisation des Beobachtungsprozesses, in dem festgelegt wird, was beobachtet wird, wie das Beobachtete dokumentiert und anschließend interpretiert wird. In ■ Tab. 1.1 wird das Beobachtungsverfahren in „Bewegung als Prozess" und „Bewegung durch strukturierte Vorgaben" unterteilt.

Auf dem Feld der Bewegungsanalyse gibt es unterschiedliche Ansätze, die sich einer Vielzahl unterschiedlicher Techniken bedienen. Im Vordergrund stehen kinematische Analysen und die Messung von Kräften, die v. a. beim Gehen auftreten. Jedoch ist zu bedenken, dass Computerauswertungen nicht an das menschliche Bildverarbeitungsvermögen bei der Beurteilung und Charakterisierung von Bewegungsabläufen heranreichen. Um das Bewegungssystem und das Bewegungsverhalten zu betrachten, müssen sich die Beobachtungskriterien* auf alle Gelenke des Körpers, auf statische Positionen und auf kinematische Ketten anwenden lassen, um Informationen über Harmonie, Koordination, Rhythmus und Ausmaß einer Bewegung zu bekommen.

> Die Funktionelle Bewegungslehre (FBL Functional Kinetics) ist ein Konzept, das Physiotherapeuten

befähigt, den Prozess vom Erkennen bis zum Beheben/Mildern des funktionellen Problems durch eindeutige Kriterien zu operationalisieren und damit nachvollziehbar zu machen. Zur Beurteilung von Kinematik und Kinetik werden nicht alle, sondern nur die wesensbestimmenden bzw. die die Bewegung charakterisierenden Merkmale ausgewählt.

Die **Kinematik** (kinema, griechisch: Bewegung) ist die Lehre von der Bewegung und beschreibt deren räumlichen (Weg) und zeitlichen Aspekt (Geschwindigkeit und Beschleunigung), ohne die Ursachen einer Bewegung (z. B. Kräfte) zu betrachten. Sie beantwortet die Frage, wohin und wie die Bewegung stattfindet. Zur Systematisierung der Beobachtung wird mit Hilfe eines dreidimensionalen Koordinatensystems ein **Kubus** erstellt, in dem der Mensch steht. Die Ebenen des Kubus werden auf den Menschen übertragen, sodass sich Linien, Punkte, Ebenen*, Achsen* und Bewegungsrichtungen eindeutig auf den Körper beziehen können (■ Abb. 1.2). Zur Beobachtung von Bewegung nutzt man Distanzpunkte*, die an den Gelenkpartnern liegen und eine große Distanz zum Drehpunkt* (Gelenk) haben. Dadurch legen sie bei Bewegungen einen großen Weg zurück und können gut beobachtet werden.

Kinetik ist hingegen die Lehre von den Bewegungen der Körper unter dem Einfluss der Kräfte (innere und äußere). Sie stellt die Zusammenhänge zwischen Kraft und Bewegung dar. In der Statik werden die Bedingungen analysiert, unter denen sich der Körper im Gleichgewicht befindet (z. B. die Haltung im Stehen und Sitzen) (▶ Abschn. 6.7). In der Dynamik beschäftigt sich die Kinetik mit den Kräften, die Bewegungen hervorrufen. Dabei sind die Muskelkraft, die Schwerkraft und andere äußere Kräfte (z. B. Beschleunigungskräfte) für das Bewegungssystem von Bedeutung. Die Kinetik beantwortet also die Frage, warum und wodurch Bewegung geschieht (Dynamik) bzw. trotz einwirkender Kräfte nicht geschieht (Statik).

Die in der FBL Functional Kinetics angewandten Beobachtungsverfahren sind praxisrelevant und schließen die Fähigkeit ein, räumliche und zeitliche Qualitäten der Bewegung intuitiv zu erfassen sowie statische und dynamische Bedingungen zu analysieren. Anhand definierter **Beobachtungskriterien*** können Aussagen über die Bewegungsqualität und die motorische Steuerung gemacht werden (► Kap. 4). Diese sind sichtbar an einer harmonischen und koordinierten Bewegung, am Rhythmus und am Ausmaß der Bewegung. Das Leitbild im Analyseprozess ist das normale Bewegungsverhalten eines gesunden Menschen mit all seinen körperspezifischen Besonderheiten.

Das **Bewegungsverhalten** eines Menschen ist jedoch so komplex, dass der menschliche Verstand nicht ausreicht, die Phänomene der Bewegung zu verstehen. Selbst wenn verschiedene Personen die gleiche Bewegung ausüben, zeigt sich doch jedes Mal ein anderes Bewegungsergebnis. Und auch wenn ein Mensch eine Bewegung mehrere tausend Mal wiederholt, wird sie niemals identisch mit den vorherigen Bewegungen sein (Schöllhorn 2011). Diese Individualität von Bewegungen hängt von unterschiedlichen statischen, konstitutionellen und dynamischen Parametern ab und von der Situation, in der die Bewegung geschieht. Diese Faktoren bestimmen in ihrer Gesamtheit die für eine bestimmte Person typische Bewegungsgestalt.

Um Bewegung zu analysieren, benötigt der Therapeut demnach Beobachtungskriterien. Klein-Vogelbach hat folgende Definition geprägt:

> **Definition**
>
> Ein brauchbares Beobachtungskriterium ist ein Merkmal, das auch von einem Nichttherapeuten gut erkannt werden kann, wenn man durch geeignete Hinweise seine Aufmerksamkeit auf das durch Wahrnehmung erkennbare Phänomen lenkt. Das angeborene Talent jedes Lebewesens, das „Normale" seiner Art zu erkennen und vom „Kranken" unterscheiden zu können, ist für den Therapeuten eine unschätzbare und auch unentbehrliche Gabe (Klein-Vogelbach 1976).

Um diese Unterscheidungen treffen zu können, gibt es in der FBL Functional Kinetics eine so genannte „hypothetische Norm", die als Referenzbild dient (Klein-Vogelbach 1976, Suppé et al. 2011).

Beobachten will jedoch gelernt sein und benötigt konzentrierte Aufmerksamkeit. Das Ziel häufiger Beobachtung ist es, das Gedächtnis zu füttern. Um Menschen mit ihrer Vielfalt an individuellem Bewegungsverhalten nur annähernd zu erfassen, benötigen Therapeuten also viel Übung. Als Beispiel mag das **observative Training**

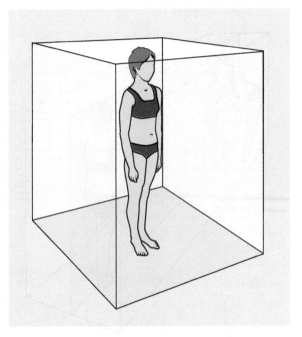

◻ Abb. 1.2 Kubus zur Systematisierung der Beobachtung von Achsen und Ebenen

im Sport dienen. Diese spezielle Form des Technik- bzw. Taktiktrainings beinhaltet das gezielte, planmäßige und wiederholte Beobachten einer Bewegung oder eines Bewegungsablaufes. Durch das wiederholte Beobachten wird die **Bewegungsvorstellung** des Sportlers herausgebildet, präzisiert oder gefestigt. Ergebnisse der Hirnforschung zeigen, dass eine deutliche Aktivierung der motorischen Areale durch die alleinige Bewegungsbeobachtung erfolgt. Spiegelneurone spielen eine wichtige Rolle bei der Aufgabe, Bewegungen zu verstehen und gleichzeitig zu erlernen (Ertelt et al. 2007). Und da Beobachtung das Aufnehmen und Verarbeiten optischer, akustischer, taktiler, kinästhetischer und vestibularer Informationen ist, können Lernende ein tieferes Verständnis für Bewegung erhalten, wenn sie Bewegung mit allen Sinnen erfassen. „Man erblickt nur, was man schon weiß und versteht" (Goethe).

Folgende Übungen können dazu dienen, die **kinästhetische Wahrnehmung** zu verbessern:

- Sich mit geschlossenen Augen von jemandem bewegen lassen.
- Sich blind von jemandem durch den Raum führen lassen. Das kann auch nur über kleine Berührungsreize oder akustische Signale erfolgen.
- Bewegungen eines Partners spiegeln.
- Sich als Gruppe synchron bewegen.
- Punkte am Körper ertasten und deren Abstand zueinander verändern (so können auch kleinste Bewegungsausschläge wahrgenommen/beobachtet werden).
- Posen (aus der Zeitung/Werbung) nachstellen lassen.

1

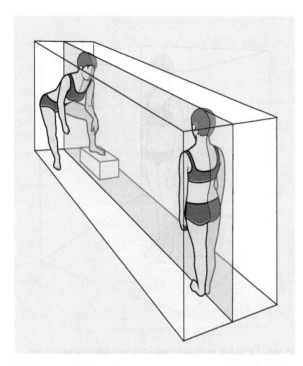

■ **Abb. 1.3** Hilfsebenen für die Beobachtung des Patienten: Horizontal-, Parallel- und Trennebene

Um beim Beobachten perspektivische Verzerrungen zu vermeiden, sollten die Beobachter Abstand zum Modell haben und möglichst alle aus der gleichen Richtung schauen. Durch ein gedachtes Lot durch den Körper auf die Unterstützungsfläche* entsteht ein Gesamteindruck, wie die Körperabschnitte zueinander stehen (■ Abb. 1.3) (s. auch ▶ Abschn. 4.1.6).

> **Praxistipp**
>
> Bei der **Beobachtung von Bewegung** hat sich folgende Vorgehensweise bewährt:
> ▬ Zur Erleichterung der Beobachtung werden die Distanzpunkte* markiert (Hautstifte oder Klebepunkte).
> ▬ Zwei Stäbchen oder Stifte, die die jeweiligen Gelenkpartner darstellen, dienen als „Zeiger der Bewegung".
> ▬ Folgende Systematik erleichtert die Konzentration:
>   ▬ Zuerst wird die Ebene definiert, in der die Bewegungen beobachtet werden sollen.
>   ▬ Von kaudal nach kranial wird jedes Gelenk beobachtet.
>   ▬ Anhand der Distanzpunkte* und Zeiger* der Bewegung wird die Richtung beschrieben und der Name der Bewegung benannt (▶ Kap. 2).

Diese Vorgehensweise eignet sich zum Üben der Beobachtung einfacher Bewegungsabläufe. Bei komplexeren Bewegungen wie beispielsweise beim Gehen hat der Therapeut auch immer das Gesamtbild vor Augen. Erst dadurch kann er Hinkmechanismen erkennen, die dann anhand definierter Beobachtungskriterien* beschrieben werden (Suppé u. Bongartz 2013).

Schwierigkeiten treten üblicherweise bei der Beobachtung von Rotationen auf, da die Bewegungen um die Längsachsen der Knochen durch die großen Bewegungstoleranzen der proximalen Extremitätengelenke in unterschiedlichen Ausgangsstellungen durchgeführt werden können. Um Beobachten zu üben, hilft es, den gleichen Bewegungsablauf in anderen Ausgangsstellungen zu wiederholen (z. B. im Sitzen und im Vierfüßlerstand), damit die Beobachter ihre räumliche Vorstellung von der jeweiligen Bewegung verbessern.

Zur Analyse von Haltung und Bewegung muss der Therapeut zudem lernen, welcher Logik normale Bewegung folgt. Dazu werden in der Funktionellen Bewegungslehre die grundlegenden Beobachtungskriterien* (weiterlaufende Bewegungen* und ihre Widerlagerung*, Gleichgewichtsreaktionen* und Aktivitätszustände* der Muskulatur) genutzt, die ausführlich in ▶ Kap. 4 beschrieben werden.

1.2 Orientierungsfähigkeit des Menschen

Die Orientierungsfähigkeit betrifft Therapeuten und Patienten gleichermaßen. Beide stehen unter dem Eindruck analoger Sinneseindrücke, die ins zentrale Nervensystem weiter geleitet werden. Doch wenn sich Therapeut und Patient über bestimmte Bewegungsabläufe verständigen wollen, besteht ein Unterschied. Der Therapeut übernimmt gleichsam die Rolle des Bewegungslehrers. Von ihm wird eine zusätzliche Leistung erwartet. Wenn er während einer Behandlung Weisungen erteilt oder wenn er Bewegungsaufträge gibt, müssen seine Worte für den Patienten wahrnehmbare Inhalte ansprechen – erst dann können sie vom Patienten befolgt werden. Deutlich wird diese Schwierigkeit beispielsweise, wenn ein Patient „seinen Fuß beugen" oder „seinen Hals strecken" soll. Die Bewegungen können ganz unterschiedlich ausgeführt werden, je nachdem, über welche Bewegungserfahrung der Patient verfügt. Wie auch immer bei den beiden Bewegungsaufträgen das Resultat ausfällt – es ist richtig. Um das vom Therapeuten geplante Ergebnis zu erzielen, müsste seine Instruktion wahrnehmbare Inhalte haben.

Die Aspekte der körperlichen Orientierung beschreiben, in welcher Weise sich der eigene Körper als Orientierungssystem im Schwerkraftfeld organisiert. Orientierungslos zu sein bedeutet meist, nicht zu wissen, was oben und unten ist, in welche Richtung es geht, was das Ziel ist oder welcher Schritt als nächster notwendig ist. Im weiteren Sinne steht dies für den Verlust von Zeit- und Raumgefühl, des Ich-Gefühls und infolge davon für Verwirrung.

Im Folgenden soll die durch das Wahrnehmungspotenzial des Individuums gespeiste Fähigkeit zur Orientierung dargestellt werden, damit wir im Umgang mit den Patienten „zur rechten Zeit das rechte Wort" finden.

1.2.1 Orientierung am eigenen Körper

Die Orientierung am eigenen Körper ist eine Leistung unserer kinästhetischen Wahrnehmung, insbesondere der Propriozeption bzw. Tiefensensibilität, und basiert auf Rezeptoren des Bewegungssystems in Gelenken, Muskeln und Sehnen. Dabei werden der Sinn für Positionen im Raum, der Aufwand für Kraft und der Bewegungssinn angesprochen. Der Therapeut nutzt die Fähigkeit zur Orientierung am eigenen Körper, um durch erhöhte Achtsamkeit eine bewusstere Bewegungsempfindung beim Patienten zu erreichen und Informationen des kinästhetischen Sinnessystems (Gelenkrezeptoren, Muskelspindel, Golgi-Sehnenorgane) gezielt für effektive Bewegungsgestaltung und Bewegungsanpassung einzusetzen. Durch Bewegungserfahrung wird ein Speicher von Bewegungs- und Handlungsmustern angelegt, der automatisch funktioniert. Dieses Repertoire kann jedoch nur angelegt werden, wenn die kinästhetische Wahrnehmung gut funktioniert und genügend Bewegungs- und Wahrnehmungsreize gegeben werden.

Die **Kinästhetik**, die Lehre von der Bewegungsempfindung, ist den praxisbezogenen Erfahrungswissenschaften zuzurechnen. Erkenntnisse beispielsweise der Medizin und Neurowissenschaften bilden den wissenschaftlichen Bezugsrahmen dieses Kommunikations- und Lernsystems, in dem die Wahrnehmung der eigenen Bewegung das zentrale Medium darstellt. „Kinästhetik ist das Studium der Bewegung und der Wahrnehmung, die wiederum aus der Bewegung entsteht – sie ist die Lehre von der Bewegungsempfindung" (Hatch u. Maietta 2003). Mit Hilfe der Orientierung am eigenen Körper wird Physiotherapeuten eine Systematik zur Verfügung gestellt, um Bewegungsressourcen zu beschreiben, adäquate Bewegungsangebote zu gestalten und das Bewegungslernen zu optimieren.

Eine **Störung der kinästhetischen Wahrnehmung** und damit der Orientierung am eigenen Körper kann unterschiedlich in Erscheinung treten:

- Bewegungen können überwiegend nur bewusst gesteuert werden, meist unter Zuhilfenahme der Augen.
- Bewegungen sind verzögert und ungeschickt oder zu schnell.
- Die Bewegungen sind unharmonisch und unkoordiniert.
- Bewegungen werden mit zu viel oder zu wenig Kraft ausgeführt, wobei sich ein niedriger Tonus der Muskulatur u. a. in der Unfähigkeit an überstreckbaren Gelenken zeigt oder an der Unfähigkeit, aufrecht zu sitzen. Da sich die Orientierung im Raum aus der Orientierung am eigenen Körper entwickelt, ist auch diese eingeschränkt.
- Dyspraxie aufgrund mangelnder Körpereigenerfahrung und mangelnder Bewegungsplanung (da der Grundbaustein fehlt).
- Gestörte Feinmotorik.

Außerdem ist das Körperschema untrennbar mit Erlebnissen und Erinnerungen verhaftet. Diese können Spannung oder Entspannung, Angst, Wut, Ärger oder Wohlgefühl, Glück und Freude auslösen. Sie drücken sich körperlich aus in Haltung und Spannungszustand der Muskulatur. Somit hängen kinästhetische Wahrnehmung und Gefühle unmittelbar zusammen.

> Als kinästhetisch-statische und kinästhetisch-dynamische Qualität vermittelt die Orientierung am eigenen Körper Orts- und Richtungswahrnehmung sowie Distanzempfindungen und -veränderungen.

- Ortsempfindung

Ohne Spiegel und ohne Hilfe unserer Augen wissen wir, wo sich unser Kopf, unsere rechte Hand oder der rechte Fuß befinden. Dabei ist es gleichgültig, in welcher Position wir uns befinden oder ob wir uns bewegen oder nicht. Ohne zu überlegen oder hinzusehen, können wir mit unseren Händen beliebige Körperteile ergreifen, soweit es unsere Beweglichkeit erlaubt. Ebenso gut können wir Körperteile gegeneinander abgrenzen – wir wissen genau, wo die Hand endet und der Unterarm beginnt. Wir kennen die Stellung unserer Gelenke und können die Spannung der eigenen Muskeln durch Betasten spüren. Mit geschlossenen Augen wissen wir, ob unsere Hand zur Faust geschlossen ist oder dass unsere gefalteten Hände auf den Oberschenkeln liegen.

- Richtungsempfindung

Für jeden bewegungsgesunden Menschen ist es leicht, die Hand zum Fuß oder das Knie zum Kopf zu bewegen. Jeder kann seine Hand auf den Bauch oder auf den Rücken legen, zur Nase, zum Ohr oder zum Scheitel greifen.

Die Orientierung am eigenen Körper liefert eine große Zahl von **Begriffen, die sich für Bewegungsaufträge eig-**

nen, weil sie die Wahrnehmung direkt ansprechen. Es sind die „rechten" Worte, die jeder Patient verstehen kann. Dazu gehören:

Ortsbezeichnung	Richtungsbezeichnung
Am Bauch	Bauchwärts
Am Rücken	Rückenwärts
Am Kopf	Kopfwärts
Am Fuß	Fußwärts
An der rechten Seite	Seitwärts rechts
An der linken Seite	Seitwärts links
In der Mitte	Zur Mitte
	Weg von der Mitte

■ **Distanzempfindung und -veränderung**

Wir können in der Regel mit den Händen den Abstand zwischen dem rechten und linken Schultergelenk darstellen oder die Füße schulterbreit auseinander stellen. Es gelingt uns leicht, die Schultern zu den Ohren zu ziehen oder den Fuß zum Gesäß zu bewegen. Auch der Abstand zwischen Schambein und Brustbein lässt sich um einige Zentimeter verkleinern oder vergrößern.

1.2.2 Orientierung im Raum/ an der Schwerkraft

Alle auf festem Boden lebenden Lebewesen müssen sich mit der Anziehungskraft der Erde und mit der Beschaffenheit der Umgebung auseinander setzen. Die Orientierung im Raum ist durch die **Gravitation** (Schwerkraft) geprägt. Das Schwerkraftfeld der Erde beeinflusst die innere Bewegungsorganisation und Regulierung aller Organsysteme. Die Bewegungsinformation jedes Schritts, jeder Bewegungshandlung, jeder Ruheposition wird im Organismus verarbeitet, um die Orientierung und Bewegungsfähigkeit des Einzelnen in seiner Umgebung zu gewährleisten.

Gibt der Therapeut dem Patienten Hilfestellung, werden zusätzliche taktil-kinästhetische Bewegungsinformationen gegeben, die sozusagen von außen die innere Bewegungssteuerung unterstützen, aber auch erschweren können. Typische **innere Bewegungsreize** sind Informationen über Muskelspannung, Bewegungsmöglichkeiten der Gelenke sowie Gewicht und Gleichgewicht durch die Schwerkraft. Somit wird durch die Hilfestellung des Therapeuten das innere Erleben des Patienten beeinflusst. Bei der Unterstützung von bewegungseingeschränkten Personen wird häufig nicht beachtet, dass der lebendige Körper ein räumliches System ist und sich auch als solches organisiert. Äußere Bewegungsinformationen müssen sich auf die Orientierungsfähigkeit im Schwerefeld der Erde beziehen, damit die Bewegungssteuerung des Patienten

wirksam unterstützt werden kann. Wird beispielsweise ein Patient hochgehoben, erhält er Bewegungsinformationen über die Schwerkraft, ohne dass der Körper Kontakt zur Unterstützungsfläche* hat oder den Schwerkrafteinfluss über die eigene Bewegungssteuerung wahrnehmen kann. Die Hebeaktivität des Therapeuten führt zum Orientierungsverlust des Gehobenen, da er in dieser schwebenden Raumposition keine steuernden Bewegungsinformationen erhält und somit auch keine anpassenden Körperbewegungen ausführen kann.

Die Erdanziehung definiert oben und unten in absoluter Weise. Sind Menschen wenig körperlich orientiert, bewegen sie sich häufig in Richtung zum absoluten Oben-Unten in der Schwerkraft. So ist es beispielsweise für manche Patienten typisch, beim Aufstehen von einem Stuhl den Kopf himmelwärts zu strecken und das Körpergewicht mit Muskelkraft senkrecht nach (vorne) oben zu drücken. Das gleiche geschieht, wenn der Patient an den Armen vom Sitzen zum Stehen gezogen wird. Er lehnt sich nach hinten, der Körper bleibt vertikal, und der Körper geht nahezu senkrecht nach oben, er verliert den Boden unter den Füßen, den er jedoch benötigt, um sein Körpergewicht nach unten auf die Beine zu bringen, um den Körper aufzurichten.

Durch die Gravitation ergibt sich das Bezugssystem von oben und unten. Durch die Orientierung im Raum stellt der Körper seine Beziehung zur Umwelt her, indem er sein Gewicht an den Kontaktstellen mit der Umwelt erlebt. Das **Gewicht** wird empfunden

- als Druck des Körpers auf der Unterlage,
- als Druck mit mehr oder weniger großen Rutschtendenzen, wenn der Körper sich abstützt,
- als Zug mit mehr oder weniger großen Rutschtendenzen, wenn der Körper an einer entsprechenden Hängevorrichtung hängt.

Die Einwirkungsrichtung der Schwerkraft ist eine räumliche Konstante, während sich die Stellung des Körpers im Raum ändert. Unser Körper unterliegt stets der Einwirkung der Schwerkraft, gleichgültig, in welcher Stellung er sich befindet und ob er in Ruhe oder Bewegung ist. Der menschliche Körper hält sich durch Bewegung im Gleichgewicht und nutzt körperliche Bezugspunkte oder Bezugsebenen, um sich zu orientieren und die notwendige Anstrengung zur Durchführung einer Aktivität aufzubringen. Daraus ergeben sich reaktive Muskelaktivitäten, also solche, die aus der Einwirkung der Schwerkraft entstehen. Die körperlichen Bezugsebenen sind auch in der neuromotorischen Verarbeitung repräsentiert. Der Mensch nimmt wahr, dass er z. B. auf dem Kopf steht oder kopfüber hängt, solange er einen spürbaren Bezug zur festen Umgebung hat. Er wird sich erst dann aktiv zum Stehen aufrichten, wenn er den Boden unter den Füßen in seiner gewichttragenden und festen Eigenschaft spürt.

> Die Aufgabe reaktiver Muskelarbeit im Sinne der Gleichgewichtsreaktionen (hervorgerufen durch die Schwerkraft) ist die Wahrung der Haltung des in sich beweglichen Körpers (Fallverhinderung).

Bewegung geht immer mit Druckveränderungen an den Kontaktstellen des Körpers mit der Umwelt einher. Um Bewegung zu fazilitieren, wird die Wahrnehmung des Kontakts/Drucks des Körpers auf der Unterlage bewusst gemacht. Im Sitzen wird das Körpergewicht überwiegend als Druck des Gesäßes auf dem Stuhl abgegeben, im Stehen lastet das Gewicht vollständig auf den Füßen. Vom Sitzen zum Stehen zu kommen bedeutet also, das Gewicht vom Becken zu den Füßen zu bringen, um es dann auf die Standfläche abzugeben. Wenn im Zweibeinstand der Druck unter einem Bein erhöht werden soll, muss das Gewicht zu dieser Seite verschoben werden, bis es ganz auf einem Bein lastet.

1.2.3   Orientierung vom eigenen Körper aus

Die Orientierung vom eigenen Körper aus ist umweltbezogen und wird durch das Gesichtsfeld des Menschen in aufrechter Haltung bestimmt. Der eigene Körper ist das Bezugssystem, das uns Orientierung im Raum ermöglicht. Von ihm ausgehend erlebt der Mensch die Dimensionen rechts/links, vorn/hinten. Das **Körperschema** bildet die Basis für die Orientierung vom eigenen Körper aus. Das Körperschema ist ein physiologisches Konstrukt, das aus der Integration der taktilen, propriozeptiven, vestibulären, visuellen und akustischen Information entsteht. Es wird genutzt, um sich im äußeren Raum zu orientieren.

Wenn der Mensch eine aufrechte Haltung einnimmt, steht seine Körperlängsachse* vertikal, sein Kopf ist oben, und die Augen stehen horizontal. Das ist die Aktivitäts- und Fortbewegungshaltung, in der sich der Mensch mit Hilfe optischer, kinästhetischer, akustischer und anderer sinnlicher Umweltwahrnehmungen von seinem Körper aus orientiert.

Eine **Störung des Körperschemas** und damit der Orientierung vom eigenen Körper aus kann unterschiedlich in Erscheinung treten:

– Die Zusammenarbeit der beiden Gehirnhälften über das Corpus callosum ermöglicht die Integration beider Hemisphären und ihrer Funktion (= Koordination). Lateralität (Dominanz einer Körperseite) und Koordination sind Grundlage für die Fähigkeit, die Körpermitte zu überschreiten, sowie für die Rechts-links-Unterscheidung. Das Zusammenwirken der beiden Gehirnhälften ist bei Körperschemastörungen gestört.

– Mathematische Bezeichnungen sind ebenfalls räumlicher Natur. Wir können uns auf dem Zahlenstrahl seitwärts rechts–links bewegen. Das setzt eine sichere Kenntnis der Dimensionen vorn-hinten, rechts-links, mehr/weniger, größer/kleiner, kurz/lang voraus. Das gilt auch für die Definition einer Zahl in einer Reihe. Ohne Rechts-links-Verständnis lassen sich Rechenoperationen nur schwer erschließen. Bei Störungen der Orientierung vom eigenen Körper aus bestehen demnach Verständnisprobleme bei räumlichen und zeitlichen Bezeichnungen wie „vor" und „nach".

– Ebenso werden lange Sätze, die räumliche und zeitliche Strukturen betreffen, wie gestern/heute/morgen, früher/später, vorher/nachher nicht verstanden, oder zusammengesetzte Wörter werden umgestellt.

– Begleitend liegen häufig Störungen in der Handlungsplanung und -steuerung vor.

– Bei Sing- und Bewegungsspielen stoßen die Personen oft aneinander und bewegen sich unrhythmisch.

– In einer unbekannten Umgebung finden sie sich schwer zurecht.

– Bewegungen werden nur ungenau wahrgenommen, und Berührungen können nicht genau lokalisiert werden.

– Da die eigene Körperhaltung und Gelenkstellungen nicht wahrgenommen werden, bestehen Schwierigkeiten beim Nachahmen von Bewegungen und bei selektiven Bewegungen.

In liegender Stellung überwiegen räumliche Orientierung und Orientierung am eigenen Körper, während „vorn" und „oben" bei bettlägerigen Patienten identisch wird, da das Erinnerungsbild der Aktivität verloren gegangen ist. Solange der Patient liegt, ist es ratsam, für Bewegungsaufträge Begriffe aus der Orientierung am eigenen Körper zu benutzen. Steht oder sitzt der Patient, so gebraucht man Begriffe aus der Orientierung im Raum und vom eigenen Körper aus, soweit sie die gewünschte Bewegung eindeutig kennzeichnen. Oft verwendet man eine Mischung aus allen drei Orientierungen, da sie dem Therapeuten den wesentlichen Wortschatz für die **Patientensprache** liefern. Der Mensch könne gar nicht anders, als sich am eigenen Körper zu orientieren, meinte schon Immanuel Kant: „Da wir alles, was außer uns ist, durch die Sinne nur insofern kennen, als es in Beziehung auf uns selbst steht, ist es kein Wunder, dass wir Begriffe wie rechts, links, oben, unten, vorn und hinten von dem Verhältnis zu unserem Körper hernehmen."

1

Literatur

Bandura A (1977) Self-efficacy: toward a unifying theory of behavioral change. Psychol Rev 84(2):1901–215

Bandura A (1997) Self-efficacy: The exercise of control. Freeman, New York

Ertelt D, Buccino G, Dettmers C, Binkofski F (2007) Bewegungsbeobachtung im neurorehabilitativen Kontext. Neurol Rehabil 13(5):260–269

Forst B, Schoer D (1999) Optisches Beobachten. In: Hüter-Becker A (Hrsg) Physiotherapie mit allen Sinnen. Beobachten, Wahrnehmen, Deuten. Thieme, Stuttgart, S 24

Hatch F, Maietta L (2003) Kinästhetik. Gesundheitsentwicklung und menschliche Aktivitäten, 2. Aufl. Urban & Fischer, München

Klein-Vogelbach S (1976) Funktionelle Bewegungslehre. Springer, Berlin Heidelberg

Klein-Vogelbach S (1990) Funktionelle Bewegungslehre, 4. Aufl. Springer, Berlin Heidelberg

Schöllhorn W (2011) Differenzielles Bewegungslernen – Erfolg durch Abwechslung. physiopraxis 06:3–52

Suppé B, Bacha S, Bongartz M (Hrsg) (2011) FBL Klein-Vogelbach Functional Kinetics – praktisch angewandt. Becken und Beine untersuchen und behandeln. Springer, Berlin Heidelberg

Suppé B, Bongartz M (Hrsg) (2013) FBL Klein-Vogelbach Functional Kinetics – praktisch angewandt. Gehen – Analyse und Intervention. Springer, Berlin Heidelberg

Grundlagen über Bau und Funktion des Körpers

Barbara Suppé

I. Spirgi-Gantert, B. Suppé (Hrsg.), *FBL Klein-Vogelbach Functional Kinetics – Die Grundlagen*,
DOI 10.1007/978-3-642-41901-0_2, © Springer-Verlag Berlin Heidelberg 2014

Die angeborenen und erworbenen Orientierungsfähigkeiten (▶ Kap. 1) des Individuums manifestieren sich normalerweise in einem unterschwelligen Bewusstsein vom eigenen Körper und seinen Bewegungen. Dies gilt für den Therapeuten genauso wie für den Patienten. Da der Therapeut individuelle Bewegungen wieder in Gang bringen möchte, muss er das unterschwellige Bewegungs- und Körpergefühl des Patienten durch Behandlung oder durch instruierende Worte und Gebärden nutzen und lenken. Die Fähigkeiten dazu erlangt der Therapeut durch vertieftes Fachwissen über den Bau und die Funktion des gesunden und des kranken menschlichen Körpers, durch eigene Bewegungserfahrung und durch das Training seiner manuellen Geschicklichkeit.

Um Regeln und approximativ (annähernd) vergleichende Aussagen über Haltungs- und Bewegungsbeobachtung machen zu können, werden in der FBL Functional Kinetics allgemein anerkannte Bezeichnungen aus der Mathematik, Physik, Biomechanik, Anatomie und Physiologie sowie zusätzlich bestimmte Ordnungsschemata und Beobachtungsraster benutzt. In diesem Kapitel werden die Begriffe erklärt, mit denen in der FBL Functional Kinetics gearbeitet wird. Diese spezielle Nomenklatur bezeichnet bestimmte Phänomene und schafft Abgrenzung für ähnliche, aber doch nicht analoge Begriffe. Als Beispiel sei der Begriff „Gelenk" genannt. Aus anatomischer Sicht wird die bewegliche Verbindung von zwei oder mehreren Knochen so genannt. In der FBL Functional Kinetics interessiert das Gelenk als Ort, an dem Bewegungen innerhalb des Körpers stattfinden, an dem es zu Stellungsänderungen und Distanzveränderungen von Hebeln und Zeigern* kommt. Wir sprechen vom „Drehpunkt"* der Bewegung bei den Extremitätengelenken und vom „Bewegungsniveau" bei der Wirbelsäule. Diese Bezeichnungen weisen auf den Unterschied zum etablierten anatomischen Gelenkbegriff hin.

2.1 Richtungsbegriffe

Die Lage- und Richtungsbezeichnungen dienen in der Anatomie zur Beschreibung der Position, der Lage und des Verlaufs einzelner Strukturen. Da die Nomenklatur für Bewegungen sehr unterschiedlich ist, benötigt der Therapeut für die fachliche Kommunikation eine unabhängige Beschreibung von Bewegung. Ermöglicht wird ihm dies durch die Beschreibung der Richtung von Distanzpunkten*. Durch die Übertragung des dreidimensionalen Koordinatensystems auf den menschlichen Körper lassen sich seine Bewegungen auf ein Schema mit 3 Ausdehnungen und 6 Richtungen reduzieren (◌ Abb. 2.1).

Die **Richtungsbezeichnungen** benötigt der Therapeut, um die Lage von Körperteilen (topographisch) und

die Stellungsänderungen der Gelenkpartner (Richtungsbezeichnung) genau zu kennzeichnen.

Die anatomischen **Lagebezeichnungen** sind unabhängig von der Position des Körpers. Im Folgenden werden die benötigten Begriffe benannt und erläutert.

- **Ventral und dorsal** (venter „Bauch" / dorsum „Rücken").

Die mittlere Frontalebene* teilt den Körper in einen vorderen und hinteren Teil. In der Patientensprache bedeuten die Begriffe:
- bauchseits bzw. rückenseits,
- am Bauch bzw. am Rücken gelegen,
- vorne, zum Bauch gehörend,
- hinten, zum Rücken gehörend.

- **Lateral und medial** (latus „Seite" / medius „Mitte")

Die Symmetrieebene teilt den Körper in zwei gleich große Teile. In der Patientensprache bedeuten die Begriffe:
- seitlich oder zur Seite,
- nach außen rechts oder links,
- nach innen, zur Mitte.

- **Kranial und kaudal** (cranium „Schädel" / cauda „Schwanz")

In der Patientensprache bedeuten die Begriffe:
- am Kopf, kopfwärts, zum Schädel hin,
- am Fuß, fußwärts, zum Schwanze hin.

- **Proximal und distal** (proximus „der Nächste" / distare „sich entfernen")

In der Patientensprache bedeuten die Begriffe:
- nah am Körpermittelpunkt, zum Körperzentrum hin gelegen oder verlaufend,
- weiter entfernt vom Körpermittelpunkt, vom Körperzentrum entfernt gelegen oder verlaufend.

Die Begriffe proximal und distal sind nur in Relation zueinander zu verstehen. Die proximalste Zone umgibt den funktionellen Körpermittelpunkt und befindet sich im kranialen Teil der Lendenwirbelsäule etwa im Bereich des Bauchnabels (in Abhängigkeit vom Körperbau; s. ▶ Abschn. 6.5). Alle anderen Körperbereiche liegen distal davon. Körperteile, zwischen denen der Körpermittelpunkt liegt, sowie Körperteile, die auf verschiedenen Wegen mit dem Körpermittelpunkt verbunden sind, können durch die Begriffe proximal/distal nicht verglichen werden, weil der Körpermittelpunkt zwischen ihnen liegt (Beispiel: Kopf und Hand oder Hand und Fuß).

- **Weitere Begriffe**

Weiterhin sind folgende Fachtermini im medizinischen und physiotherapeutischen Sprachgebrauch üblich:

- **ipsilateral** und **kontralateral**: auf der gleichen Seite bzw. auf der Gegenseite befindlich,
- **profund** und **superfizial**: tief und oberflächlich,
- **anterior** und **posterior**: vorn liegend / hinten liegend (s. ventral und dorsal),
- **inferior** und **superior**: unten liegend / oben liegend (s. kaudal und kranial),
- **paravertebral**: neben der Wirbelsäule liegend,
- **retrosternal**: hinter dem Brustbein liegend,
- **palmar** (volar) und **dorsal**: Handfläche und Handrücken,
- **plantar**: Fußsohle,
- **thorakal**: am Brustkorb,
- **abdominal**: am Bauch,
- **zervikal**: an der Halswirbelsäule,
- **lumbal**: an der Lendenwirbelsäule,
- **sakral**: zum Kreuzbein,
- **spinal**: Wirbelsäule,
- **aszendent**: aufsteigend,
- **deszendent**: absteigend,
- **longitudinal**: entlang der Körperlängsachse.

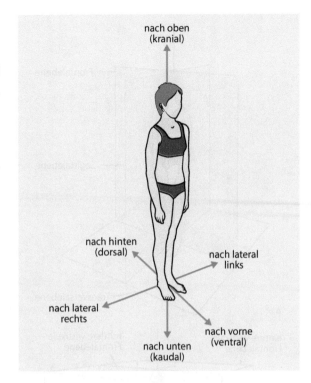

◻ **Abb. 2.1** Bewegungsrichtungen vom eigenen Körper aus

2.2 Ebenen

Der Kubus stellt das dreidimensionale Koordinatensystem dar. Seine Höhe wird durch die Körperlängsachse* des aufrecht stehenden Menschen bestimmt. Die Kubusebenen werden auf den Menschen übertragen (Klein-Vogelbach 1994). Damit dient der Kubus als Hilfsraster und erleichtert dem Therapeuten die Orientierung am Patienten (◻ Abb. 2.2a).

Die 3 Kubusebenen heißen

- Transversalebene,
- Frontalebene,
- Sagittalebene.

Wird kein spezieller Hinweis gegeben, steht der Mensch im Kubus aufrecht. Seine Gelenke befinden sich in Nullstellung. Ändert der Körper seine Stellung im Raum, ändert sich mit ihm auch die Lage der Ebenen.

2.2.1 Transversalebene

Die Standebene des Menschen im Kubus ist die unterste Transversalebene und die Scheitelebene seine oberste Transversalebene. Zwischen diesen beiden Begrenzungen lassen sich beliebig viele parallele Ebenen legen, von denen jede den Körper in einen kranialen (zum Kopf gehörenden) und kaudalen (zum Schwanz bzw. Fuß gehörenden) Abschnitt teilt. Alle diese Ebenen sind Transversalebenen, die sich auf den Körper (und nicht auf den Raum) bezie-

hen (◻ Abb. 2.2b). Die Bezeichnungen kranial und kaudal benötigt der Therapeut, um die Lage von Körperteilen und die Stellungsänderungen der Gelenkpartner in den Drehpunkten* genau zu kennzeichnen. Für den Patienten ergeben sich daraus die Richtungsbegriffe kopfwärts und fußwärts.

❯ Steht ein Mensch aufrecht, so liegen seine Transversalebenen horizontal. Liegt er auf der Seite, auf dem Bauch oder auf dem Rücken, so stehen seine Transversalebenen vertikal. Ein häufig auftretender Fehler ist es, v. a. im Liegen die Richtungsbeschreibungen an einer räumlichen Orientierung auszurichten. Zum Fußende wird dann „nach unten" (richtig: „fußwärts") und zum Kopfende „nach oben" (richtig: „kopfwärts").

2.2.2 Frontalebene

Bei der Orientierung vom eigenen Körper aus liegt die vordere Kubusseite im Blickfeld, die gegenüberliegende Seite steht hinten (◻ Abb. 2.2c). Die vordere und hintere Begrenzung des Körpers markieren die äußeren Frontalebenen. (Da sie konstitutionsabhängig und im Rahmen der Norm nicht eindeutig sind, gehören sie nicht zu den allgemeinen Orientierungsebenen.) Zwischen diesen Ebenen lassen sich beliebig viele parallele Ebenen legen, von denen jede

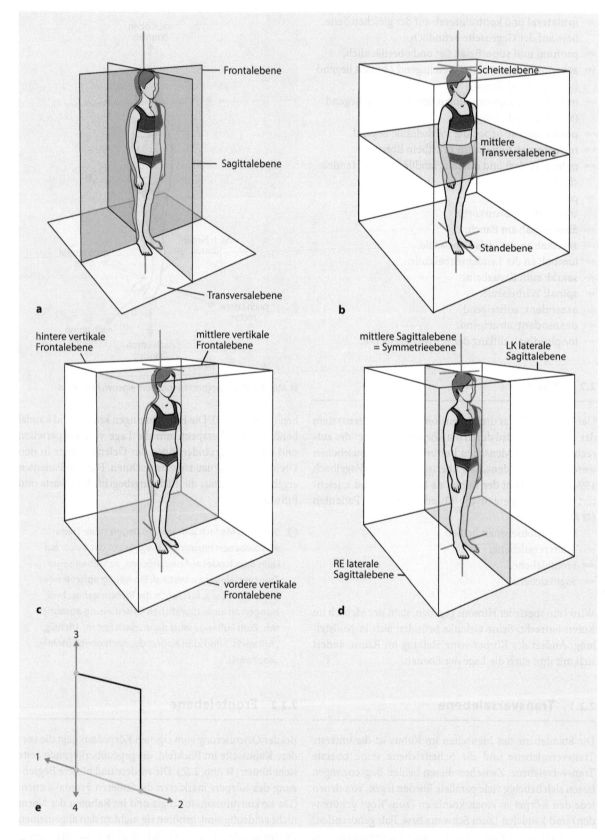

Abb. 2.2a–e Ebenen. **a** Kubusebenen auf den Körper übertragen, **b** Transversalebenen, **c** Frontalebenen, **d** Sagittalebenen, **e** eine Ebene hat 2 Ausdehnungen und 4 Richtungen

▣ **Tab. 2.1** Körperebenen, ihre Ausdehnungen und mögliche Bewegungsrichtungen

Ebene	Ausdehnung	Richtung	Trennung	Achse
Transversalebene	Frontotransversal und sagittotransversal	Nach rechts- und links-lateral, nach ventral und dorsal	Kaudal und kranial	Frontosagittal
Frontalebene	Frontotransversal und frontosagittal	Nach rechts- und links-lateral, nach kranial und kaudal	Ventral und dorsal	Sagittotransversal
Sagittalebene	Frontosagittal und sagittotransversal	Nach kranial und kaudal, nach ventral und dorsal	Rechts- und linkslateral bzw. lateral und medial	Frontotransversal

den Körper in einen ventralen und dorsalen Abschnitt teilt. Die **mittlere Frontalebene** verläuft durch die Mitte der oberen Sprunggelenke, Knie-, Hüft- und Schultergelenke und teilt die Körperabschnitte Becken, Brustkorb und Kopf in annähernd gleich große ventrale und dorsale Teile. Für den Patienten ergeben sich die Richtungsbegriffe „bauchwärts" und „rückenwärts".

Bei der Beurteilung der Haltung in Stand ist die Verteilung der Gewichte in Bezug zur mittleren Frontalebene bedeutsam, weil eine ungleiche Verteilung dieser Gewichte die passiven Strukturen oder die Muskulatur übermäßig beanspruchen kann.

❱ Steht ein Mensch aufrecht oder liegt er auf der Seite, so stehen seine Frontalebenen vertikal. Liegt er auf dem Bauch bzw. auf dem Rücken, so stehen seine Frontalebenen horizontal.

2.2.3 Sagittalebene

Bei der Orientierung vom eigenen Körper aus gibt es eine Kubusseite, die seitlich rechts, und eine, die seitlich links vom Menschen steht. Die seitlichen Begrenzungen des Körpers bilden die äußeren Sagittalebenen. Zwischen diese lassen sich beliebig viele parallele Ebenen legen, von denen jede den Körper in einen rechts- und linkslateralen Abschnitt teilt (▣ Abb. 2.2d). Die mittlere Sagittalebene wird auch als **Symmetrieebene** bezeichnet. Sie teilt den Körper in 2 genau gleich große Teile.

❱ Im Stand, Sitz oder Vierfüßlerstand stehen die Sagittalebenen vertikal, in Seitlage stehen sie horizontal.

2.2.4 Ebenen im Überblick

Eine körpereigene Ebene hat 2 Ausdehnungen und 4 Richtungen (▣ Abb. 2.2e). Sie wird aufgrund ihrer Lage im Körper benannt. In ▣ Tab. 2.1 und ▣ Abb. 2.3 sind die Ebenen

und Achsen (zu Achsen s. ▶ Abschn. 2.3) zusammengefasst beschrieben.

2.3 Achsen und Linien

Das Wort „Achse" bezeichnet in der Biologie die gedachte Linie, um die sich ein Körper oder ein System drehen kann. Bewegungsachsen werden durch die Schnittlinien von 2 Ebenen* gebildet, die ihnen den Namen geben. Es können folgende Achsen bestimmt werden (▣ Abb. 2.4a):

- frontosagittale Achsen (Schnittlinie der Frontalebene und der Sagittalebene),
- sagittotransversale Achsen (Schnittlinie der Sagittalebene und der Transversalebene),
- frontotransversale Achsen (Schnittlinie der Frontalebene und der Transversalebene).

❱ Eine körpereigene Achse entsteht als Schnittlinie zweier Körperebenen oder wird durch 2 Punkte bestimmt (▣ **Abb. 2.4b**). Die Bestimmung durch 2 Punkte ist dann notwendig, wenn die Achse nicht parallel zu einer der 3 Koordinaten unseres Beobachtungsrasters steht. Die Achse hat eine Ausdehnung und 2 Richtungen (▣ **Abb. 2.4c**).

2.3.1 Frontosagittale Achsen

Senkrecht auf den Transversalebenen stehen frontosagittale Achsen. Die Achse wird gebildet durch die Schnittlinie von Frontalebene* und Sagittalebene*. Im aufrechten Stand stehen die Rotationsachsen der Arme und Beine frontosagittal. Eine wichtige frontosagittale Orientierungslinie ist die **Körperlängsachse**, die durch die Schnittlinie der Symmetrieebene und der mittleren Frontalebene gebildet wird (▣ Abb. 2.5). Die Körperlängsachse steht in aufrechter Haltung vertikal und verläuft in enger Beziehung zur Wirbelsäule. Sie ist eine virtuelle Achse, die im in sich beweglichen System des menschlichen Körpers nur existiert, wenn

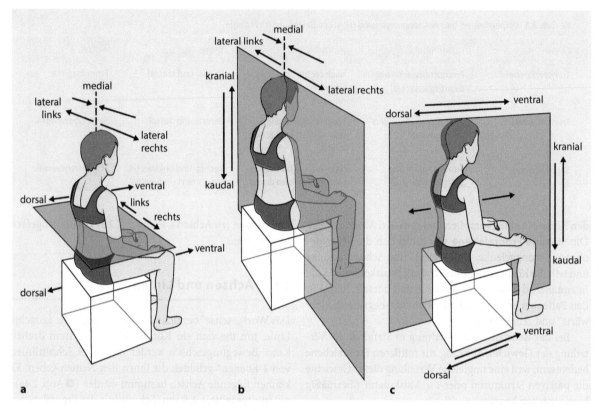

◻ Abb. 2.3a–c Ebenen, Ausdehnungen und Richtungen. **a** Transversalebene, **b** Frontalebene, **c** Sagittalebene

sich die Wirbelsäule in ihrer Nullstellung befindet und die Längsachsen der Körperabschnitte Becken, Brustkorb und Kopf eine gemeinsame Achse bilden. Wir sprechen davon, dass dann die Körperabschnitte Becken, Brustkorb und Kopf in die Körperlängsachse eingeordnet sind.

- **Bewegungen um frontosagittale Achsen**
  (◻ Abb. 2.6)

In den proximalen Extremitätengelenken heißen die Bewegungen um frontosagittale Achsen Innenrotation (IR) und Außenrotation (AR). In den Bewegungsniveaus der Halswirbelsäule und untere Brustwirbelsäule werden die Bewegungen nach der Richtung des bewegten Körperabschnitts* benannt und heißen dann Rotation des Kopfs/Brustkorbs/Beckens nach rechts/links. Dabei bewegen sich die Zeiger* rotationstypisch in transversalen Ebenen.

> Aus anatomischer Sicht ist es für die Facettengelenke der Halswirbelsäule das Gleiche, ob sich der Kopf nach links oder der Brustkorb nach rechts gedreht hat. Für die Bewegungsanalyse ist es jedoch von Interesse, auf welche Art und Weise die Bewegung zustande gekommen ist.

Zudem gibt es in den proximalen Extremitätengelenken um frontosagittale Achsen scharniertypische Bewe-

gungsausschläge. Sie heißen im Schultergelenk transversale Flexion und transversale Extension, im Hüftgelenk transversale Abduktion und transversale Adduktion. In den Sternoclavicular- und Akromioclaviculargelenken wird der Schultergürtel um eine frontosagittale Achse nach vorn oder hinten bewegt. Die Bewegungsausschläge heißen Protraktion und Retraktion. Dabei bewegt sich das Akromion kreisbogig nach ventral/medial und nach dorsal/medial (Ventralduktion und Dorsalduktion des Schultergürtels).

Je nachdem, welche Distanzpunkte* betrachtet werden, ergeben sich unterschiedliche Richtungen. Das ist bedeutsam, wenn sich zwei oder mehr Personen über ihre Beobachtung austauschen. Als Beispiel kann die Außenrotation im rechten Hüftgelenk aus der Nullstellung im aufrechten Stand dienen. Dabei bewegt sich der Distanzpunkt Kniescheibe des kaudalen Gelenkpartners (Oberschenkel) dabei im Uhrzeigersinn nach rechts/außen (lateral rechts), der Distanzpunkt Spina iliaca anterior superior (SIAS) der Gegenseite des kranialen Gelenkpartners Becken bewegt sich gegen den Uhrzeigersinn nach hinten (dorsal/medial). Wird der Unterschenkel im Kniegelenk 90° flektiert, zeigt er genau nach hinten und dient als gut zu beobachtender Zeiger der Rotationsbewegung. Der Distanzpunkt Malleolus medialis bewegt sich bei Außenrotation nach links/innen und damit nach ventral/medial. Auch am proxima-

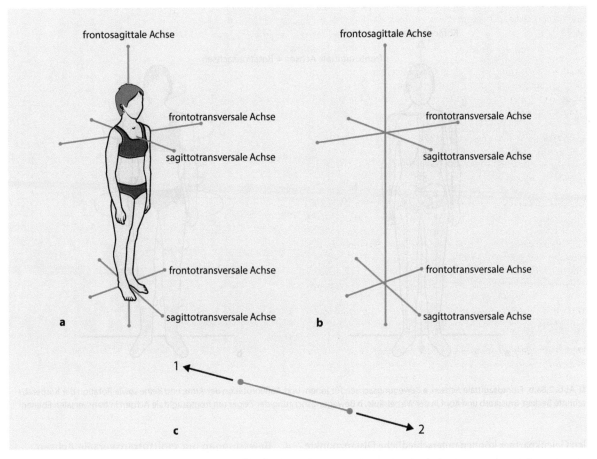

Abb. 2.4a–c Achsen. **a** Bewegungsachsen auf den Körper übertragen, **b** Orientierungsskizze, **c** eine Achse hat 1 Ausdehnung und 2 Richtungen

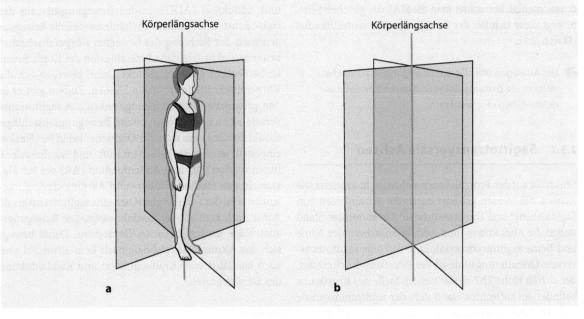

Abb. 2.5a,b Körperlängsachse. **a** als Schnittlinie von Frontal- und Sagittalebene, **b** Orientierungsskizze

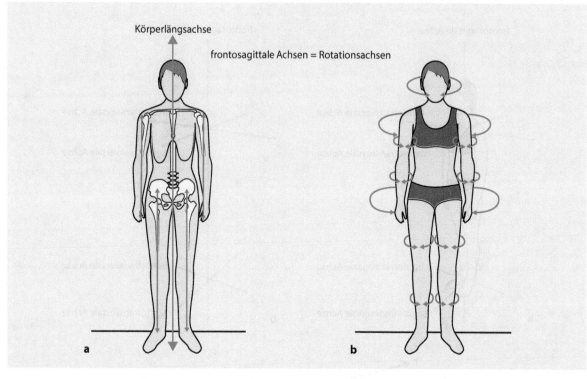

■ **Abb. 2.6a,b** Frontosagittale Achsen. **a** Bewegungsachsen für Innen- und Außenrotation der Arme und Beine sowie Rotation der Körperabschnitte Becken, Brustkorb und Kopf in der Wirbelsäule, **b** Bewegungsrichtung der Zeiger um frontosagittale Achsen in transversalen Ebenen

len Gelenkpartner können unterschiedliche Distanzpunkte gewählt werden. Geeignet ist die SIAS der Gegenseite, weil sie eine große Distanz zum rechten Hüftgelenk hat. Sie bewegt sich bei der Außenrotation von proximal nach dorsal/medial. Betrachtet man die SIAS der gleichen Seite, bewegt diese sich bei der Bewegung nach ventral/medial (■ Abb. 2.7).

> ❯ Um Aussagen über Gelenkbewegungen zu machen, müssen die Distanzpunkte und deren Bewegungsrichtung benannt werden.

2.3.2 Sagittotransversale Achsen

Senkrecht auf den Frontalebenen stehen sagittotransversale Achsen. Sie werden gebildet durch die Schnittlinien von Sagittalebene* und Transversalebene*. Im aufrechten Stand stehen die Abduktions- und Adduktionsachsen der Arme und Beine sagittotransversal. Eine wichtige sagittotransversale Orientierungslinie ist der Brustkorbdurchmesser, der sich in Höhe Th7 an der tiefsten Stelle des Brustkorbs befindet. Im aufrechten Stand steht der sagittotransversale Brustkorbdurchmesser horizontal. Mit seiner Hilfe kann der Therapeut Aussagen über die Brustkorbtiefe machen (■ Abb. 2.8).

■ **Bewegungen um sagittotransversale Achsen** (■ **Abb. 2.9**)

In den proximalen Extremitätengelenken heißen die Bewegungen um sagittotransversale Achsen Abduktion (ABD) und Adduktion (ADD). In den Bewegungsniveaus der Hals-, Brust- und Lendenwirbelsäule werden die Bewegungen nach der Richtung des bewegten Körperabschnitts* benannt und heißen dann Lateralflexion des Kopfs/Brustkorbs/Beckens nach rechts/links. Dabei bewegen sich die Körperabschnitte in frontalen Ebenen. Zudem gibt es in den proximalen Extremitätengelenken um sagittotransversale Achsen rotationstypische Bewegungsausschläge, sobald der Oberarm oder der Oberschenkel in 90° Flexion eingestellt werden. Sie heißen im Hüft- und Schultergelenk Innenrotation (IR) und Außenrotation (AR) bei 90° Flexion. In den Sternoclavicular- und Akromioclaviculargelenken wird der Schultergürtel um eine sagittotransversale Achse nach kranial oder kaudal bewegt. Die Bewegungsausschläge heißen Elevation/Depression. Dabei bewegt sich das Akromion kreisbogig nach kranial/medial und nach kaudal/lateral (Kranialduktion und Kaudalduktion des Schultergürtels).

Beispiel
Bei Abduktion des rechten Hüftgelenks aus der Nullstellung im aufrechten Stand gehen die Distanzpunkte* zur

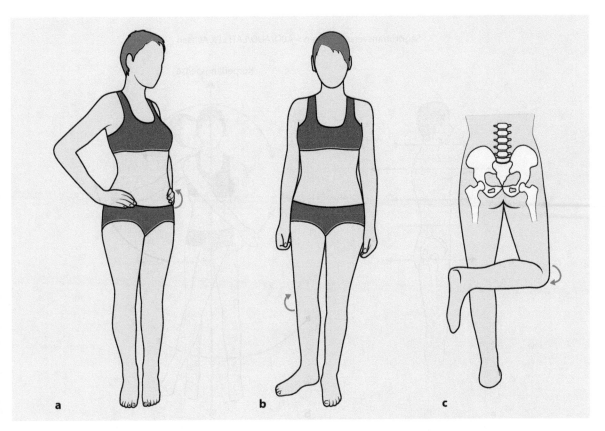

Abb. 2.7a–c Richtung der Distanzpunkte bei Außenrotation im rechten Hüftgelenk. **a** von proximal: Der Distanzpunkt SIAS der Gegenseite bewegt sich nach dorsal/medial, **b** von distal: Der Distanzpunkt Kniescheibe bewegt sich nach lateral/dorsal, **c** von distal mit flektiertem Kniegelenk: Der distale Distanzpunkt Malleolus medialis am Rotationszeiger Unterschenkel bewegt sich nach medial/ventral

rechten Seite nach lateral. Die Distanzpunkte des kaudalen Gelenkpartners (Condylus lateralis am Oberschenkel) bewegen sich dabei nach oben (kranial/lateral), diejenigen des kranialen Gelenkpartners (SIAS der Gegenseite) bewegen sich ebenfalls nach oben (kranial/medial), während sich der Drehpunkt* für eine Abduktion nach medial verschiebt (■ Abb. 2.10).

2.3.3 Frontotransversale Achsen

Senkrecht auf den Sagittalebenen stehen frontotransversale Achsen. Sie werden gebildet durch die Schnittlinien von Frontalebene* und Transversalebene*. Der frontotransversale Brustkorbdurchmesser, der sich in Höhe Th7 an der breitesten Stelle des Brustkorbs befindet, ist eine wichtige Orientierungslinie, mit deren Hilfe man Lageveränderungen des Körpers oder Haltungsabweichungen genau kennzeichnen oder Bewegung veranlassen kann. Der frontotransversale Brustkorbdurchmesser kann von Patienten gut wahrgenommen werden und ist dadurch für die Instruktion von Wirbelsäulenbewegungen gut geeignet (■ Abb. 2.11).

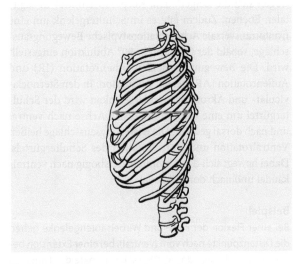

Abb. 2.8 Sagittotransversaler Brustkorbdurchmesser

■ **Bewegungen um frontotransversale Achsen (■ Abb. 2.12)**

In den proximalen Extremitätengelenken und in der Wirbelsäule heißen die Bewegungen um frontotransversale Achsen Flexion (FLEX) und Extension (EXT). Dabei be-

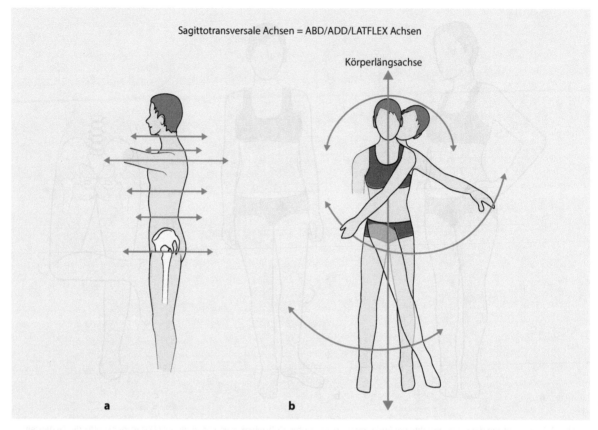

◘ Abb. 2.9a,b Sagittotransversale Achsen. **a** Bewegungsachsen für Ab- und Adduktion der Arme und Beine sowie Lateralflexion der Körperabschnitte Becken, Brustkorb und Kopf in der Wirbelsäule, **b** Bewegungsrichtung der Zeiger um sagittotransversale Achsen in frontalen Ebenen

wegen sich die Zeiger* bzw. Körperabschnitte* in sagittalen Ebenen. Zudem gibt es im Schultergelenk um eine frontotransversale Achse rotationstypische Bewegungsausschläge, sobald der Oberarm in 90° Abduktion eingestellt wird. Die Bewegungen heißen Innenrotation (IR) und Außenrotation (AR) bei 90° Abduktion. In den Sternoclavicular- und Akromioclaviculargelenken wird der Schultergürtel um eine frontotransversale Achse nach ventral und nach dorsal gedreht. Die Bewegungsausschläge heißen Ventralrotation und Dorsalrotation des Schultergürtels. Dabei bewegt sich das Akromion kreisbogig nach ventral/kaudal und nach dorsal/kaudal.

Beispiel
Bei einer Flexion der Hüft- und Wirbelsäulengelenke gehen die Distanzpunkte nach vorn (ventral), bei einer Extension bewegen sie sich nach dorsal. Die Distanzpunkte des kaudalen Gelenkpartners (beispielsweise des Oberschenkels) bewegen sich für eine Flexion nach vorn/oben (ventral/kranial), die des kranialen Gelenkpartners (beispielsweise des Beckens) bewegen sich nach vorn/unten (ventral/kaudal), während der Drehpunkt sich für eine Flexion nach hinten (dorsal) schieben muss. Bei einer Extension bewegen sich die Distanzpunkte des kaudalen Gelenkpartners nach hinten/oben (dorsal/kranial),

die des kranialen Gelenkpartners Becken bewegen sich nach hinten/unten (dorsal/kaudal), während sich der Drehpunkt für die Extension nach vorn (ventral) schieben muss (◘ Abb. 2.13).

2.4   Muskeln

Die Muskulatur ist eines der Organsysteme im Körper. Durch Kontraktion und Erschlaffung werden innere und äußere Strukturen des Körpers bewegt. Diese Bewegung ist die Grundlage der Fortbewegung des Menschen, der Gestaltveränderung des Körpers und vieler innerer Körperfunktionen.

2.4.1   Kategorisierung der Muskulatur

Die Muskulatur ist keine Gruppierung von homogenen Muskelfasern mit gleichen metabolischen und funktionellen Eigenschaften, sondern besteht aus verschiedenen Fasertypen, die nach ihren kontraktilen und metabolischen Charakteristika klassifiziert sind. Man unterscheidet beispielsweise **Muskeltypen** (glatte und quergestreifte Muskulatur) und teilt die **Fasertypen** nach ihrer Enzymaktivität

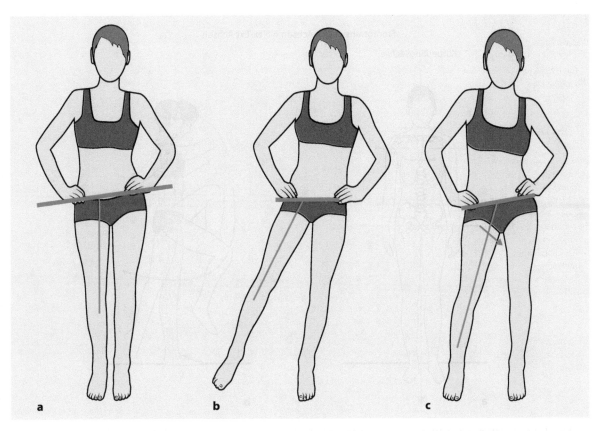

🔲 **Abb. 2.10a–c** Richtung der Distanzpunkte bei Abduktion im rechten Hüftgelenk. **a** von proximal: Der Distanzpunkt SIAS der Gegenseite bewegt sich nach kranial/medial, **b** von distal: Der Distanzpunkt Condylus medialis am Oberschenkel des distalen Gelenkpartners bewegt sich nach kranial/medial, **c** der Drehpunkt Hüftgelenk verschiebt sich nach medial

ein (Typ I = langsame Fasern; Typ II a,b = schnelle Fasern). Die Fasertypen werden auch nach ihren Kontraktionseigenschaften unterschieden. So gibt es „slow twich fibers", die ausdauernd sind, aber keine hohe Kräfte entwickeln können (entspricht Fasertyp I), und „fast twitch fibers", die hohe Kräfte entwickeln, aber sehr schnell ermüden (entspricht Fasertyp II). Man unterscheidet auch rote Muskeln (Fasertyp I) und weiße Muskeln (Fasertyp II). In 🔲 Tab. 2.2 sind die Muskalfasertypen nach ihren Enzymaktivitäten und Kontraktionseigenschaften aufgelistet (Bacha 2007).

Alle Muskeln enthalten alle Fasertypen (Typ I, IIa, IIb) allerdings in unterschiedlicher prozentualer Zusammensetzung. Diese Zusammensetzung ist u. a. bestimmt durch das individuelle Aktivitätsprofil, womit sich unterschiedliche motorische Fähigkeiten erklären. Muskeln haben eine hohe Plastizität, und je nach Funktion oder Gebrauch verändern sich deren Umfang und auch der Fasertypus. Längere Inaktivität oder fehlender Druck auf die Gelenke, z. B. nach längerer Bettlägerigkeit, führt bereits nach einer Woche zu einer beginnenden Atrophie. Diese Atrophie trifft aber nicht alle Fasertypen gleichermaßen, sondern vermehrt den Fasertyp I. Die Muskeln vom Typ II neigen schneller zur Verkürzung – sie verlieren ihre elastische Eigenschaft.

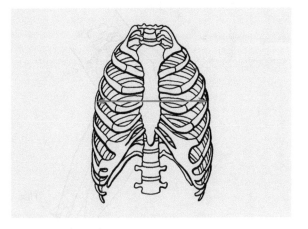

🔲 **Abb. 2.11** Frontotransversaler Brustkorbdurchmesser

Stabilisierende eingelenkige Muskulatur wie beispielsweise die Glutealmuskulatur besteht mehrheitlich aus Fasertyp I. Solche Muskelgruppen werden im Bewegungsverhalten vorwiegend in ihrer Funktion als Fallverhinderer gebraucht. Die Schwerkraft ist demnach ein notwendiger Reiz zur Stimulierung und Erhaltung der normalen Funktion.

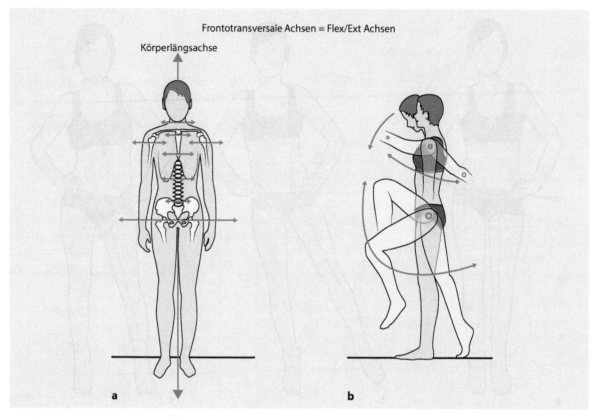

Abb. 2.12a,b Frontotransversale Achsen. **a** Bewegungsachsen für Flexion und Extension der Arme und Beine sowie der Körperabschnitte Becken, Brustkorb und Kopf in der Wirbelsäule, **b** Bewegungsrichtung der Zeiger um frontotransversale Achsen in sagittalen Ebenen

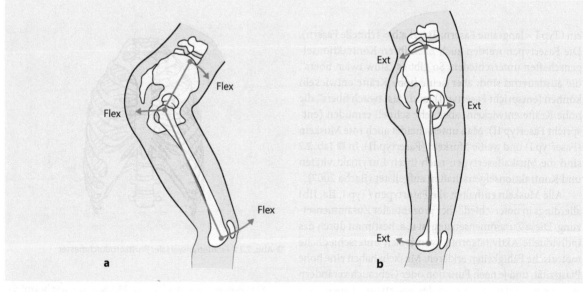

Abb. 2.13a,b Richtung der Distanzpunkte bei Flexion und Extension in den Hüftgelenken. **a** Flexion des Hüftgelenks vom proximalen bzw. distalen Gelenkpartner aus und durch Drehpunktverschiebung, **b** Extension des Hüftgelenks vom distalen bzw. proximalen Gelenkpartner aus und durch Drehpunktverschiebung

Muskelfaser	Typ I	Typ IIa	Typ IIb
Kontraktion	Langsam/tonisch	Schnell/dynamisch	Schneller/dynamisch
Sauerstoffbedarf	Oxidativ	Glykotisch/oxidativ	Oxidativ
Energiefreisetzung	ATPase gering	ATPase hoch	ATPase hoch
Ermüdung	Ausdauernd	Weniger ausdauernd	Schnell ermüdend
Aktivität Spezifikation	Primär bei wenig Intensität	Sekundär gegen die Schwerkraft	Sekundär bei hoher Intensität
Charakteristika	Interaktion mit Propriozeption	Interaktion mit Kompression	

Tab. 2.2 Fasertypen und ihre Eigenschaften

> Alle Muskeln enthalten alle Fasertypen. Ein gesteuertes Funktionstraining kann gezielt auf einen bestimmten Fasertyp fokussieren.

Eine weitere Unterscheidung erfolgt nach **Muskelkontraktionsarten**. Man unterscheidet isometrisch (statisch haltend) und dynamisch. Und innerhalb der dynamischen Kontraktionsart kommt es darauf an, ob sich der Muskel verkürzt (konzentrisch) oder verlängert (exzentrisch) (◘ Abb. 2.14).

Die funktionelle Einteilung der Skelettmuskulatur wird im Hinblick auf ihre gegenspielende und zusammenwirkende **Zusammenarbeit** vorgenommen, und so ergeben sich die Begriffe Agonist (Wettkämpfer), Antagonist (Gegenspieler) und Synergist (Mitspieler).

Je nachdem, wie viele Gelenke ein Muskel überbrückt, spricht man von **eingelenkiger** und **zwei- oder mehrgelenkiger Muskulatur**. Die Arbeitsweise mehrgelenkiger Muskeln offenbart in vollkommener Weise das ökonomische Prinzip natürlicher Bewegung. In einer Mittelstellung zwischen maximaler Dehnung und Verkürzung kann ein Muskel die größte Hub- und Bremskraft entfalten. Mehrgelenkige Muskeln werden bei zunehmender distaler Verkürzung proximal durch kompensatorische Dehnung entsprechend verlängert – so kann die optimale Gesamtlänge konstant bleiben.

Mehrgelenkige Muskeln haben ihre Hauptfunktion (bewegende Funktion) an den distalen Gelenken und können dort die größte Hub- und Bremskraft entfalten. Die günstigste Arbeitsbedingung für mehrgelenkige Muskeln ist die distale dynamisch-konzentrische Verkürzung bei gleichzeitiger kompensatorischer proximaler Dehnung oder im gegenteiligen Fall die distale dynamisch-exzentrische Verlängerung bei gleichzeitiger proximaler Verkürzung, wie beispielsweise beim Tasche anheben oder absenken.

Aufgrund seiner mikroskopischen Anatomie kann sich ein Muskel weder vollkommen zusammenziehen noch unbegrenzt verlängern. Daraus ergeben sich die **aktive und passive Insuffizienz** der Muskulatur. Passive Insuffizienz eines Muskels liegt vor, wenn er sich nicht so weit dehnen lässt, dass der Bewegungsausschlag der Gelenkpartner bis an die Arretierungen* ausgeschöpft werden kann. Sobald ein Muskel mehr als ein Bewegungsniveau überbrückt, kann passive Insuffizienz physiologisch sein. Die gebremste Dehnfähigkeit ist eine erwünschte ökonomische Bremse. Bei einer konzentrischen Kontraktion zieht sich der Muskel niemals zu 100 % zusammen. Es bleibt immer ein Rest. Die Differenz zwischen tatsächlicher Kontraktion und hundertprozentiger Kontraktion nennt sich aktive Insuffizienz.

Myofasziales System

Die anatomische Betrachtung der Muskulatur offenbart eine enge Verflechtung mit dem Bindegewebe (Faszie). Eine **Faszie** bezeichnet die bindegewebige Umhüllung von Muskeln und Muskelgruppen. Sie besteht vor allem aus Kollagenfasern, die der Muskulatur die nötige Festigkeit und Elastizität geben. Zudem gibt die Faszie dem Muskel seine eigentliche Form. Eine wichtige Aufgabe der Faszie ist die Gewährleistung der Gleitfähigkeit und Kraftübertragung der Muskeln untereinander. An den Enden des Muskels vereinen sich die Faszien häufig zu einer Sehne, mit der der Muskel am Knochen angeheftet ist. Eine lokale Kontraktion eines einzelnen Muskels löst eine weiterlaufende Spannung aus, die sich entlang des anatomischen Verbundes fortpflanzt (kinetische Kette). Deshalb bilden Muskel und Faszie eine funktionell untrennbar miteinander verbundene Einheit, wir sprechen vom myofaszialen System (Bacha 2007).

Die Vielfalt der Kontaktaufnahme des Körpers mit der Umwelt und die ständige Einwirkung der Schwerkraft erfordern ein komplexes dynamisches myofasziales System, das auf die jeweilige Situation adäquat reagieren kann. Bacha (2007) beschreibt bestimmte **Fähigkeiten der Muskulatur,** die jeweils von spezifischen myofaszialen Systemen mit unterschiedlicher Effizienz erfüllt werden:

- Muskulatur kann eine zielgerichtete Bewegung einleiten und die ausgelöste Bewegung widerlagern.
- Die Muskulatur kontrolliert auf lokaler Ebene die Bewegungen einzelner Wirbelsäulensegmente.

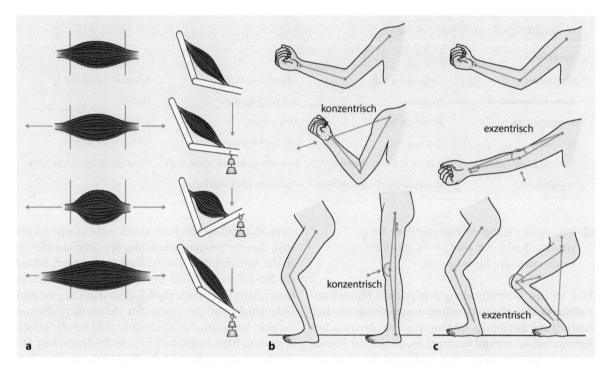

Abb. 2.14a–c Muskelkontraktionsarten. **a** Muskeln in Ruhespannung, bei statischer Arbeit, bei dynamisch konzentrischer und dynamisch exzentrischer Arbeit, **b** M. biceps und M. quadriceps arbeiten dynamisch konzentrisch, **c** M. biceps und M. quadriceps arbeiten dynamisch exzentrisch

- Sie kontrolliert bei jeder Bewegung die Zentrierung der Gelenke.
- Die Muskulatur sichert das Gleichgewicht durch den reaktiven Einsatz von Gewichten und Gegengewichten.
- In der Interaktion mit dem zentralen Nervensystem übt sie antizipatorisch eine Schutzfunktion für die umliegenden Strukturen wie Bänder, Gefäße und Nerven aus.
- Durch Feedback sichert sie in der Interaktion mit dem zentralen Nervensystem die Bewegungskontrolle*.

Lokale und globale Muskeln

Das Konzept der Klassifikation der Muskulatur in myofasziale Systeme entspricht deren funktionellen Aufgaben im Bewegungsverhalten. Bergmark (1989) klassifiziert die Muskeln nach ihrer Aufgabe bei der Kraftübertragung innerhalb der Wirbelsäule.

Lokale Muskeln (Bergmark 1989) sind durch ihre topographische Lage, überwiegend nahe und quer liegend am Gelenk, bestens geeignet zur Kontrolle der intersegmentalen Bewegung. Bezüglich der Reihenfolge der Muskelrekrutierung sind die lokalen Muskeln vor jeglicher Extremitätenbewegung zuerst aktiviert, wobei diese Präaktivierung unabhängig von der Richtung der Bein- und Armbewegungen ist (Hodges u. Richardson 1997). Damit sind sie in der Lage, die Wirbelsegmente zu stabilisieren und sie antizipatorisch vor ankommenden Impulsen aus der Peripherie zu schützen. Das entspricht einem Teil der Definition der **dynamischen Stabilisation** nach Klein-Vogelbach und wird beispielsweise in der therapeutischen Übung „Kurz und bündig" umgesetzt (Spirgi-Gantert u. Suppé 2012). Die Relevanz dieser spezifischen Rekrutierung zeigt sich am Beispiel des M. vastus medialis obliquus (VMO, Quadrizeps femoris), der während der ganzen Standbeinphase die Patella-Bewegung auf dem Femur kontrolliert.

Globale Muskeln (Bergmark 1989) liegen mehrheitlich oberflächlich, überspringen mehrere Drehpunkte* und koordinieren die Kraftübertragung vor allem zwischen den Körperabschnitten Becken und Brustkorb. Der Einsatz dieser Muskeln im Bewegungsverhalten orientiert sich an der **Schwerkraft**. Sie steuern abhängig von der Bewegungsrichtung die Gegengewichte bei Gleichgewichtsreaktionen*. Es sind Muskeln, die bei Abweichungen der idealen Haltung die Körperabschnitte* fallverhindernd fixieren und damit eine **reaktive Hyperaktivität*** aufweisen (▶ Abschn. 6.7). Weil der Schwerkraft im Verständnis der Fähigkeiten der myofaszialen Systeme in diesem Konzept eine entscheidende Rolle zukommt, entspricht das Konzept der Betrachtungsweise der funktionellen Bewegungslehre (Klein-Vogelbach 1984).

Einen Überblick über die Eigenschaften der lokalen und globalen Muskulatur gibt ▪ Tab. 2.3.

◨ **Tab. 2.3** Eigenschaften der lokalen und globalen Muskulatur (Bacha 2007)	
Lokal	**Global**
Tiefste Muskeln mit segmentalen Ansätzen	Oberflächlich, äußere Schichten
Kontrolle der neutralen Stellung der WS	Kein segmentaler Ansatz
Kontrolle der intersegmentalen Bewegung	Verbinden Körperabschnitte (Becken – Brustkorb)
Aktivität unabhängig von der Bewegungsrichtung	Aktivität in Zusammenhang mit einer Bewegungsrichtung (Flexion – Extension)
Geeignet für Aktivität mit wenig Hub	Aktivität vorwiegend bei schnellem und großem Hub
	Aktivität bei großen Amplituden
Reagieren mit Inhibition bei Dysfunktion	Reagieren eher mit Festigkeit bei Dysfunktion
Reagieren mit Inhibition bei Fehlhaltung	Reagieren eher mit Festigkeit bei Fehlhaltung

Stabilisatoren und Mobilisatoren

Als **Stabilisatoren** bezeichnet Richardson et al. (2004) sowohl die lokalen Muskeln als auch die oberflächlich liegende eingelenkige Muskulatur wie beispielsweise den M. gluteus medius oder den M. vastus intermedius. Diese Muskeln werden vor allem bei der Stützfunktion des Beines benötigt, wobei sie z. B. beim Treppabwärtsgehen und Hinsetzen als Bremser absinkender Gewichte wirken (Klein-Vogelbach 1984).

Mobilisatoren sind die global oberflächlich liegenden mehrgelenkigen Muskeln wie beispielsweise der M. rectus femoris, M. rectus abdominis oder die ischiokrurale Muskulatur. Ihre Fähigkeiten entsprechen den globalen Muskeln, d. h., sie koordinieren die Kraftübertragung zwischen den Körperabschnitten und werden durch die Einwirkung der Schwerkraft reaktiv aktiviert.

Die Eigenschaften der Stabilisatoren und Mobilisatoren sind in ◨ Tab. 2.4 zusammengefasst.

> Nach funktionellen Gesichtspunkten ist ein Muskel vor allem Effektor von Haltung und Bewegung (Klein-Vogelbach 1990) (Effektor = Organ, das einen vom Zentralnervensystem kommenden Befehl ausführt). D. h., seine Aufgabe besteht einerseits darin, im Gravitationsfeld entgegen der Anziehungskraft der Erde das Fallen zu verhindern, also dagegenzuhalten. Andererseits muss er Bewegung veranlassen oder verhindern. Dazu muss ein Muskel
> — den Drehpunkt* überbrücken, dessen Gelenkpartner er in Bewegung versetzen soll,
> — proximal und distal (bzw. kaudal und kranial) vom jeweiligen Bewegungsniveau befestigt sein,
> — mit dem Nervensystem in Verbindung stehen, das letztlich die Bewegung veranlassen, unterdrücken und koordinieren kann.

2.4.2 Plastizität der Muskulatur

Die Muskulatur ist eine dynamische Struktur, die durch eine hohe Plastizität charakterisiert ist. Das Gesetz der Transformation der Knochen, mit dem Wolff (1892), sinngemäß wiedergegeben, die Interaktion zwischen Form und Funktion formulierte, lässt sich auch auf die Muskulatur übertragen. Tierexperimente u. a. von Williams u. Goldspink (1973) haben gezeigt, dass die Muskulatur dem Prinzip der Ökonomie und Funktionalität folgt.

Bei **Immobilisation** in angenäherter oder verlängerter Stellung passt sich die Muskulatur strukturell stets so an, dass sie die optimale Kraft in der jeweilig gehaltenen Position entfalten kann (aktuelle Ruhestellung). Neben der Abnahme der Viskoelastizität verliert die angenäherte Muskulatur jedoch an maximaler Kraft. Der Atrophieprozess ist bei der verlängerten Muskulatur weniger ausgeprägt und zeigt eine höhere maximale Kraft (Bacha 2007).

Das Fehlen bzw. die **verminderte Schwerkrafteinwirkung** ist mit reduziertem mechanischen Reiz und propriozeptiven Inputs verbunden. Ein Aufenthalt im All oder fehlende Aktivität über längere Zeit führen zu einer spezifischen Atrophie der Muskulatur. Studien u. a. von Desplanches (1997) haben in diesem Zusammenhang eine bevorzugte Atrophie des Fasertyps I (langsame Fasern, ausdauernd, keine hohe Kraftentwicklung) sowie eine Teilumwandlung des Typs I in Typ II festgestellt. Erfahrungen mit Astronauten haben diese Tatsache belegt. Es ist bekannt, dass sie nach einem Aufenthalt im All wegen der ausgeprägten Atrophie und verminderter Propriozeption zu Rückenschmerzen neigen.

◻ Tab. 2.4 Eigenschaften der Stabilisatoren – Mobilisatoren. (Bacha 2007, adaptiert nach Comerford 2001)

Stabilisatoren	Mobilisatoren
Monoartikulär	Biartikulär/multiartikulär
Segmentale Ansätze	Oberflächliche Lage
Tief liegend mit kleinem Drehmoment	Lange Hebelarme, großes Drehmoment
Oberflächlich liegend mit flächigen Ansätzen (bessere Kraftübertragung)	Können schnelle Bewegungen und große Amplituden erzeugen
Überwiegend aktiviert in der Stützfunktion	Überwiegend aktiviert in der Spielfunktion
Aktiviert bei der Bremserfunktion (Kontrolle der Gewichte im exzentrischen Modus)	Aktiviert bei ballistischen Bewegungen

2.4.3 Muskelarbeit im Umgang mit den Körpergewichten

Der ökonomische Umgang mit den eigenen Körpergewichten unter Einfluss der Schwerkraft kennzeichnet das normale Bewegungsverhalten jedes Menschen und ist ein Kernelement des klinischen Denkens in der FBL Functional Kinetics. Dabei bilden die physiologischen Begriffe „dynamisch konzentrisch/exzentrisch und isometrisch" das theoretische Wissen um Kontraktionseigenschaften der Muskulatur. Der Begriff „statisch" (isometrisch) bedeutet, dass der Muskel die gleiche Längenausdehnung beibehält, während sich die Muskelfaserlänge bei „dynamischer" Muskelarbeit verändert.

Klinisch bedeutsamer ist, ob ein Muskel Gewichte heben kann, sie dosiert mit der Schwerkraft absenken kann, ob die Gewichte auf horizontalen Ebenen bewegt werden oder ob diese Gewichte am Fallen gehindert werden. Die räumliche Komponente beeinflusst demnach die Arbeitsweise der Muskulatur. Die Qualität der Bewegung wird anhand des äußeren Erscheinungsbilds beurteilt und ist ein Zeichen von optimaler motorischer Kontrolle. Nach funktionellen Gesichtspunkten kann ein Muskel demnach unterschiedlich in Aktion treten. Die Intensität der Muskelarbeit ist abhängig von der Lage der Bewegungsachsen, von der Länge des Hebels oder von der Größe des einwirkenden Gewichts.

Hubbelastung

Physikalisch ist Hub ausschließlich die senkrechte Bewegung eines Objekts von unten nach oben. Hubarbeit ist daher eine Art von mechanischer Arbeit, bei der ein Körper oder Körperteildurch eine Kraft bewegt oder verformt wird. Immer, wenn ein Körper oder Körperteil angehoben wird, wird Hubarbeit verrichtet. Ein Beispiel dafür wäre ein Kran auf einer Baustelle. Dieser hebt Baumaterial vom Boden auf eine höhere Stelle. Handelt es sich um den ursprünglichen, senkrechten Hub von unten nach oben, so spricht man in der Physik heute von Aufwärtshub. Die umgekehrte Bewegung zu einer Aufwärtsbewegung wird als Abwärtshub bezeichnet. Im Laufe der Zeit hat sich eingebürgert, alle Bewegungen eines Objekts von einem zum anderen Punkt auf gerader Strecke und unabhängig von der Richtung als Hub zu bezeichnen (Stöcker 2000).

Die physikalische Bezeichnung der Hubarbeit hat Klein-Vogelbach auf die Belastung (Last!), also die Beanspruchung übertragen.

- Aufwärtshub entspricht der positiven Hubbelastung (◻ Abb. 2.15a).
- Abwärtshub entspricht der negativen Hubbelastung (◻ Abb. 2.15b).
- Horizontales Bewegen, bei dem Gewichte immer den gleichen Abstand zum Boden (bzw. Erdmittelpunkt) haben, wird hubfreies Bewegen genannt (◻ Abb. 2.15c).

Die Muskulatur hat demnach unterschiedliche Aufgaben im Bewegungsverhalten. Bei dynamischer Muskelaktivität wird unterschieden, ob sich die Muskulatur aktiv verkürzt und als Beweger und Heber arbeitet oder ob sie sich aktiv verlängert und als Bremser von Bewegung arbeitet. Man unterscheidet demnach:

- **dynamisch-konzentrische*** Muskelarbeit: Sie ist gegen die Schwerkraft gerichtet und entsteht bei Bewegungen, die nach oben gerichtet sind. Die Muskulatur verkürzt sich aktiv. Wir sprechen von positiver Hubbelastung, da die Muskeln als **Heber** arbeiten. Dabei steht die Bewegungsachse horizontal. Wenn eine Bewegungsachse vertikal steht, werden körpereigene Gewichte auf horizontalen Ebenen bewegt. Dann arbeiten die Muskeln auf der Seite, in welche die Bewegung geht, ebenfalls dynamisch konzentrisch. Da allerdings ist die Belastung nicht durch die Schwerkraft geprägt und wird daher **hubfreies** Bewegen genannt;
- **dynamisch-exzentrische*** Muskelarbeit: Sie bremst Bewegungen nach unten, die durch die Schwerkraft beschleunigt würden. Die arbeitenden Muskeln werden länger und senken Gewichte nach unten ab. Wir sprechen von negativer Hubbelastung, da die Muskeln als **Bremser** arbeiten.

Der Einfluss der Schwerkraft bestimmt die Art und Weise, wie der Muskel mit den eigenen Körpergewichten umgeht. Der Muskel kann als Beweger und Heber von Gewichten, als Verhinderer des Fallens von Gewichten

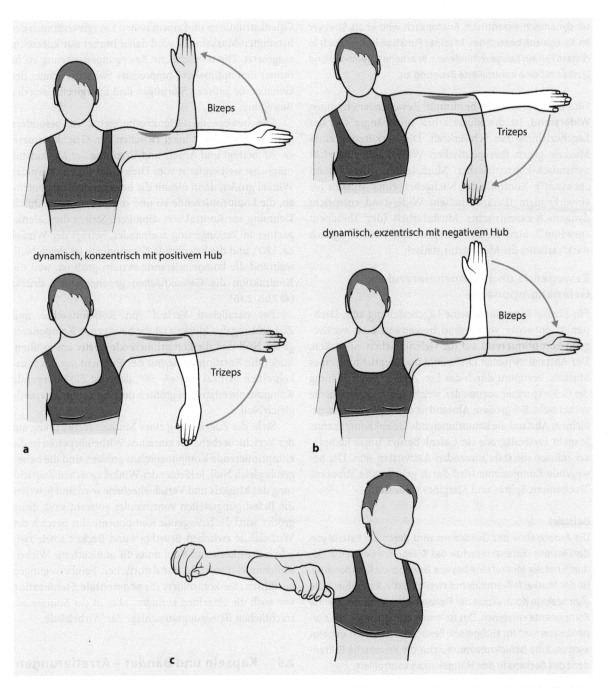

Abb. 2.15a–c Muskelarbeit im Umgang mit den Körpergewichten. **a** Positive Hubbelastung der Mm. biceps und triceps brachii: Die Muskeln arbeiten als Heber von Gewichten, **b** negative Hubbelastung: Die Mm. biceps und triceps brachii arbeiten als Bremser von Gewichten, **c** hubfreies Bewegen: Die Gewichte werden horizontal bewegt

oder als Bremser fallender Gewichte in Aktion treten. Wenn ein Muskel die Funktion erfüllt, die der anatomischen Funktionsbezeichnung entspricht, so arbeitet er dynamisch-konzentrisch als Heber und Beweger. Beispiel: Beim Anheben einer Tasche beugt der M. biceps brachii das Ellenbogengelenk – er arbeitet dynamisch-konzentrisch.

Erfüllt ein Muskel die Funktion, die seiner anatomischen Funktionsbezeichnung entgegengesetzt ist, so arbeitet er dynamisch exzentrisch als Bremser.

Beispiel

Beim Hinsetzen auf einen Stuhl lässt der M. quadriceps kontrolliert nach, damit man nicht auf den Stuhl fällt – er arbeitet dynamisch-exzentrisch. Anatomisch wird er als Strecker im Kniegelenk bezeichnet, in seiner Funktion ist er jedoch in diesem Fall ein Beugeverhinderer – er arbeitet bremsend und lässt somit eine kontrollierte Beugung zu.

Gibt ein Therapeut in bestimmte Bewegungsrichtungen **Widerstand**, ist die Muskelarbeit unabhängig von der Lagebeziehung zur Schwerkraft. Die Verkürzung eines Muskels gegen therapeutischen Widerstand entspricht dynamisch-konzentrischer Muskelarbeit (der Patient „gewinnt"). Kontrolliertes Nachgeben eines Muskels bei einwirkendem therapeutischem Widerstand entspricht dynamisch-exzentrischer Muskelarbeit (der Therapeut „gewinnt"). Sind beide, Therapeut und Patient, „gleich stark", arbeitet die Muskulatur statisch.

Bewegende und komprimierende Gelenkkomponente

Ein Muskel kann durch seine Lagebeziehung zum Drehpunkt* entweder vorwiegend **bewegend** oder vorwiegend **komprimierend** auf die Gelenkflächen einwirken. Der Abstand zwischen Drehpunkt und Zugrichtung eines Muskels, bestimmt durch das Lot, zeigt in jeder Stellung der Gelenkpartner zueinander, welche Gelenkkomponente vorherrscht. Bei großem Abstand ist es die bewegende, bei kleinem Abstand die komprimierende Gelenkkomponente. Je mehr Freiheitsgrade ein Gelenk besitzt, umso komplexer müssen die stabilisierenden Aktivitäten sein. Die bewegende Komponente wird durch gelenknahe Tuberkel, Trochantere, Spinae und Margines verbessert.

Beispiel

Die Ansatzsehne des Quadrizeps wird durch die Patella von der Flexions-/Extensionsachse des Kniegelenks entfernt. Dadurch hat der Muskel eine bessere bewegende Komponente. Ist der Muskel fallverhindernd statisch aktiv, kann durch die gleichzeitige Kontraktion der Flexoren eine komprimierende Komponente entstehen. Das ist immer der Fall, wenn die Körperlängsachse* im Hüftgelenk flexorisch nach vorn geneigt wird und die Ischiokruralmuskulatur die flexorische Falltendenz des Beckens in den Hüftgelenken kontrolliert.

Die gleichzeitige Aktivierung von Agonist und Antagonist, die sog. **Kokontraktion,** stabilisiert den aktuellen Gelenkzustand insofern, als die Empfindlichkeit des Gelenks für äußere Einflüsse herabgesetzt wird. Der Mensch nutzt diese Strategie effektiv zur Stabilisierung seiner Bewegungsabläufe. Es wurde nachgewiesen, dass das Heben einer instabilen Last (wassergefüllter Behälter) unter weitaus größerer Aktivität der lumbalen Muskulatur erfolgt als beim Heben eines starren Gegenstandes gleichen Gewichts (van Dieen et al. 2003). Diese Art der Gelenkstabilisierung geht jedoch einher mit einer großen Belastung der

Gelenkstrukturen und einem hohen Energieverbrauch der beteiligten Muskeln. Sie wird daher immer nur kurzzeitig eingesetzt. Die menschliche Bewegungssteuerung sucht immer den optimalen Kompromiss zwischen Schutz des Gelenks vor äußeren Störungen und Energieeffizienz der Bewegung.

Die bewegende Gelenkkomponente ist besonders günstig, wenn der Winkel zwischen den Gelenkpartnern ca. 90° beträgt und Ansatz und Ursprung der Muskulatur möglichst weit entfernt vom Drehpunkt liegen. Wird der Winkel größer, dann nimmt die bewegende Komponente ab, die komprimierende zu und der Muskel wird durch Dehnung zur Kontraktion stimuliert. Stehen die Gelenkpartner in Verlängerung zueinander, beträgt der Winkel ca. 180°, und die bewegende Komponente ist gleich Null, während die komprimierende extrem groß ist, weil die Kontraktion die Gelenkflächen gegeneinander drückt (◻ Abb. 2.16).

Bei parallelem Verlauf von Rotationsachse und Zugrichtung des Muskels ist die bewegende Komponente gleich Null und die komprimierende relativ am größten. Bildet die Rotationsachse mit der Zugrichtung des Muskels einen Winkel von +/– 90°, dann ist die bewegende Komponente relativ am größten und die komprimierende gleich Null.

Steht die Zugrichtung eines Muskels rechtwinklig auf der Verschiebeebene der einzelnen Wirbelkörper, so ist die komprimierende Komponente am größten und die bewegende gleich Null. Je kleiner der Winkel zwischen Zugrichtung des Muskels und Verschiebeebene wird und je weiter die Befestigungsstellen voneinander entfernt sind, desto größer wird die bewegende Komponente. Im Bereich der Wirbelsäule zwischen Brustkorb und Becken sowie zwischen Brustkorb und Kopf muss die autochthone Wirbelsäulenmuskulatur die translatorischen Feinbewegungen ausführen. Sie kontrolliert die **segmentale Stabilisation** wie auch die einzelnen geringen, aber in der Summe beträchtlichen Bewegungsausschläge der Wirbelsäule.

2.5 Kapseln und Bänder – Arretierungen

Betrachtet man nur die knöcherne Form der Gelenke, so sind meistens ausgiebigere Bewegungsausschläge zu erwarten. Diese werden jedoch durch Gelenkkapseln und Bänder sowie durch Muskeltonus und -aktivität auf die wirklich vorhandenen Bewegungstoleranzen begrenzt.

Die Lokalisation dieser Arretierungen, d. h., ihre Lagebeziehung zu den jeweiligen Bewegungsachsen, folgt dem Prinzip der Ökonomie. Es werden Muskeln gespart, die mögliche, aber entbehrliche Bewegungen kontrollieren müssten. Und es werden Bewegungen blockiert, die den bewegten oder gehaltenen Körper gefährden würden.

◻ Abb. 2.16a,b Bewegende **a** und komprimierende **b** Gelenkkomponenten

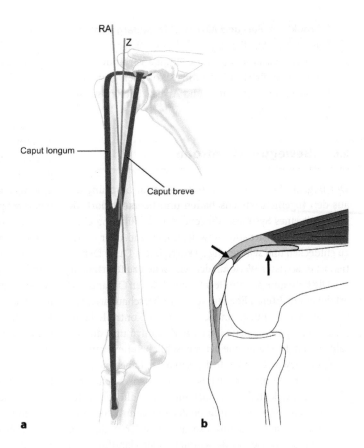

RA

Z

Caput longum

Caput breve

a

b

Definition

Als **Arretierungen** wird die Begrenzung der Gelenkbeweglichkeit durch passive Strukturen des Bewegungssystems bezeichnet.

Der Grad der Arretierungen ist konstitutionell und konditionell sehr unterschiedlich. Bei einer Beweglichkeitsuntersuchung der Gelenke sollte man die Bewegung bis an die Arretierungen prüfen und sich nicht durch bremsende Muskelaktivitäten täuschen lassen. Arretierungen sind nützliche Sicherungen. Werden sie allerdings ständig benutzt, so ist das ein Charakteristikum für eine schlechte Haltung. Es wird zwar Muskelaktivität gespart, aber die passiven Strukturen des Bewegungssystems werden unphysiologischen und unkontrollierbaren Belastungen ausgesetzt. Beispiel dafür ist das Genu recurvatum, bei dem das Kniegelenk in voller Extensionsstellung durch den dorsalen Kapsel-Band-Apparat vor dem Einknicken bewahrt wird und dabei der Quadrizeps vollständig entlastet wird.

- **Wichtige Arretierungen**
- **Fuß:** Das Skelett des Fußes, das aus einer Vielzahl kleiner Knochen besteht, hat gewölbebildende Aufgaben, die ohne Arretierungen nicht erfüllt werden könnten. Die Talusrolle, der Kopf des oberen Sprung-

gelenks, wird von der Malleolengabel umfasst, die nur durch die tibiofubulare Syndesmose brauchbar wird. Ohne intakten Bandapparat ist die Funktion der Fußgelenke sehr beeinträchtigt.
- **Kniegelenk:** Die dorsalen Arretierungen lassen normalerweise die Überstreckung des Kniegelenks nicht zu. Mediale und laterale Arretierungen verhindern die unterwünschten ab-/adduktorischen Bewegungen des Unterschenkels gegen den Oberschenkel. Das Abrutschen der Femurkondylen vom Tibiaplateau wird durch die Kreuzbänder verhindert.
- **Hüftgelenk:** Das iliofemorale Band stellt eine der wichtigsten und ökonomischsten Arretierungen dar. Es verhindert, dass bei extendierten Hüftgelenken das Becken mit den darüber liegenden Körperteilen nach hinten kippt.
- **Wirbelsäule:** Jedes Bewegungssegment besitzt arretierende dorsale, ventrale und laterale Bandverbindungen. Sie konditionieren das komplexe Gebilde der Wirbelsäule bestens für eine axiale Belastung und machen z. B. direkt an der Brustwirbelsäule ansetzende Flexoren überflüssig. Die Häufigkeit der statischen Rückenbeschwerden zeigt deutlich, was geschieht, wenn die Arretierungen durch schlechte Haltungsgewohnheiten ungebührlich strapaziert werden.

- **Sternoklavikular- und Akromioklavikulargelenke:**
  Wie wichtig Arretierungen sind, zeigt sich an diesen
  Gelenken, da sie als einzige gelenkige Verbindungen
  des Schultergürtels mit dem Brustkorb den großen
  Belastungen durch Hand- und Armaktivitäten stand-
  halten müssen.

2.6   Bewegungskontrolle

Der Begriff „Bewegungskontrolle" stammt ursprünglich
aus den Ingenieurwissenschaften und bedeutet dort die
Fähigkeit eines Systems, während der Ausführung eines
Ablaufs dabei entstehende Abweichungen und/oder Fehler
zu entdecken und selbständig zu korrigieren. Diese Definition ist in gewisser Weise auf den Menschen zu übertragen.

Die Bewegungskontrolle im menschlichen Organismus
erfolgt auf mehreren Ebenen, von der überschaubaren Re-
flexkontrolle im Rückenmark bis hin zur Kontrolle komplexer Bewegungsabläufe über das Kleinhirn und die Ba-
salganglien. Die Kontrolle der menschlichen Bewegungen
erfolgt unbewusst. Im Laufe der Evolution haben sich sehr
differenzierte Kontrollmechanismen der menschlichen Bewegung entwickelt, die sich nach unterschiedlichen Kriterien ordnen lassen. Die Aufgabe der Bewegungskontrolle
besteht darin, alle Strukturen so zu organisieren, dass auf
ökonomische Weise das Bewegungs- oder Handlungsziel
erreicht wird. Die Bewegungskontrolle wird während des
Lernprozesses des Bewegungsablaufs (automatisch und in
der Regel unbewusst) aufgebaut, indem Abweichungen
und Fehler entdeckt und selbständig korrigiert werden.
Damit dies gelingt, muss das System in der Lage sein, eine
bestimmte Bewegung auf vielen verschiedenen Wegen
durchzuführen. Durch diese Flexibilität des motorischen
Systems sind wir in der Lage, eine Aktion auf verschiedene
Art und Weise unter verschiedenen Bedingungen durchzuführen. Demnach besteht eine endlose Zahl an Möglichkeiten, um bestimmte Bewegungen durchzuführen.

Aber welcher Weg wird aus den schier unendlichen
Möglichkeiten ausgewählt, um an ein Bewegungsziel zu
gelangen?

- Der effizienteste Weg ist der geradlinige. Alles, was
  den Handelnden interessiert, ist das Erreichen des
  Ziels (nicht der Weg) (Marasso 1981).
- Die effizienteste Bewegung ist diejenige, bei der die
  Gelenke die minimale Bewegung vornehmen (Uno
  et al. 1989).
- Ökonomisch ist es, wenn Gelenke und Muskelgruppen synergistisch zusammenarbeiten (Santello et al.
  1998).
- Die antizipatorische* posturale Anpassung gewährleistet, dass der Körper sich automatisch jeder
  neuen Situation anpasst (Massion 1994), wobei ein

großer Datensatz von Körperpositionen in unserem
Gedächtnis gespeichert ist. Die richtige Stellung wird
erstens im Hinblick auf die Präzision und zweitens
auf den Energieverbrauch ausgewählt (Rosenbaum
et al. 1995).

Bewegungskontrolle oder **motorische Kontrolle** beschreibt das Planen und Ausführen von Bewegungen.
Lernen motorischer Fähigkeiten beschreibt eine stei-
gende Präzision in Bezug auf Raum und Zeit mit Hilfe von
Übung. Diese motorischen Fähigkeiten sind generalisier-
bar, ihre Speicherung gelingt gut, sie werden durch Übung
automatisiert, und der Anspruch an Aufmerksamkeit wird
immer kleiner.

Eine effiziente Haltung und Bewegung ist ohne eine
ständige Kontrolle und Anpassung des zentralen Nervensystems und des muskuloskeletalen Systems nicht möglich. Dazu existieren teils angeborene, unbewusst ablau-
fende Bewegungsprogramme wie Atmen, Schlucken und
einfache Massenbewegungen der Extremitäten und teils
erworbene, oft automatisierte Bewegungsprogramme, die
im Laufe der Zeit immer ökonomischer, leichter und dif-
ferenzierter ausgeführt werden. Das ist das Ergebnis eines
motorischen Lernprozesses. Da dieser Lernprozess in einer
individuellen biopsychosozialen Konstellation stattfindet,
stellen die erlernten Bewegungen wie Gehen, Haltung, die
Schrift und somit das gesamte Bewegungsverhalten die
einmaligen und daher unverwechselbaren Merkmale des
Individuums dar (Bacha 2007; Suppé et al. 2011).

Motorische Kontrolle bedeutet, dass die Muskulatur
und ihre Faszien* Bewegungen antizipatorisch*, reaktiv
und kontrolliert zulassen. Je nach Ziel werden eine oder
mehrere Bewegungskomponenten stabilisiert und die anderen frei gegeben. Die motorische Kontrolle kann anhand
des idealen äußeren Erscheinungsbilds und der situationsangepassten Aktivierung der Muskulatur beurteilt werden.
Eine schlechte Bewegungsqualität kann als verminderte
neuromuskuläre Kontrolle interpretiert werden (Bacha
2007).

Klein-Vogelbach (1976) und Janda (1979) sehen die
Entstehung und Manifestierung von unökonomischen
Bewegungen als Zeichen einer zentralen Fehlsteuerung.

Nach Janda (1979) äußert sich diese zentrale Fehlsteuerung in Form einer **muskulären Dysbalance** zwischen
zwei strukturell und funktionell unterschiedlichen Muskelgruppen. Während die posturalen Muskelgruppen zu
Überaktivität neigen, tendieren die phasischen Muskelgruppen zur Inhibition. Diese Klassifikation ist eine wichtige Hilfe für die Diagnostik und Therapie bei neuromuskulären Dysfunktionen.

Bergmark (1989) schlug eine Klassifikation basierend
auf der biomechanischen Betrachtungsweise vor. Je nach
Hebelwirkung auf das Bewegungssegment unterscheidet

er lokale Muskelgruppen mit der Hauptfunktion „Stabilisation" von globalen mit eher „bewegender Funktion". Nach Panjabi (1992) hat das stabilisierende System die Aufgabe, die neutrale Zone eines Gelenks innerhalb ihrer physiologischen Grenzen zu halten, sodass es zu keinem entsprechenden klinischen Bild kommt. Er unterteilt das Bewegungsausmaß eines Gelenks in eine neutrale Zone (NZ) und eine elastische Zone (EZ) (☐ Abb. 2.17). Die neutrale Zone ist der Bereich einer Bewegung, in dem ausgehend von der neutralen Position die Bewegung gegen minimalen internen Widerstand durchgeführt wird. In seiner ursprünglichen Definition bezieht Panjabi die Beschreibung der neutralen Zone nur auf anguläre (physiologische) Bewegungen.

> In der FBL Functional Kinetics wird die Muskulatur nach den beobachtbaren Merkmalen beurteilt, die der Körper im Umgang mit der Schwerkraft und durch die Verbindung des Körpers mit der Umwelt aufweist (Klein-Vogelbach 1976). Der Unterschied dieser Betrachtungsweise zur Betrachtung der physiologischen Kontraktionseigenschaften (dynamisch konzentrisch, exzentrisch, isometrisch) liegt darin, dass Klein-Vogelbach durch ihre Klassifikation die Muskelarbeit „beobachtbar" gemacht hat. Das ermöglicht es dem Therapeuten/Beobachter, jederzeit und bei jedem beliebigen Bewegungsablauf die Fähigkeit der Muskulatur in Bezug auf Bewegungskontrolle zu beurteilen. Der Therapeut interpretiert also die Muskelaktivität anhand der Bewegungsanalyse. In der Bewegungsanalyse erkennt der Therapeut, ob die Bewegungskontrolle unter Einfluss der Schwerkraft und im Umgang mit den Kontaktstellen mit der Umwelt effektiv erfolgt.

2.6.1 Dynamische Stabilisation

Muskulatur wird immer aktiviert, sobald sich die Gleichgewichtslage des Körpers ändert. Diese sichernde Muskelaktivität wird in der FBL „dynamische Stabilisation" genannt. Damit die Muskulatur ein Gelenk stabilisieren kann, muss sie folgende Fähigkeiten haben (Lee 1999; Jull et al. 1996; Klein-Vogelbach 1984):
- Eine statische Kontraktion kann über längere Zeit gehalten werden.
- Die Muskulatur arbeitet so koordiniert, dass sie die neutrale Zone kontrollieren kann (adäquate Kompression der artikulären Strukturen).
- Die Gelenkflächen werden jederzeit optimal zueinander angeordnet.
- Die Muskulatur reagiert adäquat auf einwirkende Kräfte.

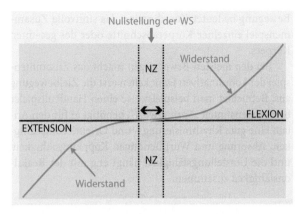

☐ **Abb. 2.17** Bewegungsdiagramm für die FLEX-EXT (der Wirbelsäule) mit der Visualisierung der neutralen Zone (NZ). (Mod. nach Panjabi 1992)

Die Stabilisation findet sowohl auf lokaler Ebene innerhalb eines Körperabschnitts* statt als auch auf globaler Ebene zwischen zwei oder mehreren Körperabschnitten. Sie geschieht zumeist antizipatorisch* (vorbereitend) für eine geplante Bewegung und reaktiv als Antwort auf eine Gefährdung der Gleichgewichtslage (Bacha 2007).

> Die Funktionsweise des myofaszialen Systems erklärt sich nicht durch die Arbeitsweise einzelner Muskeln, sondern nur durch deren Zusammenspiel.

Die Stabilisation eines Gelenks oder eines Körperabschnitts wird durch das stabilisierende System (aktives, passives und Kontrollsystem) gewährleistet. 1984 hat Klein-Vogelbach den Begriff der dynamischen Stabilisation geprägt. Seit 1998 wird auch in der englischsprachigen Literatur der Begriff der dynamischen Stabilisation benutzt (O'Sullivan 2000; Lee 1999; Gill u. Callaghan 1998). Durch diesen Begriff wird deutlich, dass Stabilisation kein statisches Geschehen ist. Das Ziel der dynamischen Stabilisation ist es, in jeder Phase einer Bewegung sowie in jeder Haltung die optimale Gelenkstellung sicherzustellen.

2.6.2 Koordination

Unter Koordination versteht man das aufeinander Abstimmen verschiedener Vorgänge wie beispielsweise Kondition, Kraft, Schnelligkeit, Schnellkraft und Ausdauer, um zu einem effektiven Bewegungsergebnis zu kommen. Im physiologischen Sinne ist Bewegungskoordination das Wechselspiel von Agonisten und Antagonisten. Man unterscheidet zwischen der intramuskulären Koordination, bei der das Zusammenspiel zwischen Nerven und Muskeln innerhalb eines Muskels verstanden wird, und der intermuskulären Koordination, die sich auf das Zusammenwirken mehrerer Muskeln bezieht. Im Bezug auf die menschliche

Bewegung bedeutet Koordination das sinnvolle Zusammenspiel einzelner Körperabschnitte oder des gesamten Körpers.

Bei den meisten Bewegungen macht das Zusammenspiel der koordinativen Fähigkeiten erst die Zielbewegung aus. Betrachtet man beispielsweise einen Handballspieler beim sogenannten „Sprungwurf", benötigt er für den Anlauf eine gute Rhythmisierungs- und Orientierungsfähigkeit, Absprung und Wurf benötigen Kopplungsfähigkeit, und die Umstellungsfähigkeit hängt eng mit der Reaktionsfähigkeit zusammen.

> **Was versteht man unter den einzelnen koordinativen Fähigkeiten?**
> - **Reaktionsfähigkeit** ist die Fähigkeit, auf einen oder mehrere Reize aus der Umwelt schnell und zielsicher zu reagieren.
> - Treten während einer Bewegungsausführung plötzlich veränderte Bedingungen auf, muss der Mensch seine Handlungen zweckmäßig anpassen. Diese Form der Koordination nennt man **Umstellungsfähigkeit**. Sie ist abhängig von der Reaktionsgeschwindigkeit und der Bewegungserfahrung. Je größer das Bewegungsrepertoir, desto besser auch die Umstellungsfähigkeit.
> - Unter **Orientierungsfähigkeit** wird die Fähigkeit verstanden, die Lage des eigenen Körpers im Raum zu bestimmen und zielgenau zu verändern. Sie ist abhängig von der Bewegungserfahrung.
> - Die **Differenzierungsfähigkeit** dient der Feinabstimmung der Bewegungskoordination.
> - Die **Kopplungsfähigkeit** beschreibt am besten das koordinative Zusammenspiel des ganzen Körpers. Einzelne Impulse werden dabei simultan oder nacheinander so koordiniert, dass Bewegungsfluss, Bewegungsrhythmus, Bewegungstempo und Bewegungsgenauigkeit gewährleistet werden. Dazu müssen die Bewegungselemente zeitlich, räumlich und kräftemäßig aufeinander abgestimmt werden.
> - Die **Gleichgewichtsfähigkeit** des Menschen zeichnet sich dadurch aus, dass er in der Lage ist, seinen Körper von einem labilen ins stabile Gleichgewicht zu bringen.
> - **Rhythmisierungsfähigkeit** ermöglicht, einen vorgegebenen Rhythmus wahrzunehmen und die eigenen Handlungen diesem Rhythmus anzupassen.

Der Therapeut erkennt eine optimale Bewegungskoordination an dem optischen, ästhetisch ansprechenden und scheinbar mühelosen äußeren Erscheinungsbild. Die Bewegungslehre umschreibt sie mit Merkmalen wie flüssig, rhythmisch, körpergerecht, ökonomisch, präzise, ästhetisch und gekonnt. Die gelungene Bewegungskoordination macht die Qualität einer Bewegungsgestalt aus und ist ein signifikanter Gradmesser für die Beherrschung eines Bewegungsablaufs.

Verschiedene Lebensbereiche stellen verschiedene Anforderungen an die Bewegungskoordination. So zeigen sich Alltagsbewegungen als relativ einfach strukturierte Bewegungsformen, die schnell beherrschbar sind. Berufsbezogene Bewegungen erfordern spezifische Lernprozesse. Höchste Ansprüche an das Koordinationsvermögen werden an Sportler und Musiker gestellt. Die Bewegungskoordination ist wegen ihrer Komplexität die am schwierigsten zu messende Grundfertigkeit. Um ihre unterschiedlichen Komponenten und deren Zusammenspiel zu erfassen, reicht kein Einzeltest. Es bedarf einer so genannten Testbatterie, die eine Serie von Einzelaufgaben koordiniert, die diese Komponenten repräsentieren.

Eine solche Testbatterie wurde von Luomajoki et al. (2007) entwickelt, um die **Dysfunktion der Bewegungskontrolle** bei Patienten mit **Rückenschmerzen** zu untersuchen (◘ Abb. 2.18). Wenn Patienten ihre Bewegungen im Rücken nicht kontrollieren können, zeigen sich folgende Abweichungen:
- Beim Bücken findet die Bewegung nicht im Hüftgelenk statt, sondern flexorisch in der Wirbelsäule.
- Beim isolierten Bewegen des Beckens in Hüft- und LWS-Gelenken wird das Becken nach vorn und hinten geschoben.
- Beim Wechsel vom Einbeinstand von rechts nach links verschiebt sich das Hüftgelenk um mehr als 8 cm.
- Im Sitz kann bei der Extension des Unterschenkels im Kniegelenk die WS nicht stabil gehalten werden.
- Wenn im Vierfüßlerstand das Gewicht nach vorn/hinten geschoben wird, kann die WS nicht horizontal gehalten werden.
- In Bauchlage kann bei Flexion des Unterschenkels im Kniegelenk das Becken nicht liegen bleiben.

Weitere Tests bzw. Kriterien zur Beurteilung der Koordinationsfähigkeit der Muskulatur werden in ► Abschn. 6.6.3 vorgestellt.

◘ **Abb. 2.18a–g** Funktion und Dysfunktion der Bewegungskontrolle. **a** bei Vorneigung des Körpers, **b** bei selektivem Bewegen des Beckens in den Hüftgelenken, **c** bei Wechsel vom Zweibeinstand in den Einbeinstand, **d** beim Anheben des Unterschenkeln im Sitzen, **e** beim Rückwärtsbewegen des Körpers im Vierfüßlerstand, **f** beim Vorwärtsbewegen des Körpers im Vierfüßlerstand, **g** beim Anheben des Unterschenkels aus Bauchlage

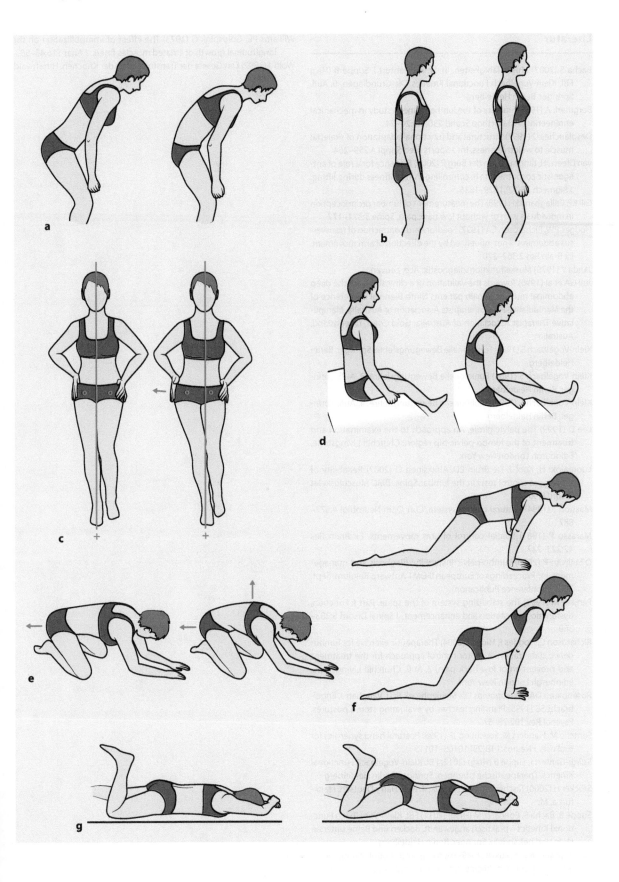

Literatur

Bacha S (2007) Muskelfähigkeiten. In: Spirgi-Gantert I, Suppé B (Hsg) FBL Klein-Vogelbach Functional Kinetics. Die Grundlagen, 6. Aufl. Springer, Berlin Heidelberg

Bergmark A (1989) Stability of the lumbar spine. A study in mechanical engineering. Acta Orthop Scand 230(60):20–24

Desplanches D (1997) Structural and functional adaptation of skelettal muscle to weigthlessness. Int J Sports Med Suppl 4:259–264

van Dieen JH, Kingma I, van der Burg P (2003) Evidence for a role of ant-agonistic cocontraction in controlling trunk stiffness during lifting. J Biomech 36(12):1829–1836

Gill KP, Callaghan MJ (1998) The measurement of lumbar proprioception in individuals with or without low back pain. Spine 3:371–177

Hodges PW, Richardson CA (1997) Feedforward contraction of transversus abdominis is not influenced by the direction of arm movement. Ex Brain Res 2:362–270

Janda V (1979) Muskelfunktionsdiagnostik. Aco, Leuven

Jull GA et al (1996) Towards the validation of a clinical test for the deep abdominal muscles in pain patients Ninth Biennial Conference of the Manipulative Physiotherapists Association of Australia. Manipulative Therapist Association of Australia, Gold Coast, Queensland, Australia

Klein-Vogelbach S (1976) Funktionelle Bewegungslehre. Springer, Berlin Heidelberg

Klein-Vogelbach S (1984) Funktionelle Bewegungslehre, 3. Aufl. Springer, Berlin Heidelberg

Klein-Vogelbach S (1990) Funktionelle Bewegungslehre, 4. Aufl. Springer, Berlin Heidelberg

Lee D (1999) The pelvic girdle. An approach to the examination and treatment of the lumbo-pelvic-hip region. Churchill Livingstone, Edinburgh London New York

Luomajoki H, Kool J, De Bruin ED, Airaksinen O (2007) Reliability of movement control tests in the lumbar Spine. BMC Musculoskelet Disord 8:90

Massion J (1994) Postural control system. Curr Opin Neurobiol 4:877–887

Marasso P (1981) Spatial control of arm movements. Ex Brain Res 42:223–227

O'Sullivan P (2000) Lumbo-pelvic instability: diagnosis and management. In: Proceedings of European IFOMT Antwerp Belgium, Sept. 2001. (Conference Publication)

Panjabi M (1992) The stabilizing system of the spine. Part I: Function, dysfunction adaptation and enhancement. J Spinal Disord 5:383–389

Richardson C, Hogdes P, Hides J (2004) Therapeutic exercise for lumbo-pelvic stabilization. A motor control approach for the treatment and prevention of low back pain, 2. Aufl. Churchill Livingstone, Edinburgh London New York

Rosenbaum DA, Loukopoulos LD, Meulenbroek RGJ, Vaughan J, Engel-bracht SE (1995) Planning reaches by evaluating stored postures. Psychol Rev 102:28–67

Santello M, Flanders M, Soechting JF (1998) Postural hand synergies for tool use. J Neurosci 18(23):10105–10115

Spirgi-Gantert I, Suppé B (Hrsg) (2012) FBL Klein-Vogelbach Functional Kinetics. Therapeutische Übungen. Springer, Berlin Heidelberg

Stöcker H (2000) Taschenbuch der Physik, 4. Aufl. Harry Deutsch, Frankfurt a. M.

Suppé B, Bacha S, Bongartz M (Hrsg) (2011) FBL Klein-Vogelbach Functional Kinetics – praktisch angewandt. Becken und Beine untersuchen und behandeln. Springer, Berlin Heidelberg

Uno Y, Kawato MR, Suzuki R (1989) Formation and control of optimal trajectory in human multijoint arm movement. Biol Cybern 61:89–101

Williams PE, Goldspink G (1973) The effect of immobilization on the longitudinal growth of striated muscles fibers. J Anat 116:45–55

Wolff J (1892) Das Gesetz der Transformation der Knochen. Hirschwald, Berlin

Funktionelles Messen – morphologische Betrachtung

Barbara Suppé

I. Spirgi-Gantert, B. Suppé (Hrsg.), *FBL Klein-Vogelbach Functional Kinetics – Die Grundlagen*,
DOI 10.1007/978-3-642-41901-0_3, © Springer-Verlag Berlin Heidelberg 2014

Die Morphologie, die den Außenaspekt, also die reine Beobachtung einer Bewegung untersucht, ist sehr praxisnah ausgelegt und hat eine große Bedeutung für die Physiotherapie. Sie gilt allgemein als elementarste ganzheitliche Betrachtungsweise und ist vor allem für Bewegungsanalysen relevant. Die morphologische Bewegungsanalyse zerlegt Bewegungsabläufe in direkt wahrnehmbare Merkmale der äußeren Form oder Gestalt und untersucht deren Beziehungen. Es wird nur der äußerlich sichtbare Teil einer Bewegung betrachtet. Nicht sichtbare Teile der Bewegung wie auftretende Kräfte, physikalische Gesetze oder innere Steuerungsprozesse werden nicht untersucht. Die morphologische Untersuchung ist oft die erste Stufe der Analyse einer Bewegung, im Alltag eines Therapeuten ist sie oft die einzige.

Da die Nomenklatur für Bewegungen sehr unterschiedlich ist, benötigt der Therapeut für die Kommunikation eine unabhängige Beschreibung von Bewegung. Ermöglicht wird ihm dies durch die Beschreibung der Richtungen der Distanzpunkte*. Die Angaben der Normwerte des Bewegungsausmaßes in den Gelenken sind von Debrunner (1994).

3.1 Beobachtung von Bewegung mit Hilfe von Distanzpunkten

Bewegungen sind Lageveränderungen oder Stellungsänderungen einzelner Körperteile zueinander, die sich in Gelenken oder auf der Unterlage vollziehen. Wenn man Gelenkbewegungen beobachten will, so sieht man den Bewegungsausschlag nicht, wenn man das Gelenk selbst beobachtet. Den größten Weg machen die Punkte an den Gelenkpartnern, die von der Bewegungsachse am weitesten entfernt sind. Diese Punkte werden aus diesem Grund **Distanzpunkte (DP)** genannt. Um Aussagen über Bewegungen zu machen, müssen jeweils 2 Distanzpunkte beobachtet werden. Sie liegen proximal und distal bzw. kranial und kaudal vom Gelenk (Drehpunkt*) und werden als **distaler Distanzpunkt (dDP)** und **proximaler Distanzpunkt (pDP)** bezeichnet. Will man eine Bewegung in einem Gelenk kennzeichnen, muss immer das Verhalten der beiden Distanzpunkte zueinander beurteilt werden. Beim Translationstyp benötigen wir an jedem Verschiebekörper 2 Distanzpunkte, die zu einer Achse verbunden werden, um den Bewegungsausschlag gut beobachten zu können.

> **Definition**
>
> Ein Distanzpunkt ist ein gut beobachtbarer Punkt am Körper, der einen großen Abstand zum Gelenk (Drehpunkt) hat und deshalb bei Bewegung einen großen Bewegungsausschlag zeigt. Distanzpunkte dienen dem Therapeuten zur Analyse und Instruktion von Bewegung. Selbst kleinste Bewegungen können mit Hilfe der Distanzpunkte vom Patienten gut wahrgenommen werden.

Bei Rotationsbewegungen liegen die Distanzpunkte an sog. „Zeigern* der Bewegung", die im günstigsten Fall rechtwinklig zur Rotationsachse stehen. Man unterscheidet
- reale Zeiger wie z. B. die Unterarmlängsachse, die im rechten Winkel zum Oberarm die Rotationsbewegung im Humeroskapulargelenk zeigen kann, und
- gedachte Zeiger wie z. B. den frontotransversalen Brustkorbdurchmesser, der Rotationsbewegungen in der Wirbelsäule zeigen kann oder die Flexions-/Extensionsachse des Handgelenks, die Pro-/Supinationsbewegungen sichtbar macht.

Für die Beurteilung von Rotationen im Schultergelenk dient der 90° flektierte Unterarm als Rotationszeiger. Um die Rotation im Hüftgelenk bei 90° Flexion zu beurteilen, dient die Verbindungslinie der SIAS als proximaler und der Unterschenkel als distaler Rotationszeiger. Die Rotationen in der Wirbelsäule lassen sich durch die unterschiedlichen frontotransversalen Durchmesser sichtbar machen. Der frontotransversale Brustkorbdurchmesser wird in Bezug gesetzt zur Verbindungslinie durch die Augen (bei Rotationen in der HWS) und in Bezug zur Verbindungslinie der SIAS (bei Rotationen in der unteren BWS). Um Pro-/Supinationsbewegungen im Unterarm sichtbar zu machen, stellt man sich als Rotationszeiger die Flexions-/Extensionsachse des Handgelenks vor und beurteilt sie in Bezug zur Oberarmlängsachse (proximaler Gelenkpartner). Die Rotationen im Kniegelenk bei 90° Flexion beobachtet mit Hilfe der Oberschenkellängsachse und der funktionellen Fußlängsachse, die beide als Rotationszeiger dienen (◘ Abb. 3.1).

Wenn wir aus dem Verhalten zweier Distanzpunkte zueinander Bewegungsausschläge beurteilen wollen, beobachten wir, ob
- sich die Abstände der Distanzpunkte zueinander verändern,
- in welche Richtung sich die Distanzpunkte bewegen,
- wohin sich bei scharniertypischen Bewegungen der Drehpunkt* bewegt,
- wohin sich bei rotationstypischen Bewegungen die Rotationsachse bewegt, ob sie sich parallel verschiebt oder in welcher Ebene sie sich dreht,

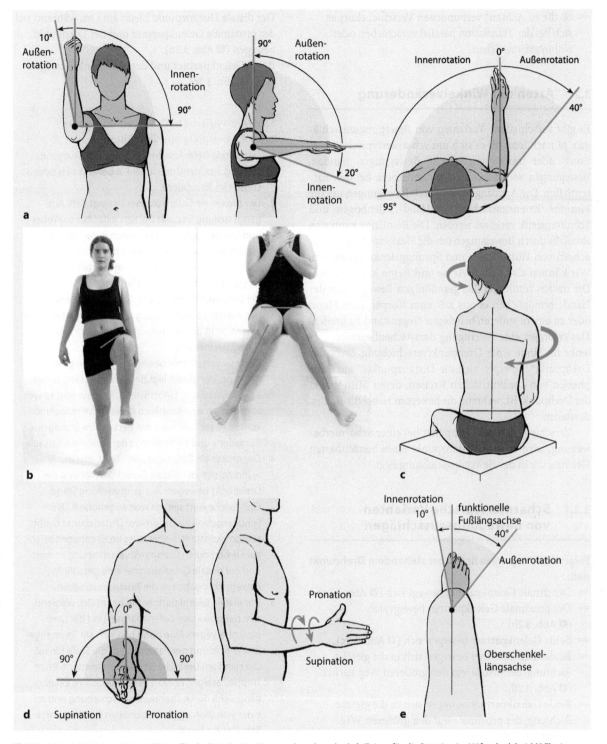

◩ **Abb. 3.1a–e** Rotationszeiger. **a** Zeiger für die Rotation im Humeroskapulargelenk, **b** Zeiger für die Rotation im Hüftgelenk bei 90° Flexion, **c** Zeiger für die Rotationen in der Wirbelsäule, **d** Zeiger für die Pro-/Supinationsbewegungen im Unterarm, **e** Zeiger für Rotationen im Kniegelenk bei 90° Flexion

— ob die zu Achsen* verbundenen Verschiebekörper sich bei der Translation parallel verschieben oder wohin sie abweichen.

3.2   Arten der Winkelveränderung

Es gibt verschiedene Varianten von Bewegungsausschlägen, je nachdem, ob es sich um scharniertypische, rotations- oder translationstypische Bewegungen handelt. Bewegungen vom Scharniertyp dominieren bei den Extremitäten. Die Armlänge kann durch Bewegungen um die Flexions-/Extensionsachsen von Hand-, Ellenbogen- und Schultergelenk verkürzt werden. Die Beinlänge kann sich ebenfalls durch Bewegungen um die Flexions-/Extensionsachsen von Hüft-, Knie- und Sprunggelenke verändern. Wir können also unsere Arme und Beine kurz machen. Die daraus resultierenden geradlinigen Bewegungen der Hände ermöglichen es uns z. B. zum Körper, zum Mund oder zu einem anderen beliebigen Gegenstand zu greifen. Das erfordert eine Beteiligung dazwischenliegender Gelenke im Sinne einer Drehpunktverschiebung. Steht der Drehpunkt*, bewegen sich die Distanzpunkte* auf Peripherien von konzentrischen Kreisen, deren Mittelpunkt der Drehpunkt ist, während die bewegten Hebel die Radien darstellen.

Verschiebt sich der Drehpunkt bei einer Scharnierbewegung, wird er zum Distanzpunkt eines benachbarten Gelenks, die in der Bewegungsrichtung liegt.

3.2.1   Scharniertypische Varianten von Bewegungsausschlägen

Folgende Bewegungen finden bei **stehendem Drehpunkt** statt:
— Der distale Gelenkpartner bewegt sich (■ Abb. 3.2a).
— Der proximale Gelenkpartner bewegt sich (■ Abb. 3.2b).
— Beide Gelenkpartner bewegen sich (■ Abb. 3.2c).
— Beide Gelenkpartner bewegen sich in die gleiche Richtung, der distale legt den größeren Weg zurück (■ Abb. 3.2d).
— Beide Gelenkpartner bewegen sich in die gleiche Richtung, der proximale legt den größeren Weg zurück (■ Abb. 3.2e).

Wenn die Bewegungen mit **Drehpunktverschiebung** stattfinden, ergeben sich folgende Varianten:
— Der proximale Distanzpunkt bleibt am Ort, während sich der distale Gelenkpartner und der Drehpunkt bewegen (■ Abb. 3.3a).

— Der distale Distanzpunkt bleibt am Ort, während sich der proximale Gelenkpartner und der Drehpunkt bewegen (■ Abb. 3.3b).
— Beide Gelenkpartner und der Drehpunkt bewegen sich (■ Abb. 3.3c).

Scharniertypischen Winkelveränderungen: typische Beispiele aus dem Alltag

1. Der distale Gelenkpartner bewegt sich: Ausgangsstellung Sitz, der Unterschenkel bewegt sich extensorisch im Kniegelenk.
2. Der proximale Gelenkpartner bewegt sich: Ausgangsstellung Sitz, das Becken rollt über die Tuber und bewegt sich dabei flexorisch in den Hüftgelenken nach vorn und extensorisch in den Hüftgelenken nach hinten. Gleichzeitig entsteht bei der Kippung des Beckens nach hinten eine Flexion in der Lendenwirbelsäule vom kaudalen Gelenkpartner. Bei der Beckenkippung nach vorn entsteht eine Extension in der Lendenwirbelsäule vom kaudalen Gelenkpartner aus.
3. Beide Gelenkpartner bewegen sich in die gleiche Richtung, der distale legt den größeren Weg zurück: Ausgangsstellung Einbeinstand. Ein Bein wird so weit wie möglich zum Brustkorb bewegt. Weiterlaufend kommt es zur Extension des Beckens im Standbeinhüftgelenk und zur Flexion in der Lendenwirbelsäule.
4. Der proximale Gelenkpartner bleibt am Ort, während sich der distale Gelenkpartner und der Drehpunkt bewegen: Ausgangsstellung Stand. Eine Tasche wird seitlich weit angehoben. Das Schultergelenk als proximaler Distanzpunkt bleibt standortkonstant, während es im Ellenbogengelenk zur Flexion durch Drehpunktverschiebung kommt und der distale Gelenkpartner eine geradlinige Bewegung macht, um die Tasche anzuheben.
5. Der distale Gelenkpartner bleibt am Ort, während sich der proximale Gelenkpartner und der Drehpunkt bewegen: Eine Hand hält sich am Treppengeländer fest, und der Patient steigt die Stufe hinauf. Die Hand am Geländer ist standortkonstant. Beim Treppaufsteigen kommt es zur Flexion im Ellenbogengelenk durch Drehpunktverschiebung und zu einer Annäherung des proximalen Distanzpunkts Schulter zur Hand.
6. Beide Gelenkpartner und der Drehpunkt bewegen sich: Ausgangsstellung Stand. Während der Patient in die tiefe Hocke geht, flexorisch im Kniegelenk durch Drehpunktverschiebung, heben sich die Fersen an, dabei nähern sich Trochanter major und lateraler Malleolus an.

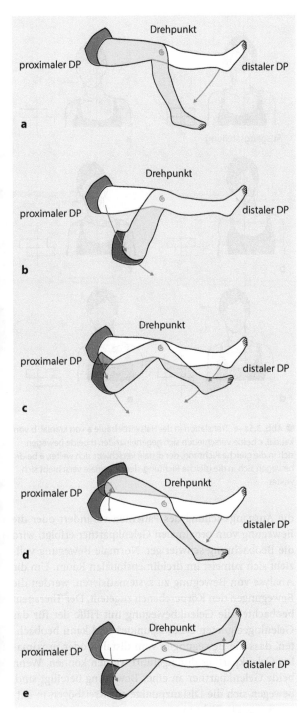

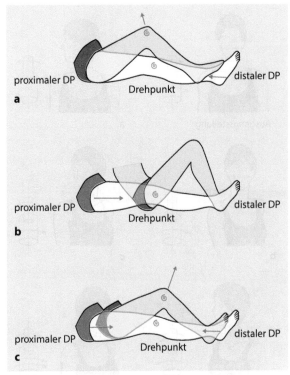

□ **Abb. 3.3a–c** Scharniertypische Winkelveränderungen mit Drehpunktverschiebung. **a** distal und der Drehpunkt bewegen sich, **b** proximal und der Drehpunkt bewegen sich, **c** beide und der Drehpunkt bewegen sich

3.2.2 Rotationstypische Varianten von Bewegungsausschlägen

Da bei Rotationen keine Drehpunktverschiebungen stattfinden, werden nachfolgend die 5 Varianten für Bewegungen in der Halswirbelsäule dargestellt. Der kraniale Zeiger ist die Verbindungslinie durch die Ohren, der kaudale Zeiger ist der frontotransversale Brustkorbdurchmesser.

- Der kraniale Gelenkpartner bewegt sich (□ Abb. 3.4a).
- Der kaudale Gelenkpartner bewegt sich (□ Abb. 3.4b).
- Beide Gelenkpartner bewegen sich (□ Abb. 3.4c).
- Beide Gelenkpartner bewegen sich in die gleiche Richtung, der distale legt den größeren Weg zurück (□ Abb. 3.4d).
- Beide Gelenkpartner bewegen sich in die gleiche Richtung, der proximale legt den größeren Weg zurück (□ Abb. 3.4e).

3.2.3 Translatorische Varianten von Bewegungsausschlägen

Da bei Translationen keine Drehpunktverschiebungen stattfinden, werden nachfolgend die 5 Varianten für Be-

□ **Abb. 3.2a–e** Scharniertypische Winkelveränderungen ohne Drehpunktverschiebung. **a** Distal bewegt sich, **b** proximal bewegt sich, **c** beide bewegen sich, **d** der distale bewegt sich weiter, **e** der proximale bewegt sich weiter

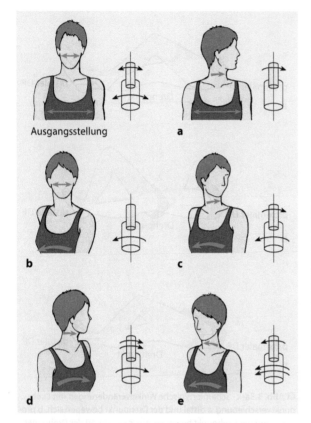

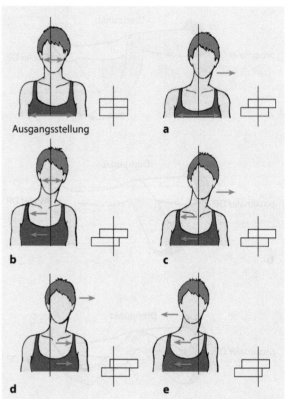

◘ **Abb. 3.4a–e** Rotation in der Halswirbelsäule **a** von kranial, **b** von kaudal, **c** beide drehen sich, **d** beide bewegen sich in die gleiche Richtung, der kraniale dreht weiter, **e** beide bewegen sich in die gleiche Richtung, der proximale dreht weiter

◘ **Abb. 3.5a–e** Translation in der Halswirbelsäule **a** von kranial, **b** von kaudal, **c** beide verschieben sich gegeneinander, **d** beide bewegen sich in die gleiche Richtung, der distale verschiebt sich weiter, **e** beide bewegen sich in die gleiche Richtung, der proximale verschiebt sich weiter

wegungen in der Halswirbelsäule dargestellt. Die Achse des kranialen Verschiebekörpers (Kopf) ist die Symmetrieebene des Gesichts, die des kaudalen Verschiebekörpers (Brustkorb) die Längsachse des Sternums.

— Der kraniale Gelenkpartner bewegt sich
  (◘ Abb. 3.5a).
— Der kaudale Gelenkpartner bewegt sich
  (◘ Abb. 3.5b).
— Beide Gelenkpartner bewegen sich (◘ Abb. 3.5c).
— Beide Gelenkpartner bewegen sich in die gleiche Richtung, der distale legt den größeren Weg zurück
  (◘ Abb. 3.5d).
— Beide Gelenkpartner bewegen sich in die gleiche Richtung, der proximale legt den größeren Weg zurück (◘ Abb. 3.5e).

3.3 Bewegung der Distanzpunkte in den drei Körperebenen

Es gibt viele Möglichkeiten für den Körper, eine Bewegung auszuführen. Wenn sie vom distalen Gelenkpartner erfolgt, ist das Auge daran gewöhnt. Sobald sich jedoch

die Ausgangsstellung des Patienten verändert oder die Bewegung vom proximalen Gelenkpartner erfolgt, wird die Beobachtung schwieriger. Normale Bewegung vollzieht sich zumeist im dreidimensionalen Raum. Um die Analyse von Bewegung zu systematisieren, werden die Bewegungen den Körperebenen zugeteilt. Der Therapeut beobachtet die Gelenkbewegung mit Hilfe der für das Gelenk geeigneten Distanzpunkte* und kann beobachten, dass die Bewegungen vom distalen oder proximalen Gelenkpartner durchgeführt werden können. Wenn beide Gelenkpartner an einer Bewegung beteiligt sind, bewegen sich die Distanzpunkte auf Kreisbögen in entgegengesetzte Richtung.

— In der **Frontalebene*** bewegen sich die Distanzpunkte nach kranial/kaudal und medial/lateral
  (◘ Abb. 3.6a).
— In der **Transversalebene*** bewegen sich die Distanzpunkte nach ventral/dorsal und medial/lateral
  (◘ Abb. 3.6b).
— In der **Sagittalebene*** bewegen sich die Distanzpunkte nach kranial/kaudal und ventral/dorsal
  (◘ Abb. 3.6c).

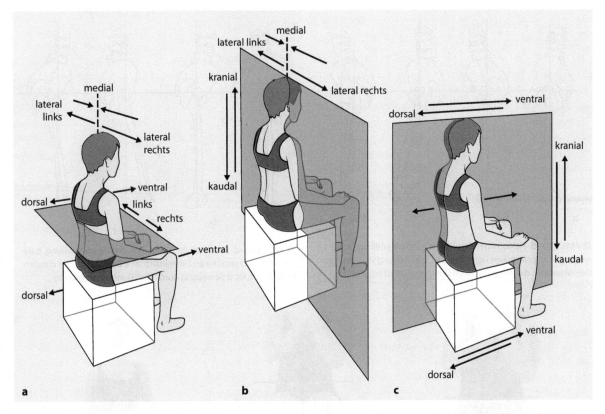

◻ Abb. 3.6a–c Richtung der Distanzpunkte. **a** bei Bewegungen in der Frontalebene, **b** bei Bewegungen in der Transversalebene, **c** bei Bewegungen in der Sagittalebene

3.3.1 Untere Extremität

Hüftgelenk

Im Hüftgelenk finden in der Sagittalebene Flexion und Extension statt. Für die **Flexion des Beins** im Hüftgelenk bewegt sich der distale Distanzpunkt Knie nach ventral/kranial (und ab 90° Flexion nach dorsal/kranial). Für die **Flexion des Beckens** im Hüftgelenk bewegt sich der proximale Distanzpunkt SIAS (spina iliaca anterior superior) der gleichen Beckenseite auf einem Kreisbogen in die entgegengesetzte Richtung nach ventral/kaudal (ab 90° nach dorsal/kaudal) (◻ Abb. 3.7). Für die **Extension des Beins** im Hüftgelenk bewegt sich der distale Distanzpunkt Knie nach dorsal/kranial, und wenn die gleiche Bewegung durch den proximalen Gelenkpartner Becken erfolgt, bewegen sich dessen Distanzpunkte in die entgegengesetzte Richtung nach dorsal/kaudal (◻ Abb. 3.8). Verschiebt sich der Drehpunkt* nach hinten, resultiert daraus eine Flexion im Hüftgelenk. Verschiebt er sich nach vorn, entsteht eine Extension.

Bei flektiertem Hüftgelenk können im Hüftgelenk Rotationen um die Oberschenkellängsachse stattfinden. Bei 90° Flexion im Hüftgelenk, wie z. B. im Sitzen, finden diese Rotationen in der Frontalebene* statt. Beobachtbar sind diese Rotationen an den pendelartigen Bewegungen des Unterschenkels nach lateral (Innenrotation) und medial (Außenrotation). Die Oberschenkellängsachse, um die die Rotation erfolgt, steht sagittotransversal, die Unterschenkel bewegen sich auf einer frontalen Ebene (◻ Abb. 3.9).

Im Stand sind die Bewegungen des distalen Gelenkpartners in der Transversalebene an der scheibenwischerartigen Bewegung des Fußes auf dem Boden bzw. an der Bewegung der Patella nach lateral/dorsal und medial/dorsal beobachtbar. Wenn das Kniegelenk 90° flektiert wird und der Unterschenkel nach hinten zeigt, dient der Unterschenkel als Rotationszeiger, der sich auf der Transversalebene bei Innenrotation nach lateral und bei Außenrotation nach medial bewegt. Das Bewegungsausmaß beträgt aus Flexionsstellung im Hüftgelenk 40° Innenrotation und 30° Außenrotation. Die größere Innenrotation erklärt sich aus dem Antetorsionswinkel (▶ Abschn. 6.6.1, „Untersuchung Antetorsion").

Ab- und Adduktionsbewegungen aus Hüftgelenksnullstellung finden in der Frontalebene statt. Dabei bewegt sich der distale Distanzpunkt lateral am Knie für die Abduktion nach lateral/kranial. Für eine Abduktion im Hüftgelenk vom proximalen Gelenkpartner aus bewegt sich die SIAS der gegenüberliegenden Beckenseite auf einem Kreisbogen in die entgegengesetzte Richtung nach kranial/

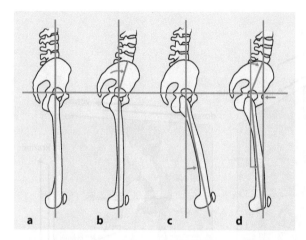

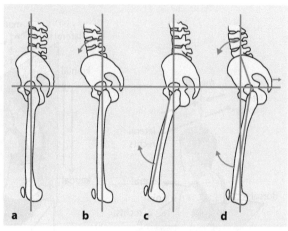

■ **Abb. 3.7a–d** Flexion im Hüftgelenk. **a** Ausgangsstellung, **b** Bewegung vom proximalen Gelenkpartner, **c** Bewegung vom distalen Gelenkpartner, **d** Bewegung durch Drehpunktverschiebung

■ **Abb. 3.8a–d** Extension im Hüftgelenk. **a** Ausgangsstellung, **b** Bewegung vom proximalen Gelenkpartner, **c** Bewegung vom distalen Gelenkpartner, **d** Bewegung durch Drehpunktverschiebung

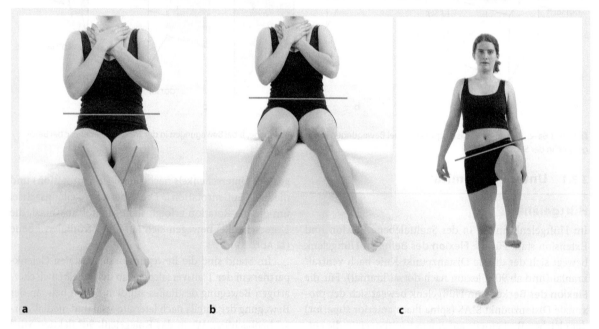

■ **Abb. 3.9a–c** Rotation im Hüftgelenk bei 90° Flexion (in der Frontalebene). **a** Außenrotation, **b** Innenrotation, **c** Außenrotation im linken Hüftgelenk vom proximalen Gelenkpartner aus. Im rechten Standbeinhüftgelenk ist eine Abduktion durch die Bewegung des Beckens entstanden

medial. Bei Adduktionsbewegungen im Hüftgelenk bewegen sich die Distanzpunkte in die entgegengesetzte Richtung. Der distale Distanzpunkt bewegt sich nach medial/kranial, während der proximale nach medial/kaudal geht. In 90° Flexion im Hüftgelenk, wie z. B. im Sitzen, finden die scharniertypischen Ab- und Adduktionsbewegungen in der Transversalebene statt. Um sie von den Bewegungen aus der Nullstellung zu unterscheiden, nennt man sie transversale Abduktion und transversale Adduktion (■ Abb. 3.10, ■ Abb. 3.11).

Geeignete Distanzpunkte* für die Bewegungen im Hüftgelenk sind in ■ Tab. 3.1 dargestellt.

Kniegelenk

Im Kniegelenk finden **Flexion** und **Extension** statt. Bei flektiertem Kniegelenk können im Kniegelenk **Rotationen** um die Unterschenkellängsachse erfolgen. In welcher Ebene das geschieht, entscheidet die Ausgangsstellung des Patienten. Im Sitzen finden die Rotationen im Kniegelenk in der Transversalebene statt, was man an den scheibenwischerartigen Bewegungen des Fußes auf dem Boden beobachten kann. Die Unterschenkellängsachse, um die die Rotation erfolgt, steht frontosagittal. Im Einbeinstand kann der Unterschenkel des Spielbeins nach hinten bis 90° Flexion angehoben werden. In dieser Ausgangsstellung

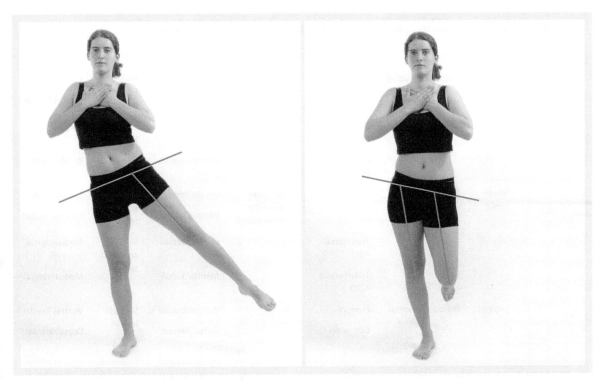

Abb. 3.10 Abduktion und Adduktion im Hüftgelenk (aus Nullstellung)

finden die Rotationen im Kniegelenk in der Frontalebene statt, da die Unterschenkellängsachse, und damit die Rotationsachse, sagittotransversal steht. Das Bewegungsausmaß beträgt 10° Innenrotation und 40° Außenrotation im Kniegelenk (▪ Abb. 3.12) (▪ Tab. 3.2).

Fußgelenke

- #### Oberes Sprunggelenk

Die Bewegungsachse für das obere Sprunggelenk verläuft annähernd transversal durch die Malleolengabel. Der Bewegungsumfang für **Dorsalextension** und **Plantarflexion** beträgt 30° – 0 – 50°. Man beobachtet die Bewegungen daran, dass sich der Winkel zwischen Fuß und Unterschenkellängsachse bei Dorsalextension verkleinert (< 90°) und bei Plantarflexion vergrößert (> 90°). Die Bewegung kann vom distalen oder vom proximalen Gelenkpartner erfolgen. Bei Dorsalextension des Fußes im oberen Sprunggelenk bewegt dieser sich nach kranial/dorsal, während sich der Unterschenkel für die gleiche Bewegung nach kaudal/ventral bewegt. Für die Plantarflexion bewegen sich die Distanzpunkte* in entgegengesetzte Richtung. Da die Nullstellung ein 90° Winkel ist, bewegt sich der Fuß nach kaudal/dorsal und der Unterschenkel ebenfalls nach kaudal/dorsal.

- #### Unteres Sprunggelenk

Mit **Inversion** und **Eversion** wird die Bewegung des Kalkaneus gegen den Talus im unteren Sprunggelenk bezeichnet. Die Bewegungsachse verläuft vom Os naviculare zum Talus,

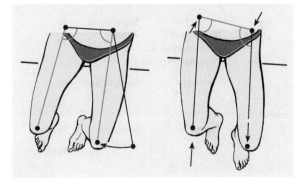

Abb. 3.11 Transversale Abduktion und transversale Adduktion (bei 90° Hüftflexion)

also von ventral/medial/kranial nach dorsal/lateral/kaudal. Sichtbar wird diese Gelenkstellung oder Bewegung an dem Winkel, der sich zwischen der Unterschenkellängsachse und der Längsachse des Kalkaneus bildet. Bei einer Valgusstellung des Kalkaneus (Knickfußstellung) hat eine Eversion im unteren Sprunggelenk stattgefunden. Bei einer Varusstellung steht der Kalkaneus in Inversion (▪ Abb. 3.13).

- #### Chopart- und Lisfranc-Gelenke

Die Bewegungsachse für Pro- und Supination verläuft von der hinteren Fersenmitte durch das Grundgelenk der 3. Zehe. Bei der **Pronation** und **Supination** in den Chopart- und Lisfranc-Gelenken wird die Stellung des Vorfußes zum Rückfuß beurteilt. Bei einer Supination vergrößert sich der

◻ Tab. 3.1 Geeignete Distanzpunkte, Linien und Zeiger der Bewegung bei Bewegungen im Hüftgelenk

Gelenk	Ebene	Achse	Bewegung	dDP	Richtung	pDP	Richtung
Hüftgelenk	Frontal	Sagittotransversal	ABD	Knie	Lateral/kranial	SIAS kontralateral	Lateral/kaudal
			ADD		Medial/kranial		Medial/kaudal
			AR aus 90° Hüftflexion	Zeiger Unterschenkel	Kranial/medial	SIAS kontralateral	Kaudal/medial
			IR aus 90° Hüftflexion		Kranial/lateral		Kranial/medial
	Transversal	Frontosagittal	AR	Zeiger Unterschenkel (bei 90° Knieflexion)	Ventral/medial	SIAS kontralateral	Dorsal/medial
			IR		Ventral/lateral		Ventral/medial
			Transversale ABD	Knie	Lateral/dorsal	SIAS kontralateral	Medial/dorsal
			Transversale ADD		Medial/dorsal		Medial/ventral
	Sagittal	Frontotransversal	Flexion	Knie	Ventral/kranial	SIAS unilateral	Ventral/kaudal
			Extension		Dorsal/kranial		Dorsal/kranial

◻ Tab. 3.2 Geeignete Distanzpunkte, Linien und Zeiger der Bewegung bei Bewegungen im Kniegelenk

Gelenk	Ebene	Achse	Bewegung	dDP	Richtung	pDP	Richtung
Kniegelenk	Frontal (HG-Nullstellung, Unterschenkel im KG flektiert)	Sagittotransversal	IR	Zeiger funktionelle Fußlängsachse	Medial/kranial	Trochanter (TP)	Medial/kaudal
			AR		Lateral/kranial		Lateral/kaudal
	Transversal	Frontosagittal	IR	Zeiger funktionelle Fußlängsachse	Dorsal/medial	TP	Ventral/medial
			AR		Dorsal/lateral		Ventral/lateral
	Sagittal	Frontotransversal	Flexion	Malleolus lateralis	Dorsal/kranial	TP	Dorsal/kaudal
			Extension		(Ventral/kranial)		(Ventral/kaudal)

mediale Winkel zwischen der Längsachse des Kalkaneus und der Basis der Querwölbung, und die Verwringung des Längsgewölbes vermindert sich. Bei einer Pronation vergrößert sich der laterale Winkel zwischen der Längsachse des Kalkaneus und der Basis der Querwölbung, und die Verwringung der Längswölbung verstärkt sich. Der Bewegungsumfang beträgt für die Pronation 20° und für die Supination 40°. Die Längswölbung des Fußes kann durch gegenläufige Aktivitäten verstärkt oder abgeschwächt werden. Inversion des Rückfußes und Pronation des Vorfußes verstärken die Längswölbung. Eversion des Rückfußes und Supination des Vorfußes flachen die Längswölbung ab bzw. heben sie auf. Mit Hilfe dieser Mechanismen passen sich die Fußsohlen bei seitlichen Gewichtsverlagerungen, z. B. beim Quergang am Schräghang oder bei Unebenheiten, dem Boden an (◻ Abb. 3.14).

Die aktiven Bewegungen von Vor- und Rückfuß sind miteinander gekoppelt und ergeben in ihrer Gesamtheit einen Bewegungsumfang von 30° für Eversion und Pronation und 60° für Inversion und Supination.

3.3.2 Obere Extremität

Da die scharniertypischen Bewegungen des Humeroskapulargelenks, sobald sie von proximal geschehen, im normalen Bewegungsverhalten nur mit einer Veränderung des Drehpunkts* erfolgen, ist die Beschreibung der Richtungen der Skapula mit Hilfe von Distanzpunkten schwierig. Deshalb werden zuerst die Bewegungen des Schultergürtels auf dem Brustkorb beschrieben, die in den Akromio- und Sternoklavikulargelenken geschehen.

Schultergürtelgelenke

Bei allen Bewegungen des Schultergürtels gleitet die Skapula in einem bindegewebigen Gleitlager, dem Schulterblatt-Thorax-Gelenk. In den Sternoklavikular- und Akromioklavikulargelenken wird demnach die Skapula bei allen Bewegungen der Klavikula weiterlaufend mitbewegt. Dabei verändert sich gleichzeitig der normalerweise 60° große Winkel zwischen Klavikula und Skapula (**AC-Winkel**) („Zangenmaul"*, Klein-Vogelbach 1984) (◪ Abb. 3.15a). Das ist funktionell von Bedeutung, weil dadurch die Skapula immer optimal dem Brustkorb angepasst ist – die Kongruenz bleibt erhalten.

Bei Bewegungen in der Frontalebene* um eine sagittotransversale Achse durch das Sternoklavikulargelenk wird der Schultergürtel auf dem Brustkorb nach kranial (60°) und kaudal (10°) bewegt. Die Bewegungen werden als Elevation und Depression bezeichnet. Klein-Vogelbach prägte für diese Bewegung des Schultergürtels die Begriffe **Kranial- und Kaudalduktion** (◪ Abb. 3.15b). Das Zangenmaul schließt sich bei Kranialduktion, d. h., der AC-Winkel wird kleiner. Bei Kaudalduktion muss sich das Zangenmaul öffnen, der AC-Winkel wird größer. Die Rotationen der Skapula im Akromioklavikulargelenk annähernd in der Frontalebene werden als Kranial- und Kaudalrotation der Cavitas glenoidale bezeichnet.

In der Transversalebene (um eine frontosagittale Achse durch das Sternoklavikulargelenk) wird der Schultergürtel nach ventral und dorsal in Pro- und Retraktion geführt. Klein-Vogelbach prägte dafür den Begriff **Ventral- und Dorsalduktion** (◪ Abb. 3.15c). Bei Ventralduktion wird der AC-Winkel kleiner, und bei Dorsalduktion öffnet er sich und umschließt den Brustkorb.

Die Bewegungen in der Sagittalebene um die annähernd frontotransversal stehende Längsachse der Klavikula heißen **Ventral- und Dorsalrotation** (◪ Abb. 3.15d). Bei Ventralrotation wird der AC-Winkel kleiner und damit schließt sich das Zangenmaul. Bei Dorsalrotation muss es sich für den Brustkorb öffnen.

> ❯ Wenn beispielsweise haltungsbedingt der Schultergürtel ventral/kranial steht, kann er nicht gut auf dem Brustkorb parkt werden. Eine dauerhaft fehlerhafte Positionierung führt in der Folge zu Bewegungseinschränkungen im Sterno- und Akromioklavikulargelenk (Suppé et al. 2012). Die Fehlstellung des Schultergürtels entsteht häufig bei zusammengesunkener Sitzhaltung. Da der Brustkorb bei flektierter Brustwirbelsäule dem Schultergürtel keinen stabilen Unterbau bietet, rutscht dieser nach vorn unten, sichtbar am Akromion, das ventral/medial/(kaudal) steht. Dadurch verkleinert sich der AC-Winkel – das Zangenmaul ist eher geschlossen.

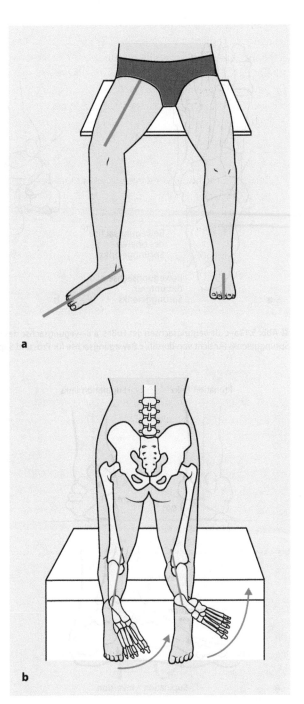

◪ **Abb. 3.12a,b** Bewegungen im Kniegelenk. **a** Ausgangsstellung Sitz: Die Rotationen finden in der Transversalebene statt, **b** Kniestand (90° Flexion): Die Rotationen finden in der Frontalebene statt

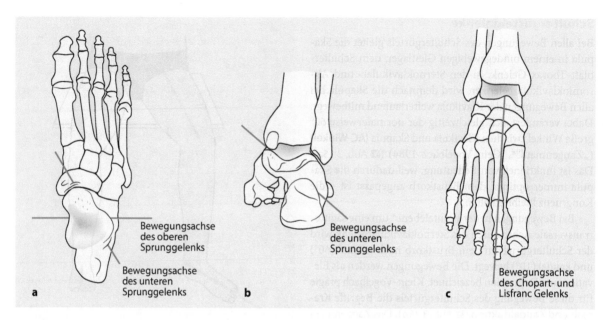

◻ Abb. 3.13a–c Bewegungsachsen des Fußes. **a** Bewegungsachse des oberen und unteren Sprunggelenks, **b** Bewegungsachse des unteren Sprunggelenks (Ansicht von dorsal), **c** Bewegungsachse für Pro- und Supination in den Chopart- und Lisfranc-Gelenken

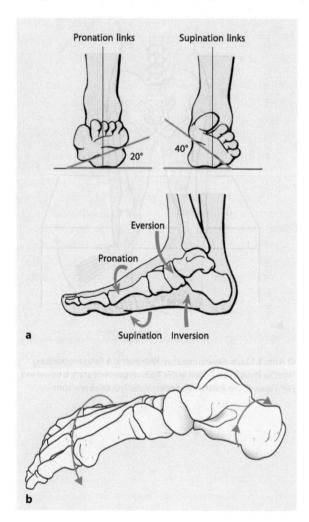

◻ Abb. 3.14a,b Bewegungen in den Chopart- und Lisfranc-Gelenken. **a** Pronation (20° und Supination (40°), **b** gegensinnige Bewegung des Vorfußes und des Rückfußes zur Verstärkung bzw. Verminderung der Längswölbung. (b aus Suppé, Bongartz 2013)

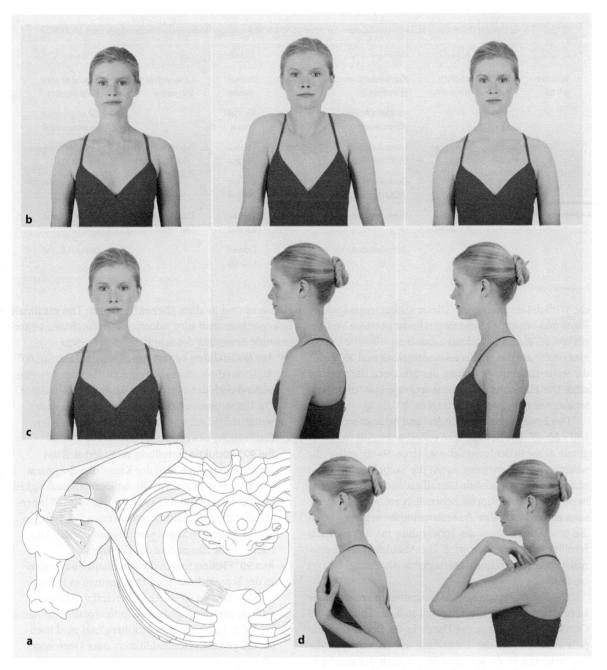

Abb. 3.15a–d AC-Winkel (Zangenmaul). **a** Transversale Ansicht, **b** Bewegungen des Schultergürtels in der Frontalebene, **c** Bewegungen des Schultergürtels in der Transversalebene, **d** Bewegungen des Schultergürtels in der Sagittalebene. (Aus Suppé, Bongartz 2012)

In ▪ Tab. 3.3 werden die Bewegungen des Schultergürtels auf dem Brustkorb mit Hilfe geeigneter Distanzpunkte, Linien und Zeiger der Bewegung zusammenfassend beschrieben.

Schultergelenk

Als typisches Kugelgelenk kann sich das Schultergelenk in allen 3 Ebenen* bewegen. Das maximale Bewegungsausmaß bei den einzelnen Bewegungen wird jedoch immer durch eine weiterlaufende Bewegung* des Schultergürtels erreicht.

Das Bewegungsausmaß in **Flexion** und **Extension** beträgt 180°/40°. Um das Bewegungsausmaß im Glenohumeralgelenk in Flexion und Extension zu beurteilen, betrachtet man die Neigung der Skapula in der Sagittalebene in Bezug zur Oberarmlängsachse. Die Flexion setzt sich aus der Bewegung des Oberarms im Schultergelenk und den weiterlaufenden Bewegungen auf die Skapula und

◘ Tab. 3.3 Geeignete Distanzpunkte, Linien und Zeiger der Bewegung bei Bewegungen in den Schultergürtelgelenken (ACG/SCG)

Gelenk	Ebene	Achse	Bewegung	dDP	Richtung	pDP	Richtung
Schulter-gürtel	Frontal	Sagitto-transversal	Kranialduktion (Elevation)	Akromion	Kranial/ medial	Längsachse des Sternums	Lateral/kranial (Gegenseite)
			Kaudalduktion (Depression)		Kaudal/ lateral		Lateral/kranial (gleiche Seite)
	Trans-versal	Frontosa-gittal	Ventralduktion (ABD der Skapula)	Akromion	Ventral/ medial	Frontotransver-saler Brustkorb-durchmesser	Links nach ventral/ medial
			Dorsalduktion (ADD der Skapula)		Dorsal/ medial		Links nach dorsal/ medial
	Sagittal	Fronto-transversal	Ventralrotation	Akromion	Ventral/ kaudal	Längsachse des Sternums	Venral/kranial
			Dorsalrotation		Dorsal/ kaudal		Dorsal/kaudal

die Wirbelsäule zusammen. Dieser als humeroskapularer Rhythmus bekannte Mechanismus findet in einem Verhältnis von 2:1 statt. Das bedeutet, dass beispielsweise bei 90° Flexion 60° auf das Humeroskapulargelenk und 30° durch die weiterlaufende Bewegung des Schultergürtels erfolgt sind. Die Flexion im Humeroskapulargelenk (ohne weiterlaufende Bewegungen) beträgt ca. 80°.

Das Bewegungsausmaß in **Ab- und Adduktion** beträgt 180°/ 20-40°. Die Bewegungen erfolgen um eine frontsagittale Achse in der Frontalebene. Ab ca. 30-50° erfasst die weiterlaufende Bewegung zuerst die Skapula, schließlich muss sich die Wirbelsäule lateralflexorisch weiterlaufend bewegen und die Rippen heben sich an. Außerdem erfolgt automatisch eine Außenrotationsbewegung, durch die eine Kompression des Tuberculum majus gegen das Schulterdach verhindert wird. Die Abduktion im Humeroskapulargelenk (ohne weiterlaufende Bewegung) beträgt ca. 110°.

Die Beziehung der Skapula zur mittleren Frontalebene ist funktionell von Bedeutung weil sich der Humerus bei Gebrauchsbewegungen der Hände in die Ebene der Skapula einstellt. Aus der Einstellung des Humerus in die Skapulaebene ergibt sich eine Zentrierung des Kopfes in die Pfanne. Bei Bewegungen des Arms weg vom Körper verteilt sich der Aktivitätsanteil des M. deltoideus gleichmäßig auf seine drei Anteile.

Das Bewegungsausmaß in **transversale Flexion** und **Extension** (130°-160° / 40°-50°) beschreibt Bewegungen vor und hinter die mittlere Frontalebene, wenn der Arm 90° abduziert ist. Das maximale Bewegungsausmaß ist nur durch weiterlaufende Bewegungen auf den Schultergürtel möglich. Er bewegt sich in der Transversalebene nach ventral und dorsal (Ventralduktion/Dorsalduktion).

Das Bewegungsausmaß in **Innen- und Außenrotation** ist abhängig von der Einstellung der Längsachse des Humerus und in allen Ebenen* möglich. Das maximale Bewegungsausmaß wird jedoch immer durch eine weiterlaufende Bewegung des Schultergürtels erreicht.

— **Aus Nullstellung** beträgt das Bewegungsausmaß 60° Außenrotation. Dabei bewegt sich die Skapula weiterlaufend nach dorsal (Dorsalduktion oder Retraktion). Die Innenrotation beträgt 95°, wobei die Skapula weiterlaufend nach ventral (Ventralduktion oder Protraktion) bewegt wird.

— **Bei 90° Abduktionsstellung** verändert sich das Bewegungsausmaß, weil der Kapsel-Band-Apparat ent- bzw. gespannt wird. Die Außenrotationsfähigkeit beträgt dann 90° und es sind nur noch 60-70° Innenrotation möglich. Die weiterlaufenden Bewegungen auf die Skapula erfolgen ventral- und dorsalrotatorisch um die Längsachse der Klavikula.

— **Aus 90° Flexion** finden die Rotationsbewegungen in der Frontalebene statt. Das Ausmaß in Innenrotation beträgt 90° ohne weiterlaufende Bewegungen auf die Skapula. Die Außenrotation ist nur ca. 10° möglich und der Schultergürtel wird nach kaudal gebracht (Kaudalduktion oder Depression) (◘ Tab. 3.4).

Ellenbogengelenk

Die Bewegungen im **Humeroulnargelenk** heißen **Flexion** und **Extension.** Zur Beurteilung der Bewegung wird die Stellung der Oberarmlängsachse in Bezug zur Unterarmlängsachse betrachtet. Diese Bewegungen können im dreidimensionalen Raum in allen Ebenen* stattfinden. In den proximalen und distalen **Radioulnargelenken,** um die Unterarmlängsachse, finden die Bewegungen **Pronation** und **Supination** statt, die sich am besten bei 90° Ellenbogenflexion beurteilen lassen. Als Bezugslinien dienen der Oberarm und die Flexions-/Extensionsachse

Tab. 3.4 Geeignete Distanzpunkte, Linien und Zeiger der Bewegung bei Bewegungen im Schultergelenk

Gelenk	Ebene	Achse	Bewegung	dDP	Richtung	Prox. Gelenkpartner	Richtung
Schultergelenk	Frontal	Sagittotransversal	ABD	Ellenbogen	Kranial/medial	Skapula	Kaudalduktion
			ADD		Kaudal/lateral		Kranialduktion
			AR aus 90° Flexion	Zeiger Unterarm bei 90° Ellenbogenflexion	Medial/kaudal		Kaudalduktion
			IR aus 90° Flexion		Lateral/kaudal		Kranialduktion
	Transversal	Frontosagittal	AR	Zeiger Unterarm bei 90° Ellenbogenflexion	Lateral/dorsal		Ventralduktion
			IR		Medial/dorsal		Dorsalduktion
			Transversale Flexion	Ellenbogen	Medial/dorsal		Dorsalduktion
			Transversale Extension		Lateral/dorsal		Ventralduktion
	Sagittal	Frontotransversal	Flexion	Ellenbogen	Ventral/kranial		Ventralrotation
			Extension		Dorsal/kranial		Dorsalrotation
			IR aus 90° Abduktion	Zeiger Unterarm bei 90° Ellenbogenflexion	Kaudal/dorsal		Ventralrotation
			AR aus 90° Abduktion		Kranial/dorsal		Dorsalrotation

des Handgelenks, die in der Nullstellung parallel stehen, oder die Flexions-/Extensionsachse von Hand- und Ellenbogengelenk, die in der Nullstellung einen 90°-Winkel bilden. Je nach Einstellung der Unterarmlängsachse, die gleichzeitig die Pro-/Supinationsachse ist, erfolgen die Bewegungen in unterschiedlichen Ebenen. Das Bewegungsausmaß beträgt für Pro- und Supination jeweils 90°.

— Bei 90° Flexion oder 90° Abduktion im Schultergelenk (und Ellenbogengelenk) finden Pro- und Supination in der Transversalebene statt. Der Unterarm steht dann frontosagittal, parallel zur Körperlängsachse* und zeigt nach kranial.

— In Nullstellung sowie in 90° Abduktion des Schulter- und Ellenbogengelenks erfolgt die Pro-/Supination in der Frontalebene. Die Unterarmlängsachse steht sagittotransversal und zeigt nach vorne.

— Wenn der Oberarm in Innenrotation oder 90° Flexion/Innenrotation steht, finden Pronation und Supination in der Sagittalebene statt. Der Unterarm steht frontotransversal und liegt vor dem Bauch oder steht vor dem Schultergürtel.

Handgelenk

Bei der Beurteilung der Volar- oder **Palmarflexion** und der **Dorsalextension** wird die Stellung der Unterarmlängsachse in Bezug zur Handlängsachse beurteilt. Die Bewegungen verteilen sich gleichmäßig auf das proximale und distale Handgelenk. Die **Ulnarabduktion** und **Radialabduktion** beschreiben die Bewegungen der Handlängsachse, die durch das Metakarpale 3 verläuft, zur Unterarmlängsachse.

3.3.3 Wirbelsäule

Die Bewegungen in der Wirbelsäule werden nach der Richtung des bewegten Körperabschnitts* beschrieben. In der Sagittalebene finden **Flexion** und **Extension** statt. Nähern sich die Dornfortsätze einander an, spricht man von Extension. Die Lordosen der Hals- und Lendenwirbelsäule verstärken sich, während sich die normale Kyphose der Brustwirbelsäule vermindert. Bei Flexion entfernen sich die Dornfortsätze voneinander, die Kyphose der Brustwirbelsäule verstärkt sich, und die nach hinten konvexe Krümmung der gesamten Wirbelsäule nimmt zu. Geeignete Distanzpunkte* können auch vom Patienten wahrgenommen werden, daher bieten sich vorn liegende und palpierbare Punkte an den Körperabschnitten zur Instruktion der Bewegung an.

— Bei Flexion in der **Halswirbelsäule** nähern sich die Distanzpunkte Kinnspitze/Incisura jugularis an – bei Extension entfernen sie sich voneinander.

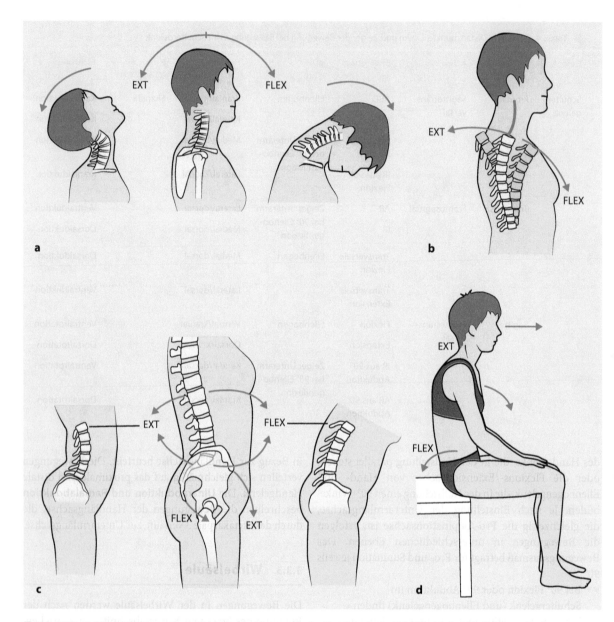

□ Abb. 3.16a–d Wirbelsäulenbewegungen in der Sagittalebene. **a** Flexion/Extension in der Halswirbelsäule, **b** Flexion/Extension in der Brustwirbelsäule, **c** Flexion/Extension in der Lendenwirbelsäule, **d** Bewegungskomponenten in den Wirbelsäulenabschnitten bei zusammengesunkener Sitzhaltung

— Bei Flexion in der **Brustwirbelsäule** nähern sich die Distanzpunkte Processus xyphoideus/Bauchnabel an – bei Extension entfernen sie sich voneinander.

— Bei Flexion in der **Lendenwirbelsäule** nähern sich die Distanzpunkte Bauchnabel/Symphyse an – bei Extension entfernen sie sich voneinander (□ Abb. 3.16).

Lateralflexion der Körperabschnitte Becken, Brustkorb und Kopf finden in der Frontalebene statt. Dabei bewegen sich die Distanzpunkte nach lateral rechts/links und nach kranial/kaudal. Die Bewegungsrichtung wird nach der Konkavität der Seitneigung beschrieben. Neigt sich z. B. der Kopf nach rechts, entsteht eine rechtskonkave Lateralflexion in der Halswirbelsäule. Hebt sich die linke Beckenseite seitlich in Richtung Brustkorb an, entsteht eine linkskonkave Lateralflexion in der Lendenwirbelsäule. Beobachtbare und gut wahrnehmbare Distanzpunkte sind die Ohren, der frontotransversale Brustkorbdurchmesser, der untere Rippenbogen und die Beckenkämme. Um Abweichungen im Bewegungsverhalten identifizieren zu können, werden einzelne Punkte zu frontotransversalen Linien verbunden, die sich bei der Lateralflexion ausschließlich in der Frontalebene bewegen.

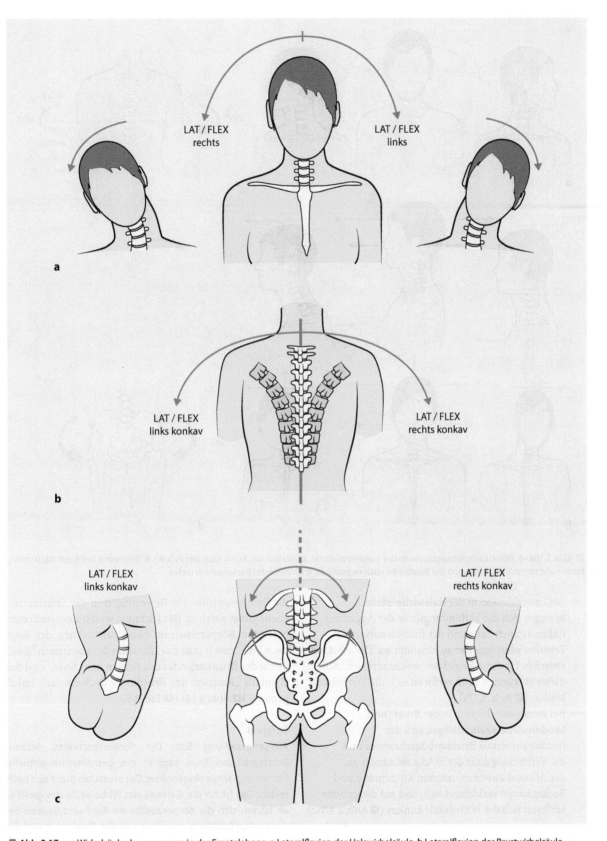

Abb. 3.17a–c Wirbelsäulenbewegungen in der Frontalebene. **a** Lateralflexion der Halswirbelsäule, **b** Lateralflexion der Brustwirbelsäule, **c** Lateralflexion der Lendenwirbelsäule

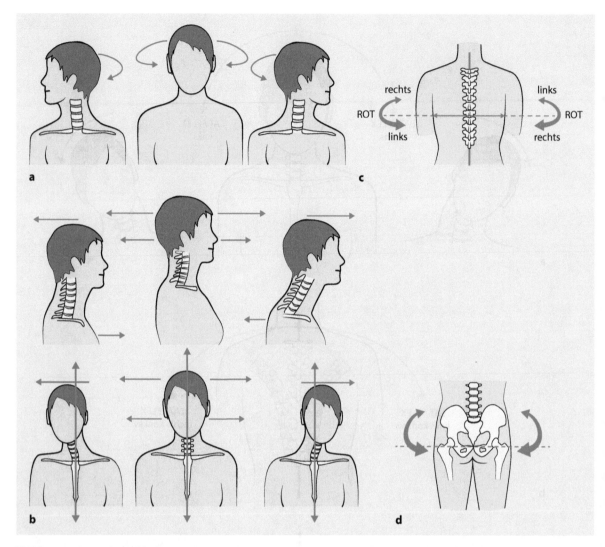

◘ **Abb. 3.18a–d** Wirbelsäulenbewegungen in der Transversalebene. **a** Rotation des Kopfs nach rechts/links, **b** Translation des Kopfs nach vorn/hinten und rechts/links, **c** Rotation des Brustkorbs nach rechts/links, **d** Rotation des Beckens nach rechts

— Bei Lateralflexion in der **Halswirbelsäule** bewegen sich die Verbindungslinie der Augen der linken/rechten Seite und der frontotransversale Brustkorbdurchmesser aufeinander zu. Der Abstand zwischen Ohr und Brustkorb verkleinert sich. Auf dieser verkürzten Seite verformt sich die Wirbelsäule konkav (◘ Abb. 3.17a).

— Bei einer Lateralflexion in der **Brust- und Lendenwirbelsäule** bewegen sich der frontotransversale Brustkorbdurchmesser und die Verbindungslinie der SIAS aufeinander zu, der Abstand zwischen unterem Rippenrand und Beckenkamm verkleinert sich, und auf dieser Seite verformt sich die Wirbelsäule konkav (◘ Abb. 3.17b,c).

Rotationsbewegungen finden überwiegend in der Halswirbelsäule und in der unteren Brustwirbelsäule statt, da die Facettengelenke für Bewegungen in der Transversalebene günstig stehen. Die Richtung wird immer nach dem bewegten Körperabschnitt bezeichnet. Dreht der Kopf nach links, nennt man das „Rotation des Kopfs nach links". Dreht der Brustkorb oder das Becken nach links, wird das ebenfalls „Rotation des Brustkorbs/Beckens nach links" genannt (◘ Abb. 3.18) (◘ Tab. 3.5).

Beispiel

Ausgangsstellung Sitz: Die Körperabschnitte Becken, Brustkorb und Kopf sind in die gemeinsame virtuelle Körperlängsachse eingeordnet. Der Brustkorb dreht sich nach rechts. Das ist für die Gelenke der Wirbelsäule das gleiche, als hätten sich die Körperabschnitte Kopf und Becken bei stehendem Brustkorb nach links gedreht. Bezeichnet wird die Bewegung folgendermaßen: „Rotation des Brustkorbs gegen Kopf und Becken nach rechts".

◻ **Tab. 3.5** Geeignete Distanzpunkte, Linien und Zeiger der Bewegung bei Bewegungen in der Wirbelsäule

Gelenk	Ebene	Achse	Bewegung	Kranialer Zeiger	Richtung	Kaudaler Zeiger	Richtung
HWS/ BWS	Frontal	Sagitto-transversal	Lateralflexion nach rechts	Verbindungslinie der Augen (oder Ohren)	Rechts nach kaudal/medial	Frontotransversaler Brustkorbdurchmesser	Rechts nach kranial/medial
			Lateralflexion nach links		Links nach kaudal/medial		Links nach kranial/medial
	Transversal	Frontosa-gittal	Rotation nach rechts	Verbindungslinie der Augen (oder Ohren)	Rechts nach dorsal/medial	Frontotransversaler Brustkorbdurchmesser	Rechts nach ventral/medial
			Rotation nach links		Links nach dorsal/medial		Links nach ventral/medial
	Sagittal	Fronto-transversal	Flexion	Nase	Dorsal/kaudal	Processus xyphoideus	Ventral/kranial
			Extension		Dorsal/kranial		Dorsal/kaudal
BWS/ LWS	Frontal	Sagitto-transversal	Lateralflexion nach rechts	Frontotransversaler Brustkorbdurchmesser	Rechts nach kaudal/medial	Verbindungslinie der Spinae	Rechts nach kranial/medial
			Lateralflexion nach links		Links nach kaudal/medial		Links nach kranial/medial
	Transversal	Frontosa-gittal	Rotation nach rechts	Frontotransversaler Brustkorbdurchmesser	Rechts nach dorsal/medial	Verbindungslinie der Spinae	Rechts nach ventral/medial
			Rotation nach links		Links nach dorsal/medial		Links nach ventral/medial
	Sagittal	Fronto-transversal	Flexion	Processus xyphoideus	Dorsal/kaudal	Symphyse	Ventral/kranial
			Extension		Dorsal/kranial		Dorsal/kaudal

3.4 Prinzip der Testverfahren

Das Bewegungsverhalten eines Menschen wird geprägt durch zwei interagierende Einflussfaktoren:
- Die Auseinandersetzung des Körpers mit der Schwerkraft erfordert **posturale Kontrolle.**
- Zielgerichtete Bewegung erfordert angepasste und **koordinierte Aktivitäten.**

Das Bewegungsverhalten basiert demnach teils auf reaktiv bedingten motorischen Programmen zur Erhaltung des Gleichgewichts*, teils auf zielorientierten, aufgabegebundenen Bewegungen. Zur Steuerung von Haltung und Bewegung organisiert das zentrale Nervensystem Muskelgruppen bzw. Muskelsynergien (Suppé et al. 2011).

Da das zentrale Nervensystem Bewegungen steuert und keine einzelne Muskeln, werden bei der funktionellen Bewegungsuntersuchung das optische Erscheinungsbild und die Qualität des Bewegungsverhaltens anhand der Aufgaben der Körperabschnitte* im Bewegungsverhalten (▶ Abschn. 4.1) beurteilt:
- Wir beurteilen die Fähigkeit der Körperabschnitte, sich selektiv zu bewegen und zu stabilisieren.
- Wir evaluieren die Qualität des Bewegungsmusters bei der Interaktion mit der Schwerkraft und Umwelt anhand einer definierten hypothetischen Norm*.

- Die Untersuchungen durch funktionelle Tests dienen gleichzeitig als Übung.

So untersucht der Therapeut z. B. die Flexibilität der kinematischen Kette bei bestimmten typischen Bewegungsübergängen für die Körperabschnitte Becken und Beine, da dabei die weiterlaufenden Bewegungen* gut zu beurteilen sind. Die Ökonomie dieser weiterlaufenden Bewegungen zeigt sich in einer Beteiligung aller Drehpunkte* und einem guten Timing des Bewegungsablaufs. Bei Abweichungen von der hypothetischen Norm dieses Bewegungsverhaltens müssen die einzelnen Komponenten weiter untersucht werden (Beweglichkeit der Gelenke, Dehnfähigkeit von Muskulatur, Neurodynamik etc.).

3.4.1 Übung als Test

Der Therapeut kann eine therapeutische Übung unter zwei Gesichtspunkten betrachten. Einerseits ist die Modellübung ein Test, bei der Ausgangs- und Endstellung sowie der Bewegungsweg genau beschrieben sind. Das ermöglicht ihm, Aussagen über die Bewegungsqualität und die Bewegungskontrolle* zu machen. Die Übung kann aber auch als Re-Test verstanden werden, da der Patient diesen Bewegungsablauf üben soll (nachdem er korrekt angeleitet wurde und die Grenze des für ihn Machbaren ausgelotet wurde). Im Konzept der FBL Functional Kinetics wird in der Instruktion hoher Wert darauf gelegt, bereits vor Beginn einer Bewegung die dominante Information der Actio* so anzulegen, dass eine korrekte räumlich-zeitliche Handlungsplanung für Bewegungen möglich wird.

Wir testen den Körperabschnitt während seiner Aufgaben im normalen Bewegungsverhalten (▶ Abschn. 4.1) und entwickeln dazu eine Testbatterie, die diese Aufgaben in standardisierten Tests beurteilen. Der Patient kann für die Tests gesamt maximal 25 Punkte erreichen. Diese Tests sind ausführlich in der Reihe *FBL Klein-Vogelbach Functional Kinetics praktisch angewandt* für alle Körperabschnitte beschrieben (Suppé et al. 2011, 2012).

3.4.2   Evaluation

Evaluation bedeutet im Allgemeinen die grundsätzliche Untersuchung, ob etwas geeignet erscheint, einen angestrebten Zweck zu erfüllen. Mit anderen Worten: Evaluation bedeutet, dass irgendetwas durch irgendwen in irgendeiner Weise und anhand von Kriterien bewertet wird. An dieses alltagsweltliche Verständnis von Evaluation schließt sich das professionelle und das wissenschaftliche Verständnis an. Sowohl die gewonnenen Daten als auch die daraus gezogenen Schlussfolgerungen und Bewertungen müssen nachvollziehbar und gültig bzw. zuverlässig sein.

> ❯❯ Evaluation in der Physiotherapie dient der rückblickenden Wirkungskontrolle, der vorausschauenden Steuerung und dem Verständnis von Situationen und Prozessen.

In Abgrenzung zur reinen Ergebnisbeobachtung, die lediglich der Frage nachgeht, ob Veränderungen eintreten bzw. ob ein Konzept oder eine Maßnahme funktioniert, zielt die Evaluation der Wirkung auf die ursächliche Zurechnung von Ergebnissen zu einer bestimmten Handlung. Gleichwohl sind Wirkungszusammenhänge in den Feldern sozialer Dienstleistungen vielschichtig und komplex, insbesondere wenn man von der Annahme ausgeht, dass erzielte Wirkungen immer als Ergebnis einer Koproduktion zwischen Fachkräften und Adressaten gesehen werden müssen.

Der Therapieprozess selbst umfasst immer auch die Evaluation, da sie sich mit der Frage befasst, ob die Therapie erfolgreich war oder nicht, woran es lag, was förderlich bzw. hinderlich war und wie sich evtl. die weitere Therapie gestaltet. Damit das gelingt, benötigt der Therapeut einen Vergleich des gewünschten Bewegungsergebnisses mit dem derzeitigen Bewegungsverhalten. Durch die entstehenden Differenzen zwischen Ist- und Sollwert sollen Ursachen

herauskristallisiert und Dysfunktionen identifiziert werden. Man muss sich jedoch der Tatsache bewusst sein, dass sich die Maßnahmen der Physiotherapie nur auf einen kleinen Ausschnitt im Leben der Patienten beziehen und dass immer auch gleichzeitig andere entscheidende Faktoren wirken, die in ihrer Gesamtheit nicht kontrolliert und im Forschungsprozess nicht umfassend abgebildet werden können. Evaluationen pädagogischer Interventionen, die physiotherapeutische Behandlungen auch immer sind, stehen somit vor methodischen Herausforderungen, wenn nach Wirkungen und Ergebnissen gefragt wird.

Literatur

Debrunner HU (1994) Orthopädisches Diagnostikum. Thieme, Stuttgart

Klein-Vogelbach S (1984) Funktionelle Bewegungslehre, 3. Aufl. Springer, Berlin Heidelberg

Suppé B, Bongartz M (Hrsg) (2012) FBL Klein-Vogelbach Functional Kinetics – praktisch angewandt. Brustkorb, Arme und Kopf untersuchen und behandeln. Springer, Berlin Heidelberg

Suppé B, Bongartz M (Hrsg) (2013) FBL Klein-Vogelbach Functional Kinetics – praktisch angewandt. Gehen – Analyse und Intervention. Springer, Berlin Heidelberg

Suppé B, Bacha S, Bongartz M (Hrsg) (2011) FBL Klein-Vogelbach Functional Kinetics – praktisch angewandt. Becken und Beine untersuchen und behandeln. Springer, Berlin Heidelberg

Beobachtungskriterien

Barbara Suppé

I. Spirgi-Gantert, B. Suppé (Hrsg.), *FBL Klein-Vogelbach Functional Kinetics – Die Grundlagen*,
DOI 10.1007/978-3-642-41901-0_4, © Springer-Verlag Berlin Heidelberg 2014

Ein Beobachtungskriterium ist ein Merkmal, das durch planmäßiges Betrachten und Betasten des menschlichen Körpers in Ruhe und Bewegung gefunden worden ist und der Unterscheidung von normal und pathologisch dient. Diese Beobachtungskriterien sind nichts anderes als für eine Haltung oder Bewegung typische, immer in Erscheinung tretende Phänomene. Die durch konstitutions- und Konditionsvarianten verursachten Unterschiede dürfen an diesen Phänomenen nur Veränderungen des Ausmaßes, nicht aber des Wesens bewirken.

4.1   Funktionelle Körperabschnitte

Die Einteilung des menschlichen Körpers in funktionelle Körperabschnitte (KA) hat sich als hilfreiche Schematisierung erwiesen. Jeder funktionelle Körperabschnitt hat mehrere Bewegungsniveaus, deren Bewegungsverhalten als funktionelle Einheit charakterisiert werden kann. Die Aufgaben bestimmen die Struktur des jeweiligen Körperabschnitts – und durch ihre vorgegebene Struktur eignen sie sich wiederum für bestimmte Aufgaben.

Es werden 5 funktionelle Körperabschnitte unterschieden:

- KA Beine: Füße, Unter- und Oberschenkel,
- KA Becken: 5 Lendenwirbelkörper, Sakrum, Becken
- KA Brustkorb: 12 Brustwirbelkörper, Rippen, Sternum
- KA Kopf: 7 Halswirbelkörper, Zungenbein, Unterkiefer und Schädel
- KA Arme: Hände, Unter- und Oberarme, Scapulae, Claviculae

4.1.1   KA Beine

Die Hauptaufgabe der Beine ist die Fortbewegung und damit die Variabilität in der **Stützfunktion** unter unterschiedlicher Belastung. Als Fortbewegungswerkzeuge stellen die Beine den Kontakt mit dem Boden her. Beim Gehen ermöglichen sie die ständige rhythmische Verlagerung der Unterstützungsfläche* nach vorn. Die Beine bilden den mobilen Unterbau für die Wirbelsäule. Eine gute Beinachsenbelastung ist unerlässlich für eine gute Statik der Wirbelsäule. Diese Stabilität erfolgt mittels Rotationssynergie*, um die tragenden Gelenke effektiv zu belasten. Diese Rotationssynergie sorgt dafür, dass die Gelenke bei Bewegungen immer zentriert bleiben. Dadurch werden Spitzenbelastungen im Gelenk vermieden – der Druck wird gleichmäßiger verteilt. Das beobachtet man z. B. bei Gleichgewichtsreaktionen* wie Veränderung der Unterstützungsfläche und Einsetzen von Gegengewichten, aber auch bei den Equilibriumsreaktionen*, z. B. den automati-

schen Spannungsveränderung der Muskulatur des Fußes, um kleinste Gewichtsverlagerungen auszugleichen.

Die Beine tragen den Körper und bilden im Stand die Unterstützungsfläche. Das Körpergewicht wird über die Füße auf die Unterlage übertragen. Die Längs- und Querwölbung des Fußes sowie die große Mobilität der tarsalen Gelenke dienen der Anpassung an unebene Unterlagen und bieten dem Körper somit eine sichere Unterstützungsfläche. Die große Mobilität der Beine ermöglicht es, den Körper zu verkürzen und bodennahe Aktivitäten auszuführen. Die selektive Mobilität ist erforderlich, wenn das Bein in der Spielfunktion am Becken verankert wird, um den Anforderungen des alltäglichen Lebens wie Treppensteigen, Hose, Schuhe und Strümpfe anziehen oder Hindernisse übersteigen zu genügen. In der **Spielfunktion** müssen die Beine sowohl eine hohe selektive Mobilität als auch eine hohe Reaktionsbereitschaft zeigen. Die hohe Reaktionsbereitschaft zeigt sich, wenn die Beine dazu dienen, die Unterstützungsfläche in unterschiedlichen Bewegungsabläufen zu verändern (Schritte zur Seite machen, laufen, springen, Hindernisse umgehen etc.). Die antizipatorische Vorbereitung auf jede Gewichtsübernahme ist essenziell (z. B. am Ende der Spielbeinphase). Gelegentlich wird das Spielbein auch als Gegengewicht eingesetzt, z. B. beim Bücken und Heben von leichteren Gewichten oder beim Greifen von Gegenständen, die etwas weiter vom Körper entfernt sind.

Zu den **Aufgaben** des Körperabschnitts Beine gehört, dass er:

- die Fähigkeit der Gewichtsübernahme hat,
- bei plötzlichen Belastungen die Stabilität antizipatorisch und reaktiv gewährleisten kann,
- am Becken verankert werden kann,
- sich selektiv bewegen kann,
- besonders in der Stützfunktion eine differenzierte kontrollierte Mobilität aufweist,
- auf Gewichtsverschiebungen mit Gleichgewichtsreaktionen reagieren kann (Suppé et al. 2011).

4.1.2   KA Becken

Der Körperabschnitt Becken kann als Bereich der Verdauung und Fortpflanzung betrachtet werden. Im Bewegungsverhalten kann man den Körperabschnitt Becken den unteren Extremitäten zuordnen, da er die voneinander abhängigen antagonistischen Beinbewegungen auf die Wirbelsäule überträgt.

Der Körperabschnitt Becken liegt zwischen den Körperabschnitten Brustkorb und Beine und muss zwischen den beiden, mit sehr unterschiedlichen funktionellen Aufgaben, die Balance halten. Die hauptsächlich der Fortbewegung dienenden alternierenden Aktivitäten der Beine müssen im Körperabschnitt Becken „gebändigt" und koordiniert auf die Wirbelsäule übertragen werden. So kann das stabilisierende Zentrum des Körperabschnitts Brustkorb dem Körperabschnitt Kopf und den Armen das nötige dynamische Widerlager bieten. Die muskulären Aktivitäten erfordern in den Hüft- und Lendenwirbelsäulengelenken eine ständige minimale Anpassung, die als **potenzielle Beweglichkeit*** beschrieben wird. Das bedeutet, dass sich der Körperabschnitt Becken durch die hohe Reaktionsbereitschaft der Muskulatur in einem Zustand der Balance befindet.

Bei vielen Alltagsbewegungen wie Bücken, Springen, oder im Einbeinstand muss das Becken zudem **dynamisch stabilisiert** werden. Das heißt, dass das Becken am Standbein verankert werden kann, auch wenn beschleunigende Kräfte darauf einwirken, wenn es im Raum bewegt wird oder Bewegungen angrenzender Körperabschnitte die Stabilität gefährden. In den Gelenken der Lendenwirbelsäule erfolgen dabei keine oder nur minimale Stellungsänderungen.

Zu den **Aufgaben** des Körperabschnitts Becken gehört, dass er:
- potenziell beweglich ist,
- bei Beinbewegungen stabil bleiben kann,
- am Standbein verankert werden kann,
- die Fähigkeit der Kraftübertragung hat (kinetische Bewegungen),
- weiterlaufende Bewegungen* dosieren kann (kinematische Bewegungen). Diese Dosierung bezieht sich sowohl auf Qualität als auch auf Quantität (Suppé et al. 2011).

4.1.3 KA Brustkorb

Der Körperabschnitt Brustkorb kann als Bereich der Atmung betrachtet werden. Er dient als Unterbau für die Körperabschnitte Kopf und Arme.

Der Körperabschnitt Brustkorb liegt zwischen den Körperabschnitten Kopf, Arme und Becken und ist somit mit 3 anderen Körperabschnitten verbunden. Damit ist seine Aufgabe als stabilisierendes Zentrum der Körperhaltung und Bewegung verständlich.

Er ist in der aufrechten Haltung und während vieler Bewegungen – auch bedingt durch seine knöcherne Struktur – das **dynamisch stabile Element** des Körpers. Das bedeutet nicht strukturelle Steifigkeit, sondern muskuläre Festigkeit. Bewegungen müssen in der Brustwirbelsäule erfolgen können. Werden diese jedoch beobachtbar, fehlt das stabilisierende Element. Die Verteilung der Gewichte in Bezug auf die Flexions-/Extensionsachsen der Wirbelsäule fordert eine permanente extensorische Aktivität, damit diese in ihrer Nullstellung gehalten werden kann.

Der Körperabschnitt Brustkorb hat die Aufgabe, die aus der Peripherie ankommenden Bewegungsimpulse der Beine via Körperabschnitt Becken, die der Arme via Schultergürtel und die des Kopfs zu koordinieren. Auch die Atembewegungen der Rippen und die Lageveränderung der Körperlängsachse* im Raum verlangen eine anpassungsfähige stabilisierende Aktivität. Der Körperabschnitt Brustkorb ist durch sein Eigengewicht und als Träger von Arm- und Kopfgewichten effizient bei Gleichgewichtsreaktionen. Weil bereits durch eine kleine horizontale Bewegung des Brustkorbs viel Gewicht verlagert wird, eignet er sich für das Einsetzen von Gegengewichten, wird aber auch häufig bei Fehlhaltungen eingesetzt.

Bei Armbewegungen bis in die Endstellung ist die weiterlaufende Bewegung auf den Körperabschnitt Brustkorb unbedingt erforderlich. Trotzdem muss bei zielgerichteten Bewegungen der Arme (mit weiterlaufenden Bewegungen auf den Schultergürtel) die Brustwirbelsäule in ihrer Nullstellung stabilisiert werden können. Bei schnellen oder kleinen Armbewegungen werden alle weiterlaufenden Bewegungen in der Brustwirbelsäule durch aktive Widerlagerung* begrenzt, damit die Energie sich dort nicht „verläuft", sondern auf den Bereich konzentriert, in dem sie benötigt wird. Wird die Bewegung nicht spätestens in der Brustwirbelsäule stabilisiert, erfasst die weiterlaufende Bewegung den Brustkorb. Dadurch geht die Effektivität verloren, und das Bewegungsverhalten ist unökonomisch.

Die Atembewegungen der Rippen verlangen zusätzlich eine ständige Anpassung der extensorischen Aktivität der Brustwirbelsäulenmuskulatur. Bei der normalen Atmung bleibt die Brustwirbelsäule also gegen die Rippenbewegungen in ihrer Nullstellung stabilisiert. Das Heben der Rippen während der Inspiration muss flexorisch und das Senken der Rippen während der Exspiration muss extensorisch in der Brustwirbelsäule begrenzt werden. Eine funktionelle Fehlatmung* zeigt sich in der flexorischen und extensorischen weiterlaufenden Bewegung der Wirbelsäule bei Aus- und Einatmung. Nur durch die beschriebenen widerlagernden Aktivitäten wird das erforderliche Volumen für die Atmung geschaffen. Die Intensität der stabilisierenden Aktivitäten ändert sich ständig, um die Brustwirbelsäule dynamisch stabilisieren zu können. Dank dieser sich ständig ändernden Intensität ist das Einnehmen einer korrekten Haltung bei normaler Ruheatmung nicht ermüdend.

Bei vertikal eingestellter Körperlängsachse sind die Rotationen in der Brustwirbelsäule hubfrei möglich. Diese leichte Ansprechbarkeit in Rotation ist für ein ökonomisches Gehen unbedingt erforderlich.

Zu den **Aufgaben** des Körperabschnitts Brustkorb gehört, dass er:
- dynamisch stabil ist,
- soviel Bewegungstoleranzen hat, dass die weiterlaufenden Bewegungen der Arme möglich sind,

— einen optimalen Unterbau für die Körperabschnitte Kopf und Arme bietet,

— durch Vergrößerung und Verkleinerung des frontotransversalen und sagittotransversalen Brustkorbdurchmessers eine funktionelle Atmung ermöglicht (Suppé u. Bongartz 2012).

> Der Körperabschnitt Brustkorb ist funktionell gleichsam der Zentralbahnhof für das Schienennetz der Extremitätenbewegungen. Die Stabilisation der Brustwirbelsäule in ihrer Nullstellung kann alle ankommenden Bewegungsimpulse durch antagonistische Aktivitäten auffangen, aufhalten oder weitergeben. Die Angriffe auf die dynamische Stabilisation des Körperabschnitts Brustkorb sind so vielfältig, dass ihre Abwehr einem Dauertraining gleichkommt. Wenn dieses stabilisierende Zentrum funktionell versagt, ist das Ausmaß der funktionellen Störung groß.

4.1.4   KA Kopf

Der Körperabschnitt Kopf balanciert über dem Körperabschnitt Brustkorb und reguliert von kranial her die Feineinstellung der Statik der Wirbelsäule. Er ist der Bereich der Sinnesorgane und des Gehirns. Um das Gesichtsfeld zu beherrschen sowie für den Hör- und Riechbereich braucht der KA Kopf eine große potenzielle Beweglichkeit*, die vom mobilen Halsstiel geleistet werden muss. Er balanciert über dem KA Brustkorb, und da dies von der Muskulatur eine hohe Reaktionsbereitschaft verlangt, nennt man den Aktivitätszustand, in dem sich der Kopf befindet, „potenziell beweglich". Von kranial her reguliert er die Feineinstellung der Wirbelsäulenhaltung.

Bei optimaler Einordnung von Becken, Brustkorb und Kopf befindet sich der Kopf im labilen Gleichgewicht. Dies ermöglicht es uns, die Fähigkeiten der Sinnesorgane optimal zu nutzen. Als distal freies Ende befindet er sich in Spielfunktion und wird leicht als Gegengewicht eingesetzt. Die Stellreaktion bewirkt eine optimale, das heißt horizontale Einstellung der Augen. Der Körperabschnitt Kopf zeichnet sich durch eine hohe Mobilität und eine hohe Reaktionsbereitschaft der Muskulatur aus. Das zeigt sich vor allem in der schnellen Reaktion der Muskulatur der oberen Kopfgelenke und der Augen bei Änderung der Gleichgewichtssituation. Die Kontrolle der aufrechten Körperhaltung sowie der Kopf- und Augenbewegungen beruht auf der Integration der Informationen aus dem vestibulären, mandibulären, visuellen und zervikal-propriozeptiven System.

Bei optimaler Kopfhaltung befinden sich Zungenbein und Schildknorpel in einer tiefen Stellung, in optimalen Abstand und stabilisiert. Demzufolge sind die Rachenringmuskeln entspannt und gedehnt. Die Zunge liegt ruhig und

flexibel im Mundraum, und die Artikulationsbewegungen von Zunge und Lippen stören in keiner Weise die Stimmlippenfunktion. Die gesamte Muskulatur der Halswirbelsäule zeigt eine niedrige Muskelaktivität – der Körperabschnitt Kopf ist somit potenziell beweglich.

Auch Kiefer- und Kopfstellung sind sehr eng miteinander verbunden. Bereits in Studien aus dem Jahre 1926 konnte nachgewiesen werden, dass eine Korrelation zwischen Kieferlage und Kopfhaltung existiert (Schwarz 1926). Bei einer Extension des Kopfes erfolgt eine Rückverlagerung des Unterkiefers. Im Gegensatz dazu verlagert sich bei einer Flexion des Kopfs der Unterkiefer nach vorne.

Der Körperabschnitt Kopf ragt in die Luft und hat die Aufgabe, die Umwelt zu erspähen, zu erlauschen, zu erriechen und zu erspüren. Zu seinen weiteren **Aufgaben** gehört, dass er:

— eine hohe Bewegungsbereitschaft zeigt, also in einem Aktivitätszustand ist, den wir als „potenzielle Beweglichkeit" definieren,

— so viel selektive Bewegungsfähigkeit hat, dass die Sinnesorgane optimal genutzt werden können,

— auf Änderungen der Gleichgewichtssituation reagieren kann,

— dem Vokaltrakt eine optimale Position erlaubt und damit der Stimmentfaltung Raum bietet,

— Ober- und Unterkiefer so positioniert, dass die Kaumotorik eine Nahrungsaufnahme ermöglicht (Suppé u. Bongartz 2012).

4.1.5   KA Arme

Der Körperabschnitt Arme ist der Bereich der manuellen Geschicklichkeitsaktivitäten, des Schreibens, Zeichnens, Musizierens, allgemein des Greifens, Festhaltens, Wegstoßens und Abstützens. Die Hand hat durch die gelenkige Verbindung im Sternoklavikulargelenk den größten Aktionsradius. Durch die große Beweglichkeit können zielgerichtete und auch geradlinige Bewegungen ausgeführt werden. Die Arme reagieren bei Gleichgewichtsreaktionen* zumeist als Gegengewicht. Nur wenn sie (z. B. beim Fallen) zum Stützen benötigt werden, vergrößern sie die Unterstützungsfläche*. Da das Sternoklavikulargelenk die einzige gelenkige Verbindung zum Körperabschnitt Brustkorb ist und sonst nur noch durch muskuläre Verbindungen an den Körperabschnitten Brustkorb und Kopf befestigt ist, ist der Körperabschnitt Arme prädestiniert für die Spielfunktion.

Der Körperabschnitt Arme hat die Aufgabe, Kontakt mit der Umwelt herzustellen, zu tasten und zu spüren. Zu seinen weiteren **Aufgaben** gehört, dass er:

— sich im Ruhezustand auf dem Brustkorb entspannt ablegen kann und dadurch im Aktivitätszustand Parkierfunktion* ist,

- eine große selektive Bewegungsfähigkeit hat, sodass die Hände als Werkzeuge eingesetzt werden können,
- auf Änderungen der Gleichgewichtssituation reagieren kann (Suppé u. Bongartz 2012).

4.1.6 Unterstützungsfläche

Ein wesentliches Kriterium, um Haltung und Bewegung beurteilen zu können, ist die Art, wie sich die aktivierten Körperabschnitte in Beziehung zur Unterstützungsfläche befinden. Die Unterstützungsfläche ist die kleinste Fläche, welche die Kontaktstellen aktivierter Körperabschnitte mit der Unterlage einschließt. Über der Unterstützungsfläche befindet sich der Körperschwerpunkt*. Erst durch die Aktivierung von Muskulatur wird der Körper als Bewegungssystem ein Ganzes, und die Teilkörperschwerpunkte verbinden sich zu einem gemeinsamen Körperschwerpunkt, dessen Lage wir in Bezug auf die Horizontale annähernd orten können. Bei nur einer Kontaktstelle ist er an der Stelle, die den größten Druck ausübt. Bei mehreren Kontaktstellen und gleichmäßiger Druckverteilung liegt er über der Mitte der Unterstützungsfläche, bei ungleicher Druckverteilung wiederum über bzw. nahe der Stelle, an welcher der größte Druck ausgeübt wird. Die folgenden Abbildungen zeigen verschiedene Unterstützungsflächen im Stand, Einbeinstand, im Sitz auf einem Hocker oder auf einem Ball sowie in der Ausgangsstellung (ASTE) und Endstellung (ESTE) des klassischen Vierfüßlerstands (◘ Abb. 4.1).

Sitzt man auf einer Behandlungsbank, ist die Hauptbelastung unter dem Gesäß und unter den Oberschenkeln. Die Unterstützungsfläche unter den Füßen wird erst benötigt, wenn man sich nach vorn neigt. Dadurch entsteht eine extensorische Verbindung des Körpers mit den Beinen, und der Gesamtkörperschwerpunkt ist weiter nach vorn in Richtung der Füße gewandert. Sitzt man auf einem gut aufgepumpten Ball, ist dessen Kontaktstelle auf dem Boden kleiner als diejenige des Körpers auf dem Ball. Für die Bestimmung der Unterstützungsfläche zählt der Auflagepunkt des Balles am Boden.

Beim Wechsel vom Zweibeinstand in den Einbeinstand verkleinert sich die Unterstützungsfläche um ca. ¾. Das macht verständlich, dass dieser Wechsel erhebliche Veränderungen in der Verteilung der Gewichte über der kleinen Unterstützungsfläche verlangt und es daher auch zu Aktivitätsveränderungen der Muskeln kommt. Auch bei der stabilen Ausgangsstellung Vierfüßlerstand ändert sich die Situation deutlich, wenn ein Arm und ein Bein angehoben werden. Die Unterstützungsfläche verläuft dann diagonal und hat sich um ein Vielfaches verkleinert. Die Gewichte, die nun fallverhindernd gehalten werden müssen, verteilen sich rechts und links und liegen außerhalb

der Unterstützungsfläche. Bei der Planung der Therapie muss der Therapeut dies beachten. Geht er grundsätzlich davon aus, dass eine große Unterstützungsfläche viel Sicherheit bietet, ändert sich dieser Zustand sofort beim diagonalen Stütz. Um die Situation für den Patienten für die Endstellung zu vereinfachen, wäre eine Ausgangsstellung mit eng stehenden Händen und Knien günstig, da sich dann die Unterstützungsfläche im Verhältnis weniger stark verkleinert.

4.1.7 Körperschwerpunkt

Der Körperschwerpunkt ist der Punkt eines Körpers, in dem sein Gewicht (oder seine Masse) vereinigt ist. Für die Standfestigkeit eines Körpers ist die Lage des Schwerpunkts in Bezug auf die Unterstützungsfläche maßgebend. Er ist ein fiktiver Punkt und ändert beim beweglichen Körper fast ständig seine Position. Im Extremfall kann er sich aufgrund der Körperposition auch außerhalb des Körpers befinden. Um ihn zu bestimmen, muss man eine gedachte senkrechte Verbindungslinie durch den Körper zum Erdmittelpunkt legen. Solange diese Schwerelinie durch die Unterstützungsfläche geht, wird von Standfestigkeit gesprochen. Verläuft sie außerhalb der Unterstützungsfläche, kommt es zur Kippbewegung.

Die Standfestigkeit eines Körpers kann verbessert werden durch

- Vergrößerung der Unterstützungsfläche und
- Tieferlegen des Körperschwerpunkts.

Der Körperschwerpunkt wird für die Analyse von Gleichgewichtsreaktionen benötigt. Die Ebene, in der der Körperschwerpunkt liegt, wird **Trennebene** genannt. Sie steht senkrecht auf der Unterstützungsfläche und trennt die einen Bewegungsablauf beschleunigenden Gewichte von denjenigen, die den Bewegungsablauf bremsen. In statischen Momenten ist sie eine Hilfe für die Analyse des Drehmoments des gesamten Körpers.

4.1.8 Gleichgewichtslagen des Körpers (◘ Abb. 4.2)

Statisch ist ein Körper im Gleichgewicht, wenn sich alle äußeren Kräfte bzw. Drehmomente gegenseitig aufheben. Für jeden Körperabschnitt lassen sich Teilschwerpunkte ermitteln, deren Berechnung z. B. zur Ermittlung von Gelenkkräften bedeutsam ist.

Nach dem Maß ihrer Stabilität werden 3 Typen von Gleichgewichtslagen unterschieden: Stabiles, labiles und indifferentes Gleichgewicht.

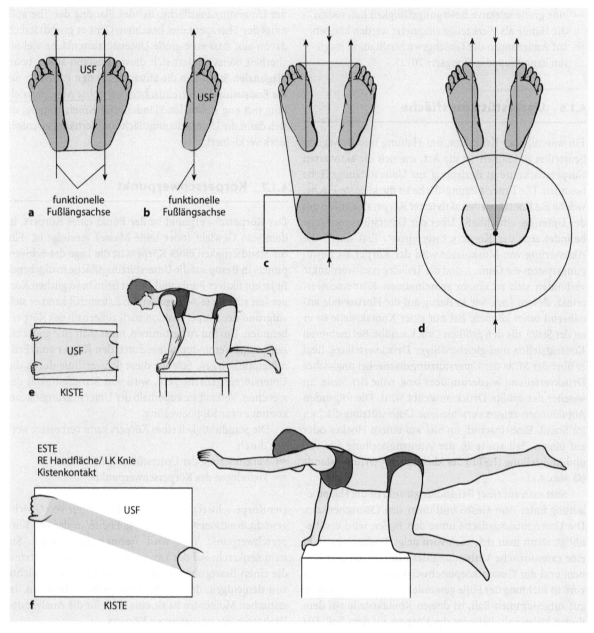

◻ Abb. 4.1a–f Unterstützungsfläche. **a** Stand, **b** Einbeinstand, **c** Sitz, **d** Sitz auf dem Ball, **e** ASTE Vierfüßlerstand, **f** ESTE klassischer Vierfüßlerstand

Stabiles Gleichgewicht (◻ **Abb. 4.3**)

Wenn sich der Körperschwerpunkt über der Mitte einer Unterstützungsfläche befindet, die durch mindestens 3 Auflagepunkte bestimmt wird, spricht man von einem stabilen Gleichgewicht. Ein Körper mit nur 2 Unterstützungspunkten kann sich nicht im stabilen Gleichgewicht befinden. Da die Füße als Auflageflächen dienen, ist der Mensch im Zweibeinstand im stabilen Gleichgewicht.

Je näher der Körperschwerpunkt an der Unterstützungsfläche liegt, desto stabiler ist die Gleichgewichtssituation. Grundsätzlich strebt jeder Körper eine stabile Gleichge-

wichtslage an. Stolpert man und „verliert sein Gleichgewicht", findet der Körper eine neue Unterstützungsfläche (im ungünstigsten Fall für den Patienten ist das der Boden), und das Gleichgewicht ist wieder stabil hergestellt. Befindet sich der Körperschwerpunkt unterhalb des Drehpunkts*, wie z. B. bei einem Turner, der an Ringen hängt, spricht man ebenfalls von einem stabilen Gleichgewicht. Der Körper wird sich nach dem Schwingen an den Ringen immer so einpendeln, dass eine stabile Gleichgewichtslage entsteht.

Im Vierfüßlerstand wird die Unterstützungsfläche durch die Kontaktstellen der Hände und der Knie gebildet.

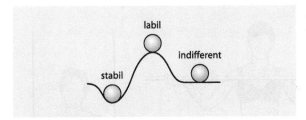

◘ **Abb. 4.2** Gleichgewichtslagen des Körpers

Der Körperschwerpunkt liegt genau in der Mitte der Unterstützungsfläche, die von diesen Kontaktstellen umschlossen wird; somit besteht eine stabile Gleichgewichtssituation.

Sobald der Körperschwerpunkt an den Rand der Unterstützungsfläche wandert, entsteht ein labiles Gleichgewicht.

Labiles Gleichgewicht (◘ **Abb. 4.4**)

Ein Körper mit nur 2 Auflagepunkten befindet sich in einem labilen Gleichgewicht. Die Körpergewichte sind gut darüber ausbalanciert. Schon die geringste Bewegung bringt den Körperschwerpunkt* an den Rand der Unterstützungsfläche. Das ist z. B. beim Einbeinstand zu beobachten, bei dem die Unterstützungsfläche sehr klein ist und daher die Fußmuskulatur ständig arbeitet, um den Körperschwerpunkt justieren. Diese Form der Gleichgewichtsarbeit nennt man Equilibriumsreaktion*. Sowie der Körperschwerpunkt über die Unterstützungsfläche hinaus geht, „verliert" man sein Gleichgewicht.

Eine Person, die auf einem Stuhl nach hinten kippt, befindet sich in einem labilen Gleichgewicht. Sie kann die Kippbewegung des Stuhls durch den Einsatz von Gegengewichten ausbalancieren, aber sobald die einwirkenden Kräfte zu groß werden, kippt der Stuhl mitsamt der Person um. Eine gute Balancefähigkeit ist auch für den Seiltänzer entscheidend. Er befindet sich ständig in einem labilen Gleichgewicht, weil sich der Körperschwerpunkt immer genau über dem Seil befinden muss. Durch eine lange Balancestange kann er jedoch durch minimale Bewegungen mit den Händen eine große Wirkung erzielen und so seinen Körperschwerpunkt über dem Seil zentrieren. Der Turner, der nicht mehr an den Ringen hängt, sondern sich darauf stützt, befindet sich nunmehr ebenfalls in einem labilen Gleichgewicht. Befindet sich der Schwerpunkt oberhalb des Drehpunkts, ist die Gleichgewichtslage ebenfalls labil.

Indifferentes Gleichgewicht (◘ **Abb. 4.5**)

Beim indifferenten Gleichgewicht bleibt die Lage des Körperschwerpunkts zur Unterstützungsfläche immer gleich und damit liegt der Drehpunkt genau im Schwerpunkt. Diese Form des Gleichgewichts kann der menschliche Körper nicht abbilden, da er durch Bewegung eine ständige Veränderung der Lage seines Körperschwerpunkts erfährt.

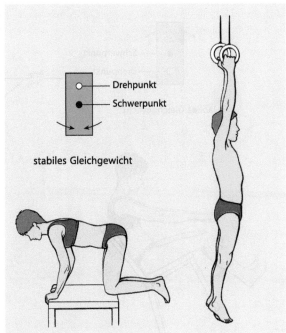

◘ **Abb. 4.3** Stabiles Gleichgewicht

Aktivitätszustände

Die Vielfalt von Haltungs- und Bewegungsmöglichkeiten und die Lage im Raum unter der Einwirkung der Schwerkraft fordert von der Muskulatur verschiedene Arten von Aktivitätszustände. Wir definieren diese unterschiedlichen Aktivitätszustände und sind dann in der Lage, sie bei der Analyse von Haltung und Bewegung zu identifizieren, auf bestimmte Körperabschnitte zu beziehen und sie zu benennen.

Um das Zustandekommen der Aktivitätszustände zu erklären, vergleichen wir das in sich bewegliche System des Körpers mit einer Kette. Die durch passive Strukturen miteinander verbundenen Kettenglieder können gegeneinander bewegt und untereinander nach Bedarf in bestimmten Stellungen stabilisiert werden. Das ist die Aufgabe der Muskulatur. Solche Aktivitätszustände haben für sie typische Bewegungstendenzen, abhängig davon, wie der Körper mit der Umwelt verbunden ist. Wenn wir Bewegung in Zeitlupe sehen könnten, wäre sie als eine Aneinanderreihung von Aktivitätszuständen zu analysieren.

Unabhängig von den eintreffenden Kräften und von der Verbindung des Körpers mit der Umwelt muss die Muskulatur die Fähigkeit haben, die Gelenke während der Bewegung zu kontrollieren. Diese Form der dynamischen Stabilisation hat nichts mit Kraft zu tun. Vielmehr versteht man darunter **Bewegungskontrolle***. Bei jeder Form der Bewegung ist diese dynamische Stabilisation sichtbar an dem idealen äußeren Erscheinungsbild für den gewünschten Bewegungsablauf.

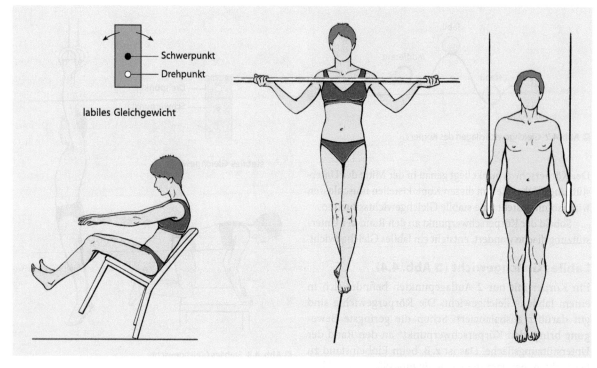

Schwerpunkt

Drehpunkt

labiles Gleichgewicht

◻ **Abb. 4.4** Labiles Gleichgewicht

Bei der Beobachtung von Körperpositionen im Raum benötigt der Therapeut Fachwissen über die Aktivitäten, die sich aus dem Kontakt des Körpers mit der Umwelt ergeben. Die FBL Functional Kinetics beschreibt typisch auftretende Muskelaktivitäten mit bildhaften Begriffen. Sie sollen dem Therapeuten die Beobachtung und Analyse der **Lokalisation der Muskelaktivitäten** erleichtern (Klein-Vogelbach 1990).

❯ Gegen die Schwerkraft gerichtete Muskelaktivität herrscht immer dort, wo Gelenke Bewegungstoleranzen nach unten aufweisen und/oder wenn an den Kontaktstellen des Körpers mit der Umwelt Rutschtendenzen entstehen. Ökonomische Aktivität ist wegen der therapiegerichteten Zielsetzung unserer Analysen immer gefordert. Zu hohe Intensität macht steif und zu niedrige strapaziert die passiven Strukturen des Bewegungssystems. Die ökonomische Aktivität offenbart sich eindrucksvoll an der Art des Kontakts mit der Umwelt. Dabei entscheidet die Anordnung der Gewichte, ob sich Unterstützungsflächen bilden oder ob es sich lediglich um Kontaktstellen des Körpers mit der Umwelt handelt.

4.1.9 Parkierfunktion (◻ Abb. 4.6)

Das in sich bewegliche System des menschlichen Körpers wurde bereits mit einer Kette verglichen. Liegt diese Kette auf einer horizontalen Unterlage und haben alle Kettenglieder Kontakt mit dieser, so hat jedes Kettenglied seinen eigenen Schwerpunkt und seine eigene Unterstützungsfläche*. Ein gemeinsamer Schwerpunkt der Kette kann in dieser Lage nicht bestimmt werden. Jedes Kettenglied ist gleichsam am Boden „geparkt" und drückt mit seinem Eigengewicht auf die Unterlage.

Wenn ein Körperteil, ein Körperabschnitt oder der gesamte Körper gut unterlagert ist, ist am wenigsten Muskelaktivität zwischen diesen einzelnen Körperteilen erforderlich. Der Körper hat eine große Kontaktfläche, und jeder Abschnitt drückt mit seinem Eigengewicht auf die Unterlage. Die Körperteile sind dann auf der Unterlage „geparkt" und befinden sich in Parkierfunktion.

❯ Die Parkierfunktion ist der Aktivitätszustand mit der niedrigsten Intensität der ökonomischen Aktivität.

Ein Merkmal einer adäquaten Muskelsteuerung ist die Fähigkeit zu entspannen. Diese Erkenntnis ist für den Therapeuten der Schlüssel für das Finden optimaler **Entlastungsstellungen**. Sobald die Körperabschnitte mit ihrem Eigengewicht auf einer Unterlage ruhen, sind keine erhöhten muskulären Aktivitäten nötig, um die Körperabschnitte miteinander zu verbinden.

Der Therapeut kann durch **Lagern** die Intensität der muskulären Aktivitäten zwischen einzelnen Körperabschnitten oder Teilen davon gezielt reduzieren. Um den

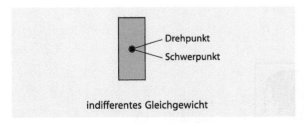

Abb. 4.5 Indifferentes Gleichgewicht

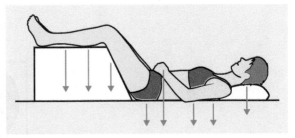

Abb. 4.6 Parkierfunktion

gesamten Körper, also alle 5 Körperabschnitte, auf einer Unterlage zu parkieren, müssen sie gut gelagert werden. Da jeder Körperabschnitt und jeder Teil davon seine individuelle Unterlage in der richtige Höhe erhält, besteht keinerlei gegen die Schwerkraft gerichtete Aktivität, um die Körperteile (Kettenglieder) miteinander zu verbinden.

In **Rückenlage** bedeutet das, dass die KA Becken, Brustkorb und Kopf in die virtuelle Körperlängsachse* eingeordnet sind. Die Halswirbelsäule und die Lendenwirbelsäule sind durch ein kleines Polster unterstützt, um die fallverhindernde Aktivität der Extensoren zu reduzieren. Falls sich der Kopf nicht in die Körperlängsachse einordnen lässt, kann er mit einem kleinen Kissen unterstützt werden. Die Beine sind unterlagert, damit das Becken in Hüft- und Wirbelsäulengelenken genügend Bewegungstoleranzen hat. Die Oberarme sind so unterlagert, dass die Oberarmlängsachsen horizontal eingestellt sind. Das Gewicht der Unterarme ruht auf dem Bauch. Wenn die Arme neben dem Kopf auf zwei Kissen so gelagert werden, dass die Unterarme höher liegen als die Schultergelenke, entlastet das vor allem die Halswirbelsäule. So hat jeder Körperteil seinen eigenen Schwerpunkt, der Körper hat keinen gemeinsamen Schwerpunkt und keine gemeinsame Unterstützungsfläche, denn jeder Körperabschnitt hat seine eigene Kontaktstelle mit der Unterlage.

In Rückenlage kann die Entspannungsfähigkeit der Muskulatur untersucht werden. Liegen die Körperabschnitte mit ihrem Eigengewicht auf der Unterlage, soll die Intensität der Muskelaktivität auf ein Minimum reduziert sein. Folgende Beurteilungskriterien zur Untersuchung der Parkierfunktion müssen erfüllt sein:

– In den lordotischen Wirbelsäulenabschnitten gibt es keine extensorische Muskelaktivität.
– In den Hüftgelenken besteht keinerlei gegen die Schwerkraft gerichtete Aktivität. Dazu liegen die Beine in Rotationsnullstellung.
– Es ist kein hoher Tonus ventral am Hals sichtbar/palpierbar.
– Es zeigen sich normale Atembewegungen.

Die **Seitlage** ist eine häufig genutzte Ausgangsstellung, um Bewegungen der Wirbelsäule zu fazilitieren. Das gelingt jedoch nur, wenn die einzelnen Wirbelsäulenabschnitte gut

gelagert sind und damit die Körperabschnitte selektiv bewegungsfähig sind. Idealerweise sind die Körperabschnitte Becken, Brustkorb und Kopf in die gemeinsame horizontal stehende Körperlängsachse eingeordnet. Daher werden bei Bedarf die Taille und/oder der Brustkorb so weit unterlagert, dass es zu keiner Lateralflexion oder Translation zur Seite kommt. Die Lagerung ist konstitutionsabhängig: Eine + Beckenbreite verlangt die Unterlagerung des Brustkorbs und der Taille. Ein + frontotransversaler Brustkorbdurchmesser muss durch eine Höherlagerung des Beckens kompensiert werden. Zusätzlich muss das oben liegende Bein genügend hoch unterlagert werden, damit sich das Gewicht nicht transversalabduktorisch an das Becken hängt und damit auch in der Wirbelsäule kein rotatorisches Drehmoment entsteht. Eine Unterlagerung des oben liegenden Arms empfiehlt sich aus dem gleichen Grund. Er wird unterlagert, damit die Rotatoren der Wirbelsäule keine fallverhindernde Arbeit leisten müssen.

Eine gute Lagerung in **Halbseitlage** kann die muskulären Aktivitäten reduzieren, die häufig für Schmerzen verantwortlich sind. Die Körperabschnitte Becken und Brustkorb, deren mittlere Frontalebene* einen Winkel von ca. 45° zur horizontalen Unterlage bildet, sind vorn mit einem Kissen gut unterpolstert. Wenn nötig, wird auch die Halswirbelsäule unterlagert, ein Abweichen des Kopfs nach ventral kann jedoch toleriert werden. Der untere Arm liegt bequem hinter dem Rücken auf der Unterlage. Der obere Arm wird unter dem Oberarm und Schultergelenk unterpolstert. Das unten liegende Bein liegt mit seiner ventrolateralen Seite auf der Unterlage und ist in Hüft- und Kniegelenk bequem flektiert. Das oben liegende Bein ist medial am Oberschenkel bis zum Hüftgelenk ebenfalls unterpolstert. Hüft- und Kniegelenk sind in bequemer Flexionsstellung.

Sobald sich durch die Veränderung der räumlichen Lage die „Kettenglieder" der Körperabschnitte muskulär verbinden, haben die so verbundenen Teile einen gemeinsamen Schwerpunkt. Wenn sich der Mensch aus der guten Lagerung erhebt, seine Körperabschnitte sich muskulär verbinden und er schließlich auf seinen Beinen steht, haben sich auch die Schwerpunkte der einzelnen Körperabschnitte zu einem Körperschwerpunkt* vereinigt.

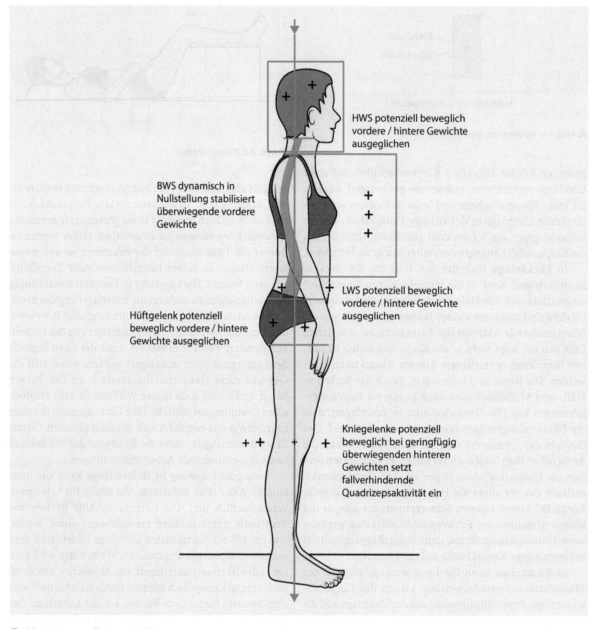

HWS potenziell beweglich
vordere / hintere Gewichte
ausgeglichen

BWS dynamisch in
Nullstellung stabilisiert
überwiegende vordere
Gewichte

LWS potenziell beweglich
vordere / hintere Gewichte
ausgeglichen

Hüftgelenk potenziell
beweglich vordere / hintere
Gewichte ausgeglichen

Kniegelenke potenziell
beweglich bei geringfügig
überwiegenden hinteren
Gewichten setzt
fallverhindernde
Quadrizepsaktivität ein

□ Abb. 4.7 Potenzielle Beweglichkeit

Im aufrechten Stand bietet der Körperabschnitt
Brustkorb für den Schultergürtel eine Auflagefläche. Da
seine muskuläre Verbindung mit dem Brustkorb nicht
aktiviert ist, ist der Schultergürtel in Parkierfunktion.
Die geringste Bewegung kann diesen Zustand sofort
verändern. Bei Vorneigung der Körperlängsachse müssen dorsale Muskeln das Fallen des Schultergürtels in
Protraktion verhindern, und wenn der Körperabschnitt
Brustkorb seine extensorische dynamische Stabilisation
aufgibt und in sich zusammensinkt, kann der Schultergürtel nicht mehr parkiert werden, da er nach ventral/
kaudal abrutscht.

4.1.10 **Potenzielle Beweglichkeit** (**□ Abb. 4.7**)

Die leichte Ansprechbarkeit der Muskeln auf Bewegung
nennen wir potenzielle Beweglichkeit. Sie erleichtert die
Erhaltung eines labilen Gleichgewichts. Sind alle Körperabschnitte in Parkierfunktion, wird die Bereitschaft der
Muskulatur, im Sinne von Gleichgewichtsreaktionen zu
reagieren, nicht benötigt. Die potenzielle Beweglichkeit ist
dann gleich Null. Je kleiner die Unterstützungsfläche* wird,
umso größer muss bei ökonomischem Bewegungsverhalten
die potenzielle Beweglichkeit werden, weil die labile Gleich-

gewichtslage eine hohe Reaktionsbereitschaft der Muskulatur verlangt. In aufrechter Haltung sind die lordotischen Wirbelsäulenabschnitte im Aktivitätszustand der potenziellen Beweglichkeit, da die Gewichte über ihren Flexions-/Extensionsachsen vorn und hinten gleich verteilt sind.

> ❯ Die potenzielle Beweglichkeit ist am stärksten ausgeprägt, wenn die betreffenden Schaltstellen der Bewegung keine lagebedingte, persistierende und fallverhindernde Muskelaktivität benötigen.

Eine potenziell bewegliche Halswirbelsäule benötigt einen guten Unterbau, der es erlaubt, dass die Längsachse des Kopfes annähernd vertikal steht. Diesen Unterbau bildet die in ihrer Nullstellung dynamisch stabilisierte Brustwirbelsäule. Die Längsachse des Körperabschnitts Brustkorbs steht ebenfalls vertikal. Außerdem muss das Gewicht des Kopfes in Bezug auf die horizontalen Bewegungsachsen der Halswirbelsäule neutral verteilt sein.

Eine potenziell bewegliche Lendenwirbelsäule, die in ihrem kaudalsten Bewegungssegment L5/S1 mit dem knöchernen Beckenring verbunden ist, braucht zwangsläufig auch eine potenzielle Beweglichkeit des Beckens in den Hüftgelenken. Im Zweibeinstand der aufrechten Haltung beschränkt sich die potenzielle Beweglichkeit des Beckens auf flexorische bzw. extensorische Bewegungen in Hüft- und Lendenwirbelsäulengelenken. Diese potenzielle Beweglichkeit ist wiederum abhängig von einer guten Statik der Beinachsen, da die Beine den Unterbau für den Körperabschnitt Becken sowie für die gesamte Wirbelsäule darstellen. Gleichzeitig müssen die Gewichte des Überbaus der Lendenwirbelsäule, die Körperabschnitte Brustkorb, Kopf und Arme, in Bezug auf die Flexions-/Extensionsachsen der Hüft- und Lendenwirbelsäulengelenke neutral verteilt sein.

Der Aktivitätszustand der potenziellen Beweglichkeit findet sich auch bei den Kniegelenken, wenn die Beinachsen optimal stehen und alle darüber liegenden kranialen Gewichte optimal verteilt sind.

> ❯ Ohne dynamische Stabilisation der Brustwirbelsäule können die lordotischen Wirbelsäulenabschnitte der Hals- und Lendenwirbelsäule nicht potenziell beweglich sein und verlieren ihr ökonomisches Bewegungsverhalten.

Potenziell beweglich sind die Körperabschnitte Becken und Kopf, wenn sie sich selektiv bewegen können. Das gelingt nur, wenn die Gelenke bei der Bewegung dynamisch zentriert bleiben und eine koordinierte Steuerung der Muskulatur erfolgt. Die Untersuchung, ob die Körperabschnitte potenziell beweglich sind, erfolgt im Stehen und im Sitzen. Sind die Körperabschnitte in die gemeinsame Körperlängs-

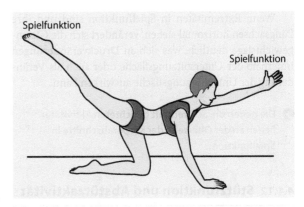

Spielfunktion

Spielfunktion

◻ **Abb. 4.8** Spielfunktion

achse* eingeordnet, zeigt der Körperabschnitt Kopf eine leichte Bewegungsbereitschaft in alle Richtungen, und der Körperabschnitt Becken balanciert auf den Femurköpfen.

4.1.11 Spielfunktion (◻ Abb. 4.8)

Wenn eine Extremität proximal am Körper aufgehängt ist und sich distal frei bewegen kann, so befindet sie sich in einem Aktivitätszustand, den wir Spielfunktion nennen. Körperabschnitte in Spielfunktion sind auch in sich beweglich. Sobald sie sich aus der stabilen Gleichgewichtslage des Hängens entfernen, können sie nur dann frei beweglich bleiben, wenn ihre Hebel in den Gelenken von bewegenden, hebenden, bremsenden, fallverhindernden Aktivitäten der überbrückenden Muskulatur zusammengehalten werden. Der distale Gelenkpartner hängt dabei jeweils am proximalen.

Die Spielfunktion ist der typische Aktivitätszustand des Körperabschnitts Arme. Er ist dafür prädestiniert, da er proximal über den Schultergürtel am Brustkorb befestigt ist. Die Arme können sich dreidimensional im Raum bewegen und leicht auf Gewichtsverschiebungen reagieren. Das gelingt nur ökonomisch, wenn der Körperabschnitt Brustkorb einen optimalen Unterbau bietet und dynamisch stabilisiert ist. Eine fehlende Nachlassfähigkeit der Schultergürtelmuskulatur beim Heben des Arms zeigt sich in einer nicht adäquaten weiterlaufenden Bewegung*. Die Spielfunktion entsteht auch bei Gleichgewichtsreaktionen*, wenn der Arm als Gegengewicht eingesetzt wird.

Beim Gehen befindet sich immer alternierend ein Bein in Spielfunktion. Die proximale Aufhängung geschieht im Hüftgelenk. Eine Ausnahme der Spielfunktion ist der Kopf, da er bei aufrechter Haltung in der vertikal stehenden Körperlängsachse über dem Brustkorb balanciert. Bei Neigung der Körperlängsachse aus der Vertikalen kommt der Körperabschnitt Kopf im engsten Sinne der Definition in Spielfunktion, da er dann proximal am Körperabschnitt Brustkorb hängt.

Wenn Extremitäten in Spielfunktion sind und ihre Längsachsen horizontal stehen, verändert sich die Gleichgewichtslage deutlich, was sich an Druckveränderungen innerhalb der Unterstützungsfläche oder auch als Veränderung der Unterstützungsfläche auswirken kann.

> ❯ Die gegen die Schwerkraft gerichteten Aktivitäten liegen an der Oberseite der Körperabschnitte in Spielfunktion.

4.1.12 Stützfunktion und Abstützaktivität

Drückt eine Extremität mit mehr als ihrem Eigengewicht vertikal auf die Unterlage und sind die dazwischen liegenden Gelenke stabilisiert, so befindet sich dieser Körperabschnitt in **Stützfunktion**.

Da Körperabschnitte in sich beweglich sind, können sie nur dann Druck mit mehr als ihrem Eigengewicht auf ihre Unterlage ausüben, wenn außer der Muskulatur ihrer eigenen Gelenke mindestens auch die überbrückende Muskulatur zum angrenzenden Körperabschnitt verbindend aktiviert wird. Am häufigsten kann man das Phänomen der Stützfunktion beobachten, wenn der Boden die Unterlage bildet und der Druck in Richtung der Schwerkraft wirkt. Dann liegt der Körperschwerpunkt über der Unterlage, und die zu stabilisierenden Gelenke liegen übereinander. Sobald angrenzende Körperabschnitte muskulär mit den stützenden Aktivitäten verbunden sind, wie z. B. das Becken mit dem Bein oder der Brustkorb mit den Armen, drücken die Extremitäten mit mehr als ihrem Eigengewicht auf die Unterlage.

Bei einem Körperabschnitt, der sich in Stützfunktion befindet, müssen die Mittelgelenke rotatorisch gegenläufig gegen die Richtung des Drucks im Sinne einer weiterlaufenden Bewegung stabilisiert sein. Die in den beteiligten Gelenken vorhandenen Rotationskomponenten wirken durch gegensinnige aktive Widerlagerung* von Niveau zu Niveau entsprechend ihrer proximal/distalen Anordnung – dem Anziehen einer Schraube vergleichbar, sichernd auf das stützende Gefüge. Das ist ein Merkmal der Effizienz im geschlossenen System und wird **Rotationssynergie** genannt. Diese ermöglicht eine zentrische Belastung der Gelenkflächen auch bei unterschiedlicher Gewichtsbelastung.

Wenn sich ein Patient mit einer Hand auf einer Tischplatte abstützt, um die andere Hand zum Arbeiten frei zu haben, befindet sich der Arm in Stützfunktion. Die Handfläche bildet den Kontakt mit der Unterstützungsfläche. Die Stützfunktion entsteht, weil sich der Körperabschnitt Brustkorb an den Schultergürtel des stützenden Arms hängt und durch diese Muskelaktivität der Druck der Handfläche auf dem Tisch größer wird als das Eigengewicht des Arms. Durch die fallverhindernde Aktivität

des M. serratus anterior, der Mm. rhomboidei und des M. trapezius wird der Brustkorb am Schultergürtel aufgehängt. Die Aktivität der Dorsalextensoren verhindern am Handgelenk die Palmarflexion, am Ellenbogengelenk wirken die Extensoren flexionsverhindernd, und am Schultergelenk verhindern die Abduktoren die Adduktion. Die pronatorische Verschraubung des Unterarms gegen die außenrotatorisch gegenschraubende Aktivität wirkt wie ein sicherndes Gewinde. Ohne die Verschraubung ist der Stütz unökonomisch. Die Rotationssynergie des Körperabschnitts Arme ist also gewährleistet, wenn der Oberarm im Schultergelenk außenrotatorisch eingestellt wird und somit, wenn die Hand standortkonstant ist, eine pronatorische Verschraubung im Unterarm entsteht. Weiterlaufend nach kranial kommt es zur Kaudalduktion des Schultergürtels, der damit eine gute Verankerung mit dem Brustkorb herstellen kann (◨ Abb. 4.9a).

Die Stützfunktion im Einbeinstand ist optimal, wenn die Hauptbelastung unter dem Großzehenballen ist und die Ferse gerade keinen Bodenkontakt hat. Fallverhindernd aktiviert sind dann die Plantarflexoren des oberen Sprunggelenks, der Quadrizeps im Kniegelenk als Flexionsverhinderer und die Abduktoren des Hüftgelenks, da das Becken am Oberschenkel verankert werden muss. Somit entsteht synergistisch eine Aktivierung der Lateralflexoren der Gegenseite, die dabei helfen, das Becken am Brustkorb aufzuhängen. Hier entsteht das sichernde Gewinde durch die pronatorische Verschraubung des Vorfußes gegen die außenrotatorische Aktivität im Standbeinhüftgelenk. Die Außenrotatoren des Hüftgelenks verhindert die Medialrotation der Flexions-/Extensionsachse und damit einen medialen Kollaps. Das Gewinde setzt sich fort auf die Außenrotation des Beckens im Standbeinhüftgelenk und die Rotationstendenz des Brustkorbs in die Gegenrichtung.

Bei der **Abstützaktivität** ist die Rotationssynergie immer noch gewährleistet, jedoch steht der Arm nicht mehr vertikal. Dadurch entstehen Rutschtendenzen, die durch Muskelaktivitäten verhindert werden. Der koordinative Anspruch steigt, da einerseits gegen die Falltendenzen nach unten und andererseits gegen die Rutschtendenz stabilisiert werden muss. Die Abstützvorrichtung ist am günstigsten, wenn sie vertikal steht wie z. B. eine Wand und die abgestützten Körperabschnitte sich zur Wand hin neigen. Mit der Größe des Neigungswinkels wächst die Rutschtendenz an allen Kontaktstellen des Körpers mit der Umwelt (◨ Abb. 4.9b).

Da der Körper ein in sich bewegliches System ist, ändert sich beim Anlehnen des Körpers an eine Abstützvorrichtung die topographische Lage der fallverhindernden Muskulatur, indem die der Abstützvorrichtung zugewandte Körperseite fallverhindernd verspannt wird, damit der abgestützte Teil des Körpers nicht durchhängt.

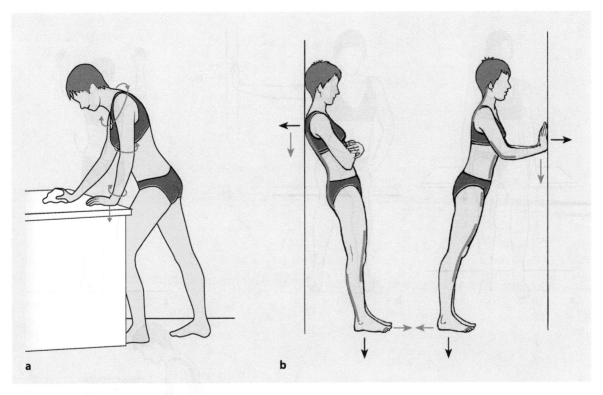

Abb. 4.9a,b Stützfunktion und Abstützaktivität. **a** Rotationsverschraubung beim Stützen, **b** Abstützen und Lehnen an einer Wand

Die Stützfunktion dient z. B. beim Gehen mit Unterarmgehstützen der Entlastung der Beine. Wird nur eine Gehhilfe benutzt, muss der Patient darauf achten, dass Arm und Stütze bei Belastung immer senkrecht übereinander stehen. Wenn die Kontaktstelle Stütze/Boden zu weit außen liegt, neigt sich die Gehhilfe bei Belastung nach innen und bekommt Rutschtendenzen nach außen. In der Folge neigt sich auch die Achse des zu entlastenden Standbeins nach innen und bekommt ebenfalls Rutschtendenzen nach außen, das Bein befindet sich somit in Abstützaktivität. Die mediale Seite des Standbeins muss fallverhindernd aktiviert werden (gegen die Rutschtendenz), am Hüftgelenk adduktorisch, am unteren Sprunggelenk eversorisch. Der mediale Bandapparat am Kniegelenk wird unökonomisch beansprucht, und eine funktionelle Beinachsenbelastung kann nicht stattfinden.

4.1.13 Druck- und Abdruckaktivität

Wird der Druck eines Körperteils an einer Kontaktstelle mit der Unterlage erhöht, nennt man das **Druckaktivität**. Dabei entsteht an den beteiligten Gelenken eine Kompression.

Bei Druckaktivität wird der Körperschwerpunkt* in Richtung der Kontaktstelle verschoben. Damit werden die Gewichte des Körpers neu verteilt. Der vermehrte Druck

eines Körperabschnitts oder von Teilen des Körpers wird dadurch ermöglicht, dass man sich in Richtung dieser Kontaktstelle des Körpers mit der Umwelt bewegt oder weil über das Bilden von Brücken Gewichte von der Unterlage abgehoben werden.

Instruiert der Therapeut Druckaktivität, dient das oft dazu, die Stützfunktion der Extremitäten zu stimulieren oder zu intensivieren oder aber andere Körperteile zu entlasten. Wenn im aufrechten Sitz die Instruktion lautet, den Druck beider Hände neben dem Becken auf der Unterlage zu erhöhen, verstärkt sich für beide Arme die Stützfunktion. Die Druckerhöhung kommt zustande, weil der Brustkorb muskulär an den Schultergürtel gehängt wird. Dadurch vermindert sich die Last, die auf den Körperabschnitt Becken drückt. Da das Becken zudem über den M. latissimus mit dem Körperabschnitt Arme verbunden ist, vermindert sich der Druck unter dem Gesäß, je intensiver der Druck unter den Händen wird. Sobald es von der Unterlage abgehoben wird, dient auch das Gewicht der Oberschenkel (bei parkiertem Körperabschnitt Beine) dazu, den Druck auf den Händen zu erhöhen. Wenn nur noch die Hände den Kontakt mit der Unterlage herstellen, kann auch die Druckaktivität nicht weiter erhöht werden, da bereits das gesamte Körpergewicht dazu genutzt wird (Abb. 4.10 Abb. 4.10a).

Wird in derselben Ausgangsstellung (Sitz) der Druck nur unter einer Hand verstärkt, ergibt sich ein anderes Be-

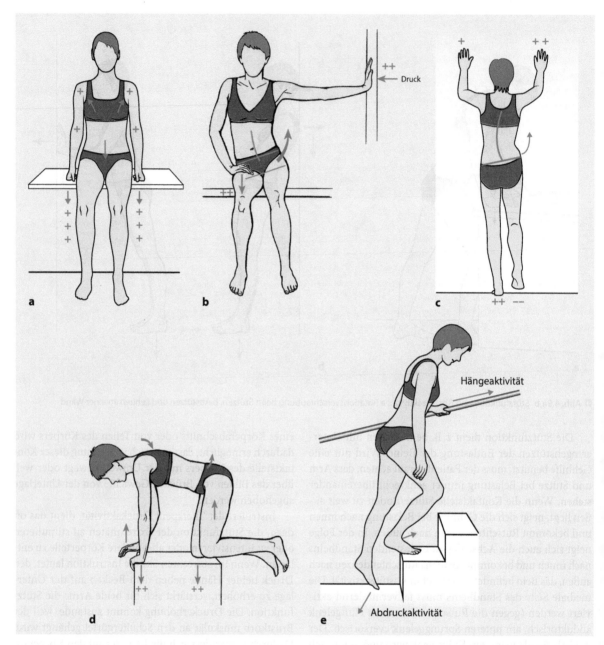

Abb. 4.10a–e Druck- und Abdruckaktivität. **a** Druckerhöhung beider Hände auf der Unterlage führt zur Entlastung der Lendenwirbelsäule, **b** Druckerhöhung einer Hand führt zum Anheben der kontralateralen Beckenseite, **c** Druckerhöhung der rechten Hand beim Abstützen an der Wand führt zum Anheben des Beckens auf derselben Seite; lateralflexorisch in der Wirbelsäule und abduktorisch im Standbeinhüftgelenk, **d** Druckerhöhung der rechten Hand im Vierfüßlerstand führt zum Anheben des Beckens auf derselben Seite, rotatorisch in der Wirbelsäule und transversalabduktorisch im Standbeinhüftgelenk, **e** Abdruckaktivität beim Treppensteigen

wegungsergebnis. Der Patient hat zwei Möglichkeiten, den Bewegungsauftrag „Erhöhen Sie den Druck unter einer Hand" zu realisieren. Entweder er bewegt seinen Körperschwerpunkt in diese Richtung und neigt sich lateralflexorisch oder translatorisch zur Seite oder er hebt das Becken lateralflexorisch auf der Seite an, auf der sich der Druck erhöht (◘ Abb. 4.10b). Im gegenüberliegenden Hüftgelenk kommt es zur Innenrotation des Beckens im Hüftgelenk,

und der Druck erhöht sich auch an der Kontaktstelle Becken/Unterlage. Zwischen den Kontaktstellen Hand und Becken/Oberschenkel ist eine Brücke entstanden, da zwischen ihnen liegende Körpergewichte angehoben werden.

Wenn sich an irgendeiner Kontaktstelle des Körpers mit der Umwelt der Druck erhöht, müssen an anderen Stellen Gewichte gegen die Schwerkraft nach oben gehoben werden. Stützt man sich mit etwas vorgeneigter Körperlängsachse* an einer Wand ab und verstärkt den Druck unter der rechten Hand, wird die rechte Beckenseite vorwiegend lateralflexorisch in der Wirbelsäule und abduktorisch im Standbeinhüftgelenk angehoben (◘ Abb. 4.10c). Je größer die Neigung der Körperlängsachse wird, desto mehr überwiegt die rotatorische Bewegungskomponente. Stützt man z. B. im Vierfüßlerstand und verstärkt den Druck unter der rechten Hand, wird ebenfalls die rechte Beckenseite angehoben. Die Bewegungsachse der Wirbelsäule steht horizontal, und daher erfolgt die Bewegung rotatorisch in der Wirbelsäule (Rotation des Beckens nach rechts) und transversalabduktorisch im kontralateralen Hüftgelenk (◘ Abb. 4.10d).

Wenn in der Ausgangsstellung Sitz die Hände auf den Oberschenkeln stützen, entsteht eine Traktion zwischen den Körperabschnitten Brustkorb und Becken. Der Brustkorb hängt an den Muskeln des Schultergürtels und wird etwas angehoben. Gleichzeitig verstärkt sich der Druck der Hände auf dem Oberschenkel, und dadurch wird das Becken unten gehalten. Da sich der gemeinsame Körperschwerpunkt nicht verändert, kommt es auch nicht zur Änderung der Druckverhältnisse an den Auflagestellen des Körpers mit der Unterlage.

Das **Abdrücken** mit den Armen bringt den Körper üblicherweise in eine andere Position. Diese Fähigkeit fordert eine spezifische Aktivierung der Muskelsysteme, die die auftretenden Beschleunigungskräfte kontrollieren muss.

Da durch die Abdruckaktivität eine Kontaktstelle des Körpers mit einer Unterlage aufgegeben wird, gerät der Körperabschnitt, der den Abdruck bewerkstelligt hat, automatisch in Spielfunktion. Die Unterstützungsfläche* wird kleiner, die Gleichgewichtslage des Körpers verändert sich und das Gewicht des in Spielfunktion geratenen Körperabschnitts wirkt bremsend in Bezug auf die Abstoßrichtung.

Beim normalen Gehen kommt es zu keiner Abdruckaktivität, da im konstanten Gangtempo das permanente Überwiegen der vorderen Gewichte des Spielbeins mit dem Becken und des Spielarms den „drive" für den Gehautomatismus aufrecht erhält.

Wenn man jedoch eine Treppe hinauf geht, fehlt die permanente Beschleunigung der Gewichte nach vorn. Die Gewichtsverlagerung der Körperabschnitte Becken, Brustkorb und Kopf ist nach vorne/oben gerichtet. Dadurch wird das Körpergewicht gegen die Schwerkraft konzentrisch angehoben.

Beim ökonomischen Treppensteigen wird die Hubarbeit des voran gehenden Beins durch die Abdruckaktivität des hinteren Beins und die Hängeaktivität des Arms am Treppengeländer vermindert (◘ Abb. 4.10e). Beim Aufsetzen des Fußes auf die nächsthöhere Treppenstufe hat die Ferse keinen Kontakt mit der Unterlage, wodurch die plantarflexorische Muskulatur des oberen Sprunggelenks in die Hubarbeit einbezogen werden kann. Nach dem Ab-

druck kommt das Bein in Spielfunktion und kann auf der nächsthöheren Stufe aufsetzen. Wird die ganze Fußsohle auf die nächste Stufe gestellt, fehlt die Vorspannung der Plantarflexoren und Pronatoren, die für die Abdruckaktivität nach oben nötig ist. Dadurch ist die Dynamik der Gewichtsverlagerung nach vorne unterbrochen, und jeder Schritt muss aktiv neu ausgelöst werden (Bongartz 2013).

> ❯ Druckaktivität ist der Weg zur Stützfunktion.
> Abdruckaktivität ist der Weg zur Spielfunktion.

4.1.14 Brückenaktivität

Wenn bei einer Körperhaltung oder Bewegung die Unterstützungsfläche durch mehr als eine Kontaktstelle des Körpers mit der Unterlage bestimmt wird, so müssen die dazwischen liegenden Körperabschnitte muskulär verspannt werden. Die Muskulatur, die diesen Brückenbogen verspannt, nennen wir Brückenaktivität. Die muskuläre Verspannung des in sich beweglichen Gewölbes findet als hebende oder fallverhindernde Aktivität in einer sog. geschlossenen Kette an der Unterseite des Brückenbogens statt.

Da die Brückenbogen an jedem Ende aufliegen, ist die Hubbelastung* gering, da kein freier Hebelarm gehoben, gehalten oder gebremst werden muss. Dennoch kann mit Brückenaktivität eine hohe Intensität der ökonomischen Aktivität erzeugt werden, wenn die Stützpfeiler weit auseinander stehen.

> ❯ In Brückenaktivität müssen die Körperabschnitte, die zwischen den Kontaktstellen liegen, ohne Arretierung* der Gelenke stabilisiert werden können. Diese Art der Kontaktaufnahme mit der Umwelt erfordert eine dominant untenliegende Muskelaktivierung.

Beim Vierfüßlerstand bilden die Arme die Stützpfeiler, zwischen denen der Körperabschnitt Brustkorb gehalten wird. Eine gute Stützfunktion der Arme ist unabdingbare Voraussetzung für eine erfolgreiche Brückenaktivität. Der Körperabschnitt Brustkorb ist am Schultergürtel aufgehängt, und der Körperabschnitt Becken hängt extensorisch an den Oberschenkeln. In dieser Position muss die Wirbelsäule durch Brückenaktivität der Bauchmuskulatur in ihrer Nullstellung fallverhindernd stabilisiert werden – sie verspannt den Brückenbogen (◘ Abb. 4.11a). Die Bauchmuskulatur wirkt als Heber, wenn LWS und BWS, deren Längsachsen horizontal stehen sollen, zu viel Extension aufweisen. Eine Vergrößerung des Abstands zwischen den Kontaktstellen, wie z. B. bei der therapeutischen Übung „Brückenbauch" (Spirgi-Gantert u. Suppé 2012), muss durch eine erhöhte Aktivität der fallverhindernd arbeitenden Muskeln stabilisiert werden (◘ Abb. 4.11b).

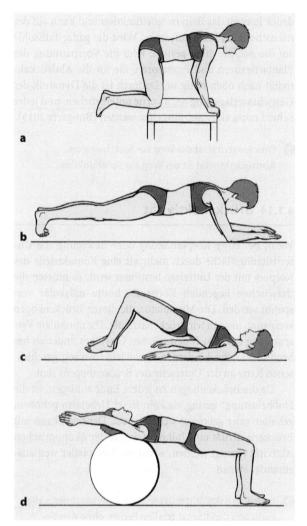

a

b

c

d

□ Abb. 4.11a–d Brückenaktivität. **a** Vierfüßlerstand, **b** Brückenbauch, **c** „bridging", **d** Bett des Fakirs

Beim „bridging" (□ Abb. 4.11c) wird das Gewicht des Beckens von der Unterlage angehoben. Die Oberschenkel hängen extensorisch am Kniegelenk und die Kontaktstelle des Körpers mit der Unterlage wird nur noch von den Füßen und dem Körperabschnitt Arme und Kopf gebildet. Je nachdem, wie weit das Becken angehoben wird, haben kraniale Teile des Brustkorbs ebenfalls Kontakt mit der Unterlage. Der Brückenbogen, der dazwischen entsteht, wird durch dynamisch konzentrische Arbeit der Hüftgelenksextensoren und der lumbalen und thorakalen Wirbelsäulenextensoren verspannt. Je höher die Druckaktivität der Füße und der Arme, desto mehr Gewicht wird von der Unterlage angehoben.

Die therapeutische Übung „Bett des Fakirs" (Bürge u. Spirgi-Gantert 2012) bedingt in der Endstellung eine Aktivierung der Extensoren der Wirbelsäule und der Hüftgelenke in Brückenaktivität (□ Abb. 4.11d). Wird ein Bein entlastet, hängt es sich flexorisch im Hüftgelenk an das Be-

cken und verursacht ein Drehmoment in der Wirbelsäule. Die Innenrotatoren des Standbeinhüftgelenks und die Rotatoren der Wirbelsäule sind fallverhindernd aktiviert. Die Brückenaktivität verläuft nun diagonal vom Standbeinhüftgelenk zum gegenüberliegenden Schultergürtel. Zur besseren Stabilität ist es hilfreich, den Ball etwas zur Seite des Standbeins zu rollen.

4.1.15 Hängeaktivität

Wenn sich der ganze Körper oder einzelne Teile davon an eine entsprechende Vorrichtung hängen, entsteht in den betroffenen Gelenken eine Traktion und eine Aktivität, die wir Hängeaktivität nennen. Die hängenden Teile streben eine stabile Gleichgewichtslage an. Durch den Zug, der an den Gelenken entsteht, wird die Muskulatur zur Aktivität stimuliert, es können klimmzugartige Bewegungsmuster entstehen (□ Abb. 4.12a,b).

Zur motorischen Kontrolle gehört, dass bei Distraktion die Muskulatur reaktiv und schnell aktiviert wird, um Überlastungen gegen die Zugrichtung zu vermeiden. Der Körper wird über den Arm in unterschiedlichen Positionen an die Umwelt angehängt, z. B. im Alltag beim Festhalten am Haltegriff in der Bahn oder am Treppengeländer. Bei sportlichen Aktivitäten hängt sich der Körper z. B. an das Segel beim Surfen oder an die Kletterwand (Suppé u. Bongartz 2012).

Wenn der Therapeut z. B. am Spielbein des Patienten einen flexorischen Widerstand gibt, hängen sich Therapeut und Patient aneinander. Beim Patienten entsteht eine Aktivität der Hüftflexoren. Weiterlaufend nach kranial hängt sich der Brustkorb über die Bauchmuskulatur an das Becken. Wenn der Widerstand so groß wird, dass von distal die Flexion des Beins verhindert wird, entsteht eine „klimmzugartige" Bewegung, und der gesamte Körper wird zur Hängevorrichtung (Therapeut) hingezogen. Der Rutschtendenz kann der Patient entgegenwirken, wenn sich der Patient an der Behandlungsbank abstützt (□ Abb. 4.12c).

Hängeaktivität kann gezielt zur Entlastung bestimmter Körperabschnitte eingesetzt werden. Wenn sich der Patient im Sitzen mit den Armen rechts und links neben dem Becken stützt, hängt sich der Brustkorb an den Schultergürtel, und der Körperabschnitt Becken wird entlastet.

4.2   Weiterlaufende Bewegung und ihre Widerlagerung

Weiterlaufende Bewegungen sind frühe Muster der motorischen Entwicklung. Im Bewegungsverhalten des Erwachsenen sind sie immer nur Teilstück eines Bewegungsablaufs.

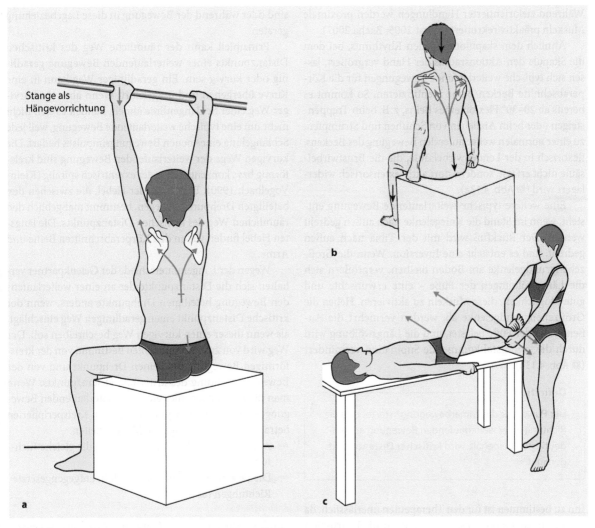

□ Abb. 4.12a–c Hängeaktivität. **a** an einer Stange, **b** der Brustkorb hängt am Schultergürtel und entlastet dadurch die Lendenwirbelsäule, **c** Therapeut und Patient hängen aneinander, wenn der Therapeut einen flexorischen Widerstand gibt

Die Bewegungsrichtung bestimmt die Bewegungskomponente der Gelenke, die durch die weiterlaufende Bewegung angesprochen werden. Da Bewegung der Regel folgt, dass sie den Weg des geringsten Widerstands wählt, sind alle Bewegungsachsen, die durch die vorbestimmte Richtung der Primärbewegung* in einem günstigen Winkel getroffen werden, an der Bewegung beteiligt. Die entsprechenden Gelenke, die Bewegungskomponenten zum Ziel hin anbieten, sind an der Bewegung beteiligt. Wo zu viel Widerstand ist und damit die potenzielle Beweglichkeit* des Körperabschnitts* herabgesetzt ist, setzen weiterlaufende Bewegungen zu früh ein. Die Qualität einer weiterlaufenden Bewegung erkennt man am idealen äußeren Erscheinungsbild und an der situationsangepassten Aktivierung der Muskulatur. Eine schlechte Bewegungsqualität kann als verminderte **neuromuskuläre Kontrolle** interpretiert werden, da sich eine gute Funktion des Kontrollsystems an

einer ökonomisch weiterlaufenden Bewegung zeigt (Suppé et al. 2011).

❯ Wenn ein beliebiger Punkt des Körpers durch einen Bewegungsimpuls in eine bestimmte Richtung geleitet wird und in anderen Gelenken Bewegungsausschläge stattfinden, die der zielgerichteten Verwirklichung der Primärbewegung dienen, spricht man von weiterlaufenden Bewegungen.

Zu einer ökonomisch weiterlaufenden Bewegung gehört die proximale Stabilisierung. „Die für die zielgerichtete Bewegung notwendige proximale Stabilisation wird über Bewegungs- und Haltungsprogramme subkortikal gesteuert. Das heißt, dass der unbewusste Teil des Gehirns die Bewegung vorbereitet, bevor wir uns des Gedankens an die Bewegung bewusst sind" (Bader-Johansson 2000).

Während zielorientierter Handlungen werden proximale Muskeln präaktiv rekrutiert (Horst 2005; Bacha 2007).

Ähnlich dem skapulothorakalen Rhythmus, bei dem die Skapula den Aktionsradius der Hand vergrößert, lassen sich typische weiterlaufende Bewegungen für die Körperabschnitte Becken/Beine identifizieren. So kommt es bereits ab 20–30° Flexion eines Beins, z. B. beim Treppensteigen oder beim Anziehen von Schuhen und Strümpfen, zu einer normalen weiterlaufenden Bewegung des Beckens, flexorisch in der Lendenwirbelsäule, die die Brustwirbelsäule nicht erfasst, sondern dort aktiv extensorisch widerlagert wird (◘ Abb. 4.13a).

Eine weitere typische weiterlaufende Bewegung entsteht, wenn im Stand die Kniegelenke nach außen gedreht werden. Der Rückfuß wird mit der Tibia nach außen gedreht, und es entsteht eine Inversion. Wenn die Großzehengrundgelenke am Boden bleiben, vergrößern sich die Längswölbungen der Füße – eine erwünschte und gute Möglichkeit, diese Muskeln zu aktivieren. Heben die Großzehengrundgelenke ab, werden vermehrt die Außenränder der Füße belastet, und die Längswölbung wird durch die von distal kommende Supination vermindert (◘ Abb. 4.13b).

> **Definition**
>
> Der Punkt, der die Primärbewegung* startet und die Richtung einer weiterlaufenden Bewegung am eindeutigsten beibehält, wird **kritischer Distanzpunkt** genannt.

Ihn zu bestimmen ist für den Therapeuten unerlässlich, da er ihn für die Bewegungsanalyse und für die Instruktion der Bewegung benötigt. Die Angabe der Bewegungsrichtung und des Bewegungsausmaßes des kritischen Distanzpunkts erleichtert dem Patienten das Ausführen eines Bewegungsauftrags entscheidend.

Jeder an einer weiterlaufenden Bewegung beteiligte Drehpunkt* besitzt natürlich seinen distalen und proximalen bzw. kaudalen und kranialen Distanzpunkt*. Die Abstandsveränderungen dieser Distanzpunkte geben Auskunft über Qualität und Quantität der stattfindenden Bewegungen, also über das Ausmaß der Bewegungsausschläge und über die Beteiligung der Bewegungskomponenten, die in dem betreffenden Bewegungsniveau möglich sind. Das Ausmaß eines Bewegungsausschlags wird durch die Richtung des kritischen Distanzpunkts der weiterlaufenden Bewegung bestimmt. Die Beteiligung vorhandener Bewegungskomponenten hängt davon ab, wie die betreffenden Bewegungsachsen in der „Schusslinie" der weiterlaufenden Bewegung liegen. Beteiligt sind diejenigen, die von der Bewegungsrichtung annähernd rechtwinklig getroffen werden und untereinander parallel

sind oder während der Bewegung in diese Lagebeziehung geraten.

Prinzipiell kann der räumliche Weg des kritischen Distanzpunkts einer weiterlaufenden Bewegung geradlinig oder kurvig sein. Ein geradliniger Weg kann in eine Kurve übergehen und umgekehrt. Wenn aber ein kurviger Weg einer Schlangenlinie ähnelt, handelt es sich nicht mehr um eine typische weiterlaufende Bewegung, weil jede Schlängelung eines neuen Bewegungsimpulses bedarf. Die kurvigen Wege der weiterlaufenden Bewegung sind kreisförmig bzw. konzentrisch- oder exzentrisch spiralig (Klein-Vogelbach 1990). Die Länge der Hebel, die zwischen den beteiligten Drehpunkten liegen, bestimmt maßgeblich den räumlichen Weg des kritischen Distanzpunkts. Die längsten Hebel finden wir an den Körperabschnitten Beine und Arme.

Wegen der Längenunterschiede der Gelenkpartner verhalten sich die Distanzpunkte der an einer weiterlaufenden Bewegung beteiligten Drehpunkte anders, wenn der kritische Distanzpunkt einen geradlinigen Weg einschlägt, als wenn dieser einen kurvigen Weg beschreiben soll. Der Weg wird von zwei Komponenten bestimmt: von der kreisförmigen Bewegung um seinen Drehpunkt und von der Bewegungsrichtung des kritischen Distanzpunkts. Wenn man die Richtungen aller an einer weiterlaufenden Bewegung beteiligten Distanzpunkte auf ihren Kreisperipherien betrachtet, bestehen folgende Möglichkeiten:

- Alle Distanzpunkte bewegen sich in die gleiche Richtung (◘ Abb. 4.14a).
- Die Distanzpunkte bewegen sich in entgegengesetzte Richtungen (◘ Abb. 4.14b).

Für die Körperabschnitte Beine und Arme sind gegensinnige weiterlaufende Bewegungen typisch und ökonomisch, wofür auch die Anordnung der mehrgelenkigen Muskeln spricht. Das ist gut beobachtbar beim Faustschluss. Während sich die Finger der Handfläche nähern, bewegen sich die Grundgelenke in die entgegengesetzte Richtung und im Handgelenk entsteht eine Dorsalextension. Bei Extension der Finger ist es genau umgekehrt. Beim Strecken der Finger kommt es zu einer palmarflexorischen Bewegung im Handgelenk.

Für die Wirbelsäule ist die Zunahme der physiologischen Krümmungen bei Hohl-Rundrücken oder die Abnahme der physiologischen Krümmungen bei totalem Flachrücken eine typische gegensinnige weiterlaufende Bewegung. Bei zusammengesunkener Sitzhaltung folgt die Lendenwirbelsäule der Bewegung des Beckens nach hinten – die Distanzpunkte bewegen sich in die gleiche Richtung. In der Brust- und Halswirbelsäule bewegen sich die Distanzpunkte jedoch in die Gegenrichtung (wenn der Blick weiterhin nach vorn gerichtet ist), die BWS-Kyphose und HWS-Lordose verstärken sich.

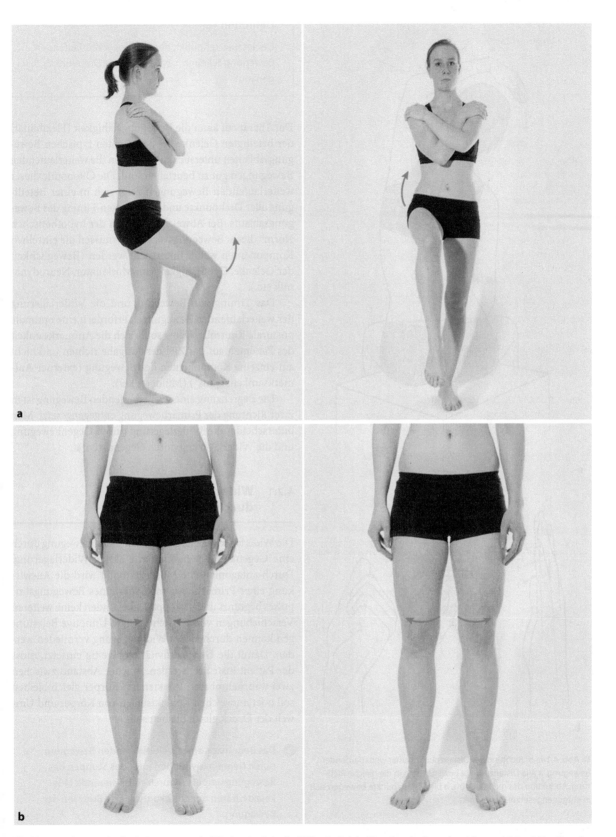

◻ **Abb. 4.13a,b** Weiterlaufende Bewegung. **a** bei Flexion des Beins im Hüftgelenk, **b** bei Rotation der Femurkondylen nach lateral. (Aus Suppé et al. 2011)

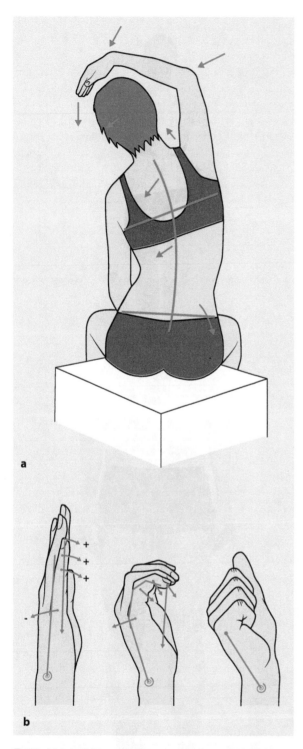

a

b

Abb. 4.14a,b Richtung der Distanzpunkte einer weiterlaufenden Bewegung. **a** Alle Distanzpunkte bewegen sich in die gleiche Richtung: Abduktion des rechten Arms, **b** die Distanzpunkte bewegen sich in entgegengesetzte Richtungen

---

> **Definition**
>
> Der letzte Drehpunkt, der an einer weiterlaufenden Bewegung teilnimmt, wird kritischer Drehpunkt* genannt.

Der Therapeut kann die Bewegungsfähigkeit (Flexibilität) der beteiligten Gelenke bei bestimmten typischen Bewegungsabläufen untersuchen, bei denen die weiterlaufenden Bewegungen gut zu beurteilen sind. Die Ökonomie dieser weiterlaufenden Bewegungen zeigt sich in einer Beteiligung aller Drehpunkte und einem guten Timing des Bewegungsablaufs. Bei Abweichungen von der hypothetischen Norm* dieses Bewegungsverhaltens müssen die einzelnen Komponenten weiter untersucht werden (Beweglichkeit der Gelenke, Dehnfähigkeit von Muskulatur, Neurodynamik etc.).

Das Timing von Bewegung und die Widerlagerung der weiterlaufenden Bewegungen erfordern eine optimale posturale Kontrolle. Dabei sollte sich die Aufmerksamkeit des Patienten auf das Ziel der Aufgabe richten und nicht auf einzelne Komponenten der Bewegung (externer Aufmerksamkeitsfokus*) (Mulder 2009).

Die Begrenzung einer weiterlaufenden Bewegung ist in ihrer Richtung der Primärbewegung entgegengesetzt. Man unterscheidet die Widerlagerung durch Gegenbewegung und die Widerlagerung durch Gegenaktivität.

4.2.1 Widerlagerung durch Gegenaktivität

Die Widerlagerung einer weiterlaufenden Bewegung durch eine Gegenaktivität nennen wir aktive Widerlagerung. Durch antagonistische Muskelaktivität wird die Auswirkung einer Primärbewegung* oder eines Bewegungsimpulses begrenzt und gestoppt. Dabei finden keine weiteren Verschiebungen von Gewichten statt. Unnötige Belastungen können durch aktive Widerlagerung vermieden werden. Damit die Gegenaktivität rechtzeitig einsetzt, muss der Patient instruiert werden, welcher Abstand zwischen zwei wahrnehmbaren Punkten am Körper gleich bleiben soll oder an welchen Kontaktstellen von Körper und Umwelt der Druck gleich bleiben soll.

> ❯ Das Begrenzen einer weiterlaufenden Bewegung durch Gegenaktivität bedeutet das Stoppen des Bewegungsimpulses durch stabilisierende Muskelaktivitäten oder das kontrollierte Bremsen der Bewegung.

Wenn im aufrechten Sitz die linke Hand in der mittleren Frontalebene* einen Kreisbogen nach lateral/kranial und ab 90° nach medial/kranial beschreibt, erfolgt das abduktorisch im Humeroskapulargelenk. Weiterlaufend bewegt sich der Schultergürtel in Elevation/Dorsalrotation, die Rippen heben sich, und in der Wirbelsäule erfolgt weiterlaufend eine Lateralflexion des Brustkorbs nach rechts. Will der Therapeut vermeiden, dass die weiterlaufende Bewegung die Wirbelsäule erfasst, müssen die Lateralflexoren der linken Seite die weiterlaufende Bewegung aktiv widerlagern. Der Bewegungsauftrag dazu könnte lauten: „Der Abstand zwischen Rippenbogen und Beckenkamm auf der linken Seite bleibt immer gleich lang" (◘ Abb. 4.15).

Aktive Widerlagerung erfolgt also immer dann, wenn der Therapeut durch seinen Bewegungsauftrag Muskulatur aktiviert, welche die weiterlaufende Bewegung verhindert. An den folgenden Beispielen soll diese Form der Widerlagerung einer weiterlaufenden Bewegung exemplarisch dargestellt werden.

Ausgangsstellung: Stand. Bewegungsauftrag: „Bewegen Sie das rechte Knie in Richtung Brustkorb". Die Bewegung erfolgt flexorisch im Hüftgelenk. Weiterlaufend kommt es zur Extension/Abduktion des Beckens im Standbeinhüftgelenk und zur Flexion/rechtskonkaven Lateralflexion in der Lendenwirbelsäule. Soll die Bewegung die Lendenwirbelsäule nicht erfassen, müssen die LWS-Extensoren die Flexion verhindern, die Lateralflexoren auf der linken Seite verhindern die rechtskonkave Lateralflexion, und ebenfalls synergistisch als aktive Widerlagerer arbeiten die Adduktoren und Flexoren des linken Standbeins.

Bei allen manuellen Tätigkeiten findet die aktive Widerlagerung in der Brustwirbelsäule durch deren dynamische Stabilisation in ihrer Nullstellung statt und ist Ausdruck eines ökonomischen Verhaltens. Eine fehlende aktive Widerlagerung im Bereich der Brustwirbelsäule verlängert den Hebelarm der oberen Extremität beträchtlich und äußert sich in Überlastungserscheinungen am Schultergürtel, im lumbalen und zervikalen Bereich der Wirbelsäule. Bei jeder beschleunigenden Primärbewegung* der Hände nach unten wird die Brustwirbelsäule durch extensorische Aktivität aktiv widerlagert. Bei der entgegengesetzten Bewegung der Arme nach oben müssen die Bauchmuskeln die weiterlaufende Bewegung in die Brustwirbelsäule aktiv widerlagern (s. Übung „Kurz und bündig", Spirgi-Gantert u. Suppé 2012).

Bei der Beschreibung der Stützfunktion (▶ Abschn. 4.1.12) wurde die aktive widerlagernde Aufgabe der **Rotationssynergie** bereits beschrieben. Eine wichtige Rolle spielt sie auch bei der Behandlung von Bewegungseinschränkungen von Gelenken, vor allem bei reversiblen muskulären Kontrakturen. Kurz bevor die Bewegungstoleranz an dem entsprechenden Gelenk ausgeschöpft ist, verhindert die aktive Widerlagerung die unerwünschte weiterlaufende Bewegung auf den nächsten Drehpunkt. Diese entgegengesetzt wirkenden Kräfte können ihre Intensität

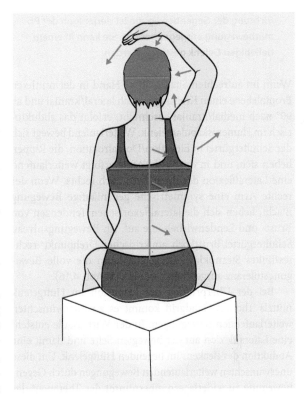

◘ **Abb. 4.15** Aktive Widerlagerung: Die Lateralflexoren verhindern die weiterlaufende Bewegung auf die Wirbelsäule

durch einen Widerstand steigern, der im eigenen Körper aufgebaut wird. Dadurch wird die volle Bewegungstoleranz der verschiedenen Bewegungskomponenten in einem Drehpunkt ausgeschöpft. Durch aktive Widerlagerung lässt sich demnach ein isometrisches Training in allen Bewegungsniveaus des Körpers in jedem Intensitätsgrad der ökonomischen Aktivität durchführen. Dabei werden die Arretierungen* der Gelenke nicht in Anspruch genommen.

4.2.2 Widerlagerung durch Gegenbewegung

Wir sprechen von Widerlagerung durch Gegenbewegung, wenn durch zwei in entgegengesetzter Richtung verlaufende Bewegungsimpulse Bewegungstoleranzen dazwischen liegender Schaltstellen der Bewegung voll ausgeschöpft werden. Die eindeutigste Form der Widerlagerung durch Gegenbewegung ist die gegenläufige Bewegung von zwei Gelenkpartnern in einem Drehpunkt*, wie sie in der Behandlungstechnik „Widerlagernde Mobilisation der Gelenke" (Mohr 2009) genutzt wird.

❯ Eine Gegenbewegung ist eine weitere Möglichkeit, weiterlaufende Bewegungen zu begrenzen. Die

Richtung der Gegenbewegung ist derjenigen der Primärbewegung entgegengesetzt. Sie kann in einem
beliebigen Gelenk gestartet werden.

Wenn im aufrechten Sitz die linke Hand in der mittleren
Frontalebene einen Kreisbogen nach lateral/kranial und ab
90° nach medial/kranial beschreibt, erfolgt das abduktorisch im Humeroskapulargelenk. Weiterlaufend bewegt sich
der Schultergürtel in Elevation/Dorsalrotation, die Rippen
heben sich, und in der Wirbelsäule erfolgt weiterlaufend
eine Lateralflexion des Brustkorbs nach rechts. Wenn der
rechte Arm eine symmetrische gegenläufige Bewegung
macht, heben sich die lateralflexorischen Tendenzen von
Brust- und Lendenwirbelsäule auf. Im Bewegungsniveau
Schultergürtel/Brustkorb, am kritischen Drehpunkt* rech-
tes/linkes Sternoklavikulargelenk kann die volle Bewegungstoleranz ausgeschöpft werden (◘ Abb. 4.16).

Bei der Überprüfung der Extension im Hüftgelenk
mittels Thomas-Handgriff kommt es zu unerwünschten
weiterlaufenden Bewegungen. In der Wirbelsäule entsteht
eine Lateralflexion auf der bewegten Seite und damit eine
Abduktion des Beckens im liegenden Hüftgelenk. Um diese
unerwünschten weiterlaufenden Bewegungen durch Gegenbewegung zu widerlagern, übernimmt der Therapeut das
Beingewicht und bewegt den Oberschenkel flexorisch im
Hüftgelenk. Nimmt er das Beingewicht nicht vollständig ab,
hängt es sich an Becken und Brustkorb und bewirkt eine Rotation in der Wirbelsäule und im anderen Hüftgelenk. Durch
eine Adduktion mit dem bewegten Oberschenkel kann die
Verbindungslinie der Spinae horizontal bleiben. Sobald die
weiterlaufende Bewegung einsetzt, dürfen sich die Spinae
ausschließlich nach dorsal/kranial, also extensorisch im liegenden Hüftgelenk bewegen. Damit dies gelingt, muss der
Therapeut die weiterlaufende Bewegung (Lateralflexion und
Abduktion im anderen Hüftgelenk) durch Außenrotation
und (transversale) Adduktion des Oberschenkels begrenzen.
Wenn die Lendenwirbelsäule die Unterlage berührt und das
Bein trotz der Extension des Beckens im Hüftgelenk liegen
bleibt, ist die Extension des Hüftgelenks optimal. Wenn das
Hüftgelenk keine extensorischen Bewegungstoleranzen hat,
kann der Oberschenkel (weiterlaufend auf die Bewegungen
des Beckens) nicht auf der Unterlage liegen bleiben, und das
Kniegelenk hebt sich an (◘ Abb. 4.17).

Bei der therapeutischen Übung „Auf und zu" (Spirgi-
Gantert 2012) wird das Prinzip der Widerlagerung einer
weiterlaufenden Bewegung durch Gegenbewegung genutzt. Der Patient wird angeleitet, seine extensorischen
Bewegungstoleranzen im Hüftgelenk bis an die muskulären
Begrenzungen durch die Hüftflexoren auszuschöpfen. Bei
einer Hüftbeugekontraktur kann der Patient die Flexions-
Extensions-Nullstellung jedoch nicht erreichen. Wenn er
versucht, das Becken in den Hüftgelenken zu extendieren,
kommt es weiterlaufend zur Flexion in den Kniegelenken.

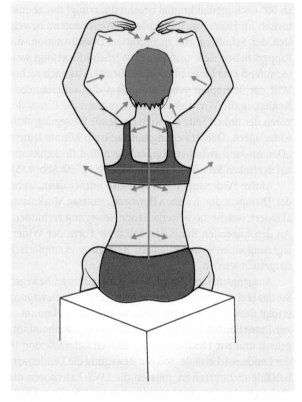

◘ **Abb. 4.16** Widerlagerung durch Gegenbewegung: Die Bewegung
des kontralateralen Arms auf einem Kreisbogen in die entgegengesetzte Richtung verhindert die Lateralflexion in der Wirbelsäule

Versucht er, die Knie wieder zu strecken, läuft die Bewegung nach kranial weiter, und das Becken kippt wieder
nach vorn, flexorisch in den Hüftgelenken und extensorisch
in der Lendenwirbelsäule. Die Wiederlagerung erfolgt nun
durch zwei in entgegengesetzte Richtung laufende Bewegungsimpulse. In der Ausgangsstellung steht der Patient mit
dem Rücken an der Wand und hat mit den Fersen, dem
Gesäß, der Brustwirbelsäule und dem Kopf Kontakt. Die
Knie stehen in deutlicher Flexion, und das Becken ist nach
vorn gekippt, damit eine deutliche Lordose entsteht. Nun
sollen sich gleichzeitig die Lendenwirbelsäule und die Kniegelenke nach hinten Richtung Wand bewegen. Beide Bewegungsimpulse veranlassen eine Extension in den Hüftgelenken. Die Bauchmuskulatur arbeitet gemeinsam mit den
Extensoren der Hüftgelenke und dem M. quadrizeps gegen
die muskuläre Bremse der Hüftflexoren (◘ Abb. 4.18).

Vor allem bei der Technik der widerlagernden Mobilisation der Gelenke (▶ Abschn. 7.5.1) wird das Prinzip
dieser Widerlagerung deutlich. An zwei Beispielen wird
diese Technik deutlich:

Beispiele

Bei der widerlagernden **Mobilisation des Humeroskapulargelenks** in Abduktion liegt der Patient auf der Seite. Der

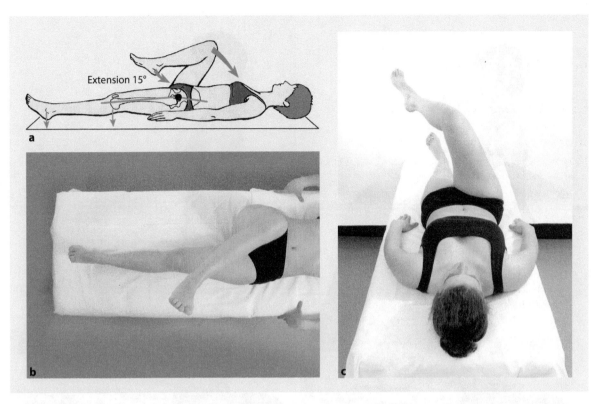

Abb. 4.17a–c Thomas-Handgriff zur Überprüfung der Extension im Hüftgelenk. Die unerwünschte weiterlaufende Bewegung wird durch Außenrotation und Adduktion des flektierten Beins widerlagert. **a** Sagittale Ansicht, **b** transversale Ansicht, **c** frontale Ansicht

Therapeut umfasst die oben liegende Skapula mit einer Hand und übernimmt das Armgewicht des Patienten. Bei einer eingeschränkten Abduktion kommt es zu einer zu früh einsetzenden weiterlaufenden Bewegung (Elevation) auf den Schultergürtel. Zur Widerlagerung dreht der Therapeut die Skapula, sodass sich das Akromion nach lateral/kaudal und der Angulus inferior nach medial bewegen. Diese Distanzpunkte beschreiben einen entgegengesetzten Weg zu der Richtung des Oberarms, der nach lateral (wenig kranial) bewegt wird (■ Abb. 4.19a).

Zur widerlagernden **Mobilisation des Hüftgelenks** in transversale Abduktion liegt der Patient auf der Seite. Der Therapeut hält das Bein so, dass die Längsachse des Oberschenkels horizontal, genau vor dem Hüftgelenk steht. Bewegt er sich ein wenig nach hinten, dreht sich die SIAS der oberen Beckenseite nach vorn (ventral/medial), transversalabduktorisch im oberen Hüftgelenk. Um die Bewegung vom distalen Gelenkpartner zu verstärken, hebt der Therapeut den distalen Distanzpunkt (Condylus lateralis) an und bewegt ihn damit auf einem entgegengesetzten Kreisbogen zur Beckenbewegung nach lateral/(dorsal) (■ Abb. 4.19b).

> Weiterlaufende Bewegungen und ihre Widerlagerungen treten oft gemeinsam auf. Und alle Formen der Widerlagerung können isoliert oder gemischt auftreten. Ihnen gemeinsam ist die Tendenz, durch Begrenzung der Primärbewegung den Standort konstant zu halten.

Bei einer dreidimensionalen Bewegung eines Arms wie z. B. dem PNF-Bewegungspattern Flexion/Abduktion/Außenrotation (FLEX/ABD/AR) gibt es weiterlaufende und wiederlagernde Elemente. In der Wirbelsäule kommt es bei dem Bewegungsmuster weiterlaufend zur Extension und Lateralflexion. Wenn die Bewegung nur mit einem Arm durchgeführt wird, entsteht zudem eine Rotation in der Wirbelsäule, da die Bewegungsachse von dem dorsalen Impuls getroffen wird. Die Außenrotationskomponente des Arms hat einen widerlagernden Effekt auf die Rotation in der Wirbelsäule, da ihre Bewegungsrichtung der Rotation entgegengesetzt ist (■ Abb. 4.20).

Das Wissen um die weiterlaufenden und widerlagernden Effekte bestimmter Bewegungsmuster erleichtert dem Therapeuten die Wahl der Intervention. Will er z. B. die Supination im Radioulnargelenk widerlagern, eignet sich das PNF-Pattern FLEX/ABD/AR in Ellenbogenflexion, da die distale Komponente (Supination) proximal durch die Flexion des Arms im Humeroskapulargelenk widerlagert wird.

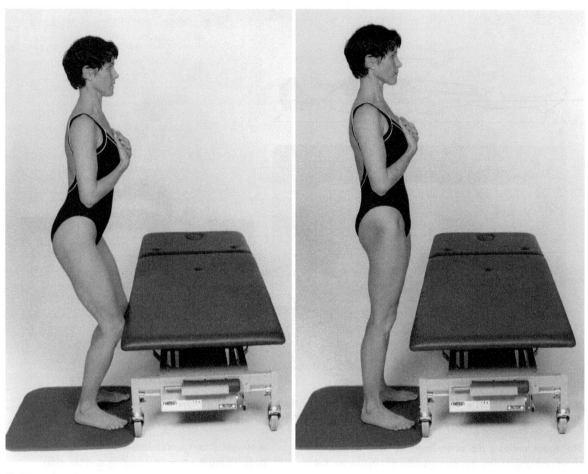

☐ **Abb. 4.18** „Auf und zu". Die Extension in den Hüftgelenken wird durch zwei in entgegengesetzte Richtung wirkende Bewegungsimpulse maximal ausgeschöpft.

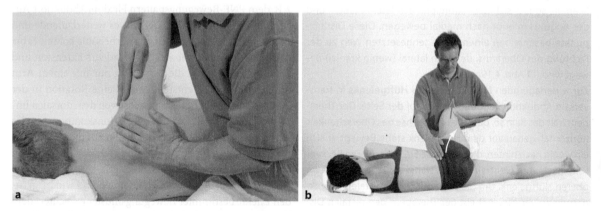

☐ **Abb. 4.19a,b** Widerlagernde Mobilisation. **a** Schultergelenk in Abduktion, **b** Hüftgelenk in transversale Abduktion

☐ **Abb. 4.20a,b** Weiterlaufende und widerlagernde Komponenten bei einem dreidimensionalen Bewegungsmuster. **a** Rotation in der Wirbelsäule nach rechts als weiterlaufender Effekt der Flexion/Abduktion des rechten Arms, **b** Widerlagerung der Rotation durch Gegenbewegung. Die Außenrotation des Arms wirkt der Drehrichtung des Brustkorbs entgegen

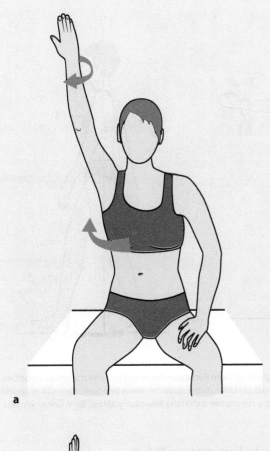

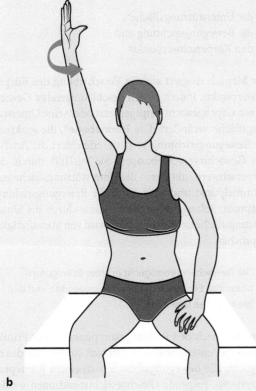

a

b

4.3   Gleichgewichtsreaktionen

Die Auseinandersetzung mit der Gravitation ist ein grundlegendes Merkmal des Lebens auf der Erde. Gleichgewicht greift auf Erfahrungen zurück und ist abhängig von der Umwelt, der geplanten Aufgabe und der Konstitution* des Menschen. Bestimmt durch das Schwerefeld der Erde kommt es bei jeder Bewegung zu Gleichgewichtsreaktionen. Bewegen bedeutet immer ein Verschieben von körpereigenen Gewichten im Raum, daher versteht man unter Gleichgewicht* die **statische und dynamische Haltungs- und Bewegungskontrolle.** Sobald die Gewichtsverschiebung eine horizontale Richtung enthält, löst sie automatische, leicht beobachtbare Gleichgewichtsreaktionen aus.

> Gleichgewicht herrscht dann, wenn sich die Summe aller Kräfte, die auf einen Körper einwirken, neutralisieren.

Es gibt zwei Erklärungsmodelle, die den Erhalt des Gleichgewichts beschreiben:

- Das **hierarchische Modell** sieht Gleichgewicht als eine reaktive Antwort auf sensorische Stimuli. Dabei kontrollieren höhere Gehirnfunktionen tiefere.
- Das **systemorientierte Modell** geht davon aus, dass das Zentralnervensystem das Gleichgewicht zentral organisiert und dass es proaktiv agiert.

Für das systemorientierte Modell spricht, dass man Gleichgewicht lernen kann. Neue Gleichgewichtserfahrungen prägen sich schnell ins Gedächtnis ein, und je nach Instruktion, wie ein Bewegungsablauf instruiert wurde, wählt das ZNS unterschiedliche Strategien. Es verfügt also nicht über fixe Bewegungsprogramme, sondern setzt unterschiedliche Strategien ein, um den Körperschwerpunkt* über einer Unterstützungsfläche* zu kontrollieren (Knuchel u. Schädler 2004).

Gleichgewichtsreaktionen entwickeln sich im Laufe der ersten 5 Lebensjahre. Bereits ein Säugling zeigt ab der 6. Woche Stellreaktionen. Sie dienen dazu, Kopf und Rumpf bei einer Lageveränderung im Raum einzustellen, und sind Voraussetzung für die Stütz- und Gleichgewichtsreaktionen. Sie werden in die Willkürbewegungen integriert und bleiben in modifizierter Form ein Leben lang erhalten. Jeder Körper strebt eine stabile Gleichgewichtslage an – er nutzt dazu Gleichgewichtsreaktionen, die den Körperschwerpunkt stabil in seiner Beziehung zur Unterstützungsfläche halten.

Wir beobachten bei Bewegungsabläufen die Verschiebung von Gewichten. Geschieht diese Gewichtsverschiebung in der Vertikalen, so arbeiten unsere Muskeln als Heber und Bremser über einer gleichbleibenden Unterstützungsfläche. Sobald die primäre Gewichtsverschiebung

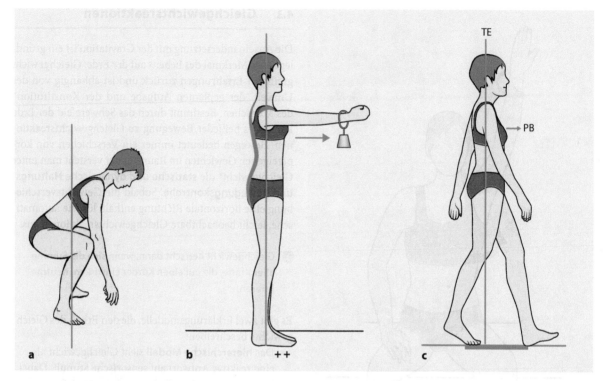

■ **Abb. 4.21a–c** Gleichgewichtsreaktionen. **a** Standortkonstanter Bewegungsablauf: Beim Bücken bleibt der Körperschwerpunkt an derselben Stelle, **b** standortkonstanter Bewegungsablauf mit Druckveränderung innerhalb der Unterstützungsfläche: Wenn kein Gegengewicht eingesetzt wird, verlagert sich der Körperschwerpunkt in Richtung der Primärbewegung, **c** standortverändernder Bewegungsablauf: Beim Gehen wird die Unterstützungsfläche in Richtung der Primärbewegung verlagert

eine horizontale Komponente aufweist, löst sie beobachtbare, unterschiedliche Gleichgewichtsreaktionen aus. Es kommt entweder zum Einsetzen von Gegengewichten oder zu einer Veränderung der Unterstützungsfläche in Richtung der primären Gewichtsverschiebung.

Jeder Bewegungsablauf kann als eine Aneinanderreihung von Gleichgewichtsreaktionen verstanden werden. Diese bilden den wichtigsten Teil des **posturalen Reflexmechanismus,** der den Muskeltonus und die Haltungs- und Bewegungsmuster steuert. Bei der Bewegungsanalyse der Gleichgewichtsreaktionen muss zuvor festgestellt werden, ob es sich um einen standortkonstanten oder einen standortverändernden Bewegungsablauf handelt. Standortkonstante Bewegungsabläufe zeigen ihre Konsistenz in ihrer Beziehung zur Unterstützungsfläche. Entweder gibt es keinerlei Veränderung der Unterstützungsfläche, oder es finden Druckveränderungen innerhalb der Unterstützungsfläche statt. Standortverändernde Bewegungsabläufe sind dadurch gekennzeichnet, dass der gesamte Mensch in Bezug auf die Unterstützungsfläche an einen anderen Ort transportiert wird. Die ursprüngliche Unterstützungsfläche wird aufgegeben und durch eine neue ersetzt.

Jeder Körper strebt eine stabile Gleichgewichtslage an. Bestimmt wird Gleichgewicht durch

- die Unterstützungsfläche*,
- die Bewegungsrichtung und
- den Körperschwerpunkt*.

Der Mensch reagiert auf die Verschiebung des Körperschwerpunkts, indem er den beschleunigenden Gewichten ein Gegengewicht entgegensetzt oder seine Unterstützungsfläche verändert. Die **Trennebene*,** die senkrecht zur Bewegungsrichtung verläuft, erleichtert die Analyse von Gewichtsverschiebungen. Sie verläuft durch den Körperschwerpunkt durch die Unterstützungsfläche zum Erdmittelpunkt und wird durch die Bewegungsrichtung bestimmt. Solange diese Schwerelinie durch die Unterstützungsfläche des Körpers geht, wird von Standfestigkeit gesprochen.

❯ Die Trennebene ermöglicht in jeder Bewegungsphase das Erkennen der beschleunigenden und der bremsenden Gewichte.

Wenn wir nach den Richtungskomponenten der Primärbewegung* unterscheiden, ergibt sich ein System, das ermöglicht, alle Bewegungsabläufe nach einem Konzept zu analysieren. Folgende Gleichgewichtsreaktionen werden unterschieden (■ Abb. 4.21):

━ **Einsetzen von Gegengewichten:** Primärbewegungen, die eine horizontale Richtungskomponente aufweisen, führen sofort zu einer Veränderung der Gleichgewichtslage. Darf die Unterstützungsfläche nicht verändert werden, schafft der Körper einen Ausgleich und setzt Gegengewichte ein. Beim Greifen nach einem weiter entfernt stehenden Gegenstand kann ein Bein angehoben werden, um als Gegengewicht zu dienen.

━ **Veränderung der Unterstützungsfläche:** Verläuft die Primärbewegung vorwiegend horizontal und geradlinig und werden keine Gegengewichte eingesetzt, kommt es zu einer Veränderung der Unterstützungsfläche in Richtung der Primärbewegung. Das Gehen ist z. B. eine permanente Anpassung der Unterstützungsfläche an den nach vorn strebenden Körperschwerpunkt. Die Schritte können als eine wiederkehrende Anpassung der Unterstützungsfläche in Richtung der Primärbewegung interpretiert werden. Der Schrittmechanismus erfolgt dabei reaktiv.

Wenn weder ein Gegengewicht eingesetzt werden kann oder darf noch die Unterstützungsfläche verändert wird, können Gewichtsverschiebungen auch durch stabilisierende Muskelaktivitäten begrenzt werden. Dabei verändert sich der Druck innerhalb der Unterstützungsfläche.

Bei den beschriebenen Primärbewegungen haben wir eine dominante Reaktion festgestellt. Bei solchen Übungen kann die Erfüllung des Lernziels in den reaktiven Bereich verlegt werden. Sie sind prototypisch für natürliche Bewegungsabläufe. Die Standortkonstanz oder -veränderung hängt von der jeweiligen Bedingung ab. Diese begrenzt den Bewegungsablauf, indem sie die Veränderung der Unterstützungsfläche verhindert, oder bringt ihn zum Weiterlaufen, indem sie die Bildung von Gegengewichten unterdrückt.

Eine unökonomische und häufig vorkommende Ausweichbewegung ist das gleichzeitige Auftreten von beiden Gleichgewichtsreaktionen. Wenn sich z. B. beim Gehen die Unterstützungsfläche alternierend mit jedem Schritt nach vorn verändert und es treten nach hinten gerichtete Bewegungen auf, ist das ein deutlicher Hinkmechanismus.

4.3.1 Einsetzen von Gegengewichten

Primärbewegungen, die eine horizontale Richtungskomponente aufweisen, führen sofort zu einer Veränderung der Gleichgewichtslage. Darf die Unterstützungsfläche nicht verändert werden, schafft der Körper reaktiv einen Ausgleich und setzt Gegengewichte ein. Das Gegengewicht wirkt der horizontalen Komponente der Primärbewegung* entgegen. Weil die Primärbewegung Gewicht in die Bewegungsrichtung bringt, wirkt sie beschleunigend auf die

Bewegung. Weil die Widerlagerung durch Gegengewicht dieses aus der Bewegungsrichtung bringt, wirkt sie bremsend auf die Bewegung.

Die zur Begrenzung der Primärbewegung benötigten Körperabschnitte stellen ein potenzielles Gegengewicht dar. Sobald es gebraucht wird, sorgt die gelenküberbrückende Muskulatur für die benötigte Länge und räumliche Einstellung der Hebel. Wenn sich die Gewichte über der Unterstützungsfläche die Waage halten, bleibt die Unterstützungsfläche unverändert. Wenn die Gewichte der Primärbewegung mäßig überwiegen, verändert sich der Druck des Körpers auf der Unterlage, indem er sich in Richtung der Primärbewegung verschiebt. Wenn dabei Gewichte von der Unterlage abgehoben werden, wird auch die Unterstützungsfläche kleiner und in Richtung der Primärbewegung verschoben. Das angehobene Gewicht wirkt jetzt bremsend auf die Bewegung, da es über die Unterstützungsfläche hinaus in die Gegenrichtung ragt.

Ein Beispiel dafür ist die therapeutische Übung „Klavierspieler". (Spirgi-Gantert 2012). In der Ausgangsstellung sitzt der Patient mit hängenden Beinen auf einer Behandlungsbank. Eine Hand bekommt den Auftrag, wie auf den Tasten eines Klaviers so weit wie möglich zur Seite zu reichen, ohne umzufallen. Der Druck unter dem Gesäß wandert allmählich weiter zur Seite. Um mit der Hand noch weiter nach außen zu kommen, werden die Unterschenkel beider Beine und der andere Arm in die Gegenrichtung bewegt. Wenn sich das Becken und der Oberschenkel von der Unterlage abheben, wird die Unterstützungsfläche nur noch von der Auflagefläche des Oberschenkels und eines Teils des Gesäßes gebildet. Die in die Gegenrichtung abgehobenen und so weit wie möglich horizontal bewegten Gewichte wirken bremsend auf den Bewegungsablauf (◻ Abb. 4.22).

Viele therapeutische Übungen basieren auf automatischen Gleichgewichtsreaktionen. Das garantiert eine spontane Bewegung, die zur richtigen Zeit mit adäquater Muskelaktivität eingesetzt und nicht willentlich gesteuert ist. Insbesondere die Ballübungen bieten eine große Auswahl an Möglichkeiten, den Übenden aktiv an der Verbesserung seines Bewegungsverhaltens mitwirken zu lassen. Der Therapeut entscheidet, in welcher Art und Weise ein bestimmter Körperabschnitt aktiviert werden soll, und plant dafür die gewünschte Gleichgewichtsreaktion.

❯ Beim reaktiven Üben soll mit einer geplanten Bewegung ein therapeutisch angestrebtes Detail eines natürlichen Bewegungsablaufs automatisch hervorgerufen werden. Dies ermöglicht dem Übenden, die neu gelernte Bewegungsfähigkeit mit einer genügenden Anzahl von Wiederholungen in sein Bewegungsverhalten zu integrieren.

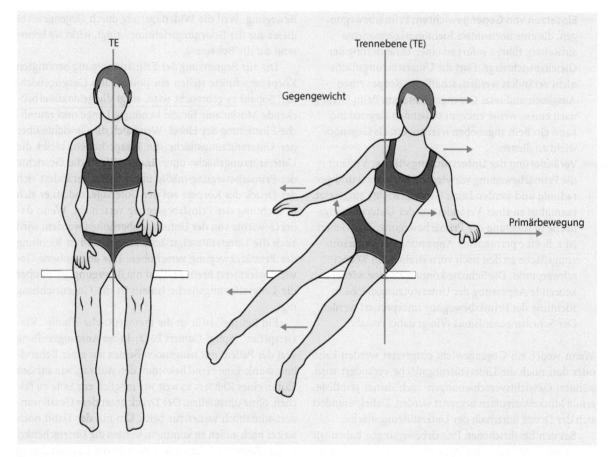

Abb. 4.22 Klavierspieler. Zuerst verschiebt sich der Druck des Körpers auf der Unterlage in Richtung der Primärbewegung. Durch das angehobene Becken ist die Unterstützungsfläche kleiner geworden. Becken- und Beingewichte wirken bremsend auf die Primärbewegung

Der Begriff „Stabilität in der Bewegung" bezeichnet die Fähigkeit, den Körperschwerpunkt* stets innerhalb der Unterstützungsfläche zu halten, die ihre Lage ständig verändert. Diese Fähigkeit, in der Bewegung balanciert zu bleiben, ist z. B. für Tänzer grundlegend. Darf die Unterstützungsfläche nicht verändert werden, schafft der Körper einen Ausgleich und setzt Gegengewichte ein. Das ist eine typische Gleichgewichtsreaktion für den Körperabschnitt Arme und eine typische Gleichgewichtsreaktion bei der therapeutischen Übung „Albatros". Dabei kniet der Patient am Ende einer Behandlungsbank und wird aufgefordert, sein Gesäß so weit wie möglich nach hinten zu bewegen. Die Unterstützungsfläche wird nur durch die beiden aufliegenden Knie begrenzt. Jede Gewichtsverschiebung nach hinten macht den Einsatz von Gegengewichten erforderlich, da man sonst von der Bank fallen würde. Als Reaktion neigen sich die stabilisierten Körperabschnitte Becken, Brustkorb und Kopf nach vorn und die Arme bewegen sich mit nach vorn. Die Stabilisierung der Körperlängsachse* erfolgt reaktiv, weil die Flexion v. a. der Lendenwirbelsäule das bremsende Gewicht verringert und damit Gefahr besteht, nach hinten zu fallen (■ Abb. 4.23).

Wenn weder die Unterstützungsfläche verändert wird noch ein Gegengewicht eingesetzt werden kann oder darf, können Gewichtsverschiebungen auch durch stabilisierende Muskelaktivitäten begrenzt werden. Dabei verändert sich der Druck innerhalb der Unterstützungsfläche in Richtung der Primärbewegung. Die beiden Gleichgewichtsreaktionen treten oft in Kombination auf.

4.3.2   Verändern der Unterstützungsfläche

Verläuft die Primärbewegung überwiegend horizontal und geradlinig und werden keine Gegengewichte eingesetzt, die den Bewegungsablauf bremsen können, kommt es zu einer Veränderung der Unterstützungsfläche in Richtung der Primärbewegung. Die Schritte beim Gehen können z. B. als eine permanente Anpassung der Unterstützungsfläche an den nach vorn strebenden Körperschwerpunkt betrachtet werden. Der Schrittmechanismus erfolgt dabei reaktiv (d. h., als Gleichgewichtsreaktion).

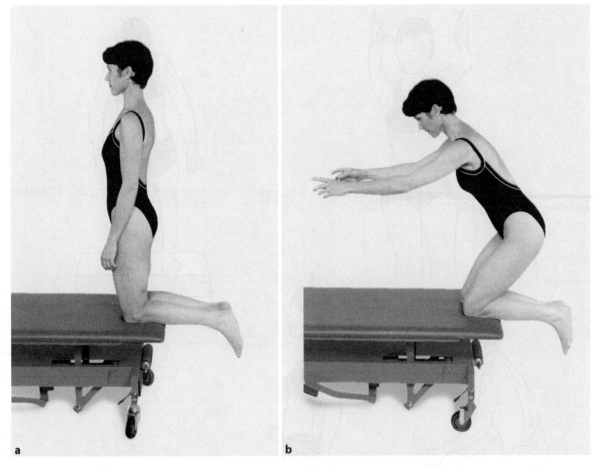

◻ Abb. 4.23a,b Albatros. **a** Ausgangsstellung, **b** Endstellung. Die Körperlängsachse hat sich reaktiv auf das nach hinten geschobene Beckengewicht nach vorn geneigt. (Aus Suppé et al. 2011)

> Die Zielsehnsucht leitet die „Actio"* des Gehens im Sinne der Vorverlagerung des Brustkorbs ein. Die Bewegungen der Beine erfolgen als „Reactio"* auf die Gewichtsverlagerung.

- Schmerzen,
- Bewegungseinschränkungen in den Gelenken,
- periphere Lähmungen oder Paresen,
- zentrale Bewegungsstörungen,
- schlechte Koordination*.

4.3.3 Ausweichmechanismen

Unökonomische, unerwünschte, aus der Bewegungsrichtung abweichende weiterlaufende Bewegungen, Veränderungen der Unterstützungsfläche oder Widerlagerungen von weiterlaufenden Bewegungen nennt man Ausweichbewegungen. Was ihnen fehlt, ist die Ökonomie beim Erreichen des angestrebten Ziels. Dabei stimmt entweder der zeitliche Ablauf der Übertragung von einem Gelenk auf das nächste nicht, oder der Bewegungsimpuls wird in eine andere Richtung geleitet. Da Ausweichbewegungen automatisch erfolgen, sprechen wir von Ausweichmechanismen oder, wenn sie das Gehen betreffen, von **Hinkmechanismen**. Ursachen für Ausweichmechanismen können sein:

Ausweichbewegungen führen im Laufe der Zeit zu einer inadäquaten Belastung von Strukturen. Deshalb gehört es zu den Aufgaben des Therapeuten, die Ausweichmechanismen zu erkennen und zu interpretieren. Er muss erkennen, ob eine strukturelle oder eine funktionelle Störung vorliegt, und muss entscheiden, ob und wie sie verhindert werden sollen.

> Ein Ausweichmechanismus* stellt bei manchen irreversiblen Störungen den optimalen Kompromiss dar, um das Ziel zu erreichen. Ausweichmechanismen können im Alltag hilfreich sein, um ein gewünschtes Bewegungsziel zu erreichen. Der Patient empfindet sie meistens nicht als störend. Oft werden die Ausweichbewegungen nach einer gewissen Zeit als

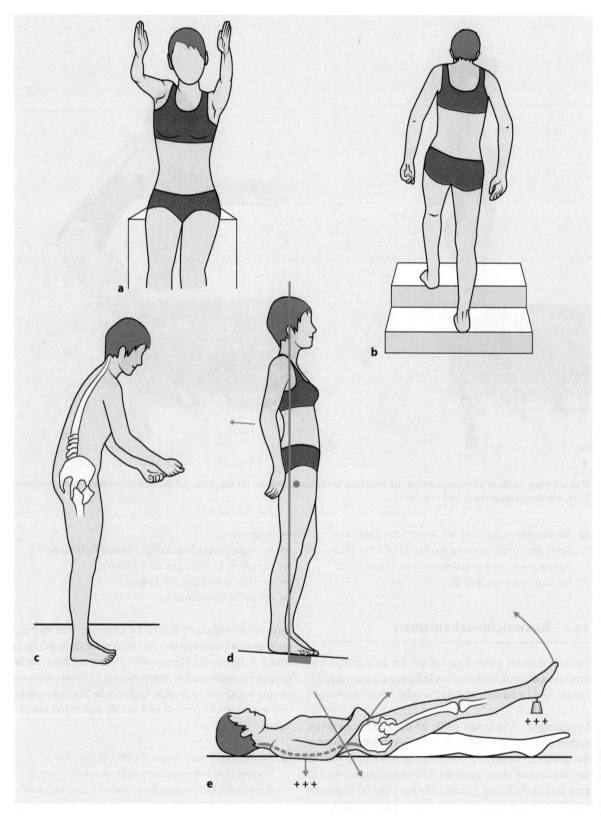

■ **Abb. 4.24a–e** Typische Ausweichmechanismen. **a** bei der Flexion des Arms im Schultergelenk, **b** beim Treppensteigen, **c** bei der Vorneigung der Körperlängsachse, **d** beim Gehen, **e** beim Anheben des Beins aus Rückenlage

normale Bewegung empfunden, sie sind dann zum Ausweichmechanismus geworden. Der Therapeut beurteilt also, ob der Ausweichmechanismus reversibel ist. Wenn nicht, muss er beurteilen, ob der Ausweichmechanismus bereits den optimalen Kompromiss darstellt. Der Körper hat dann selbst den besten Ausweg gefunden. Ist das nicht der Fall, sucht der Therapeut gemeinsam mit dem Patienten nach dem ökonomischen Kompromiss.

■ **Typische Ausweichmechanismen (**◻ **Abb. 4.24)**
Bei einer Bewegungseinschränkung in einem bestimmten Drehpunkt* wird dieser innerhalb einer weiterlaufenden Bewegung übersprungen, was meist ein Ablenken aus der Bewegungsrichtung zur Folge hat. Handelt es sich bei der Bewegungseinschränkung um den kritischen Drehpunkt*, entsteht eine nicht gewollte weiterlaufende Bewegung. Diese Ausweichbewegung beobachtet man häufig bei flexorischen Bewegungseinschränkungen im Schultergelenk. Der Schultergürtel und die Wirbelsäule werden dann von der weiterlaufenden Bewegung frühzeitig erfasst.

Die weiterlaufende Bewegung überspringt ein Gelenk und beginnt daher an anderem Ort zu früh. Das ist typischerweise beim Treppensteigen zu beobachten. Dabei wird das Bein flexorisch und lateralflexorisch in der Lendenwirbelsäule angehoben – die Flexion im Hüftgelenk findet zu spät statt. Diese repetitiven Bewegungen führen zu Hypermobilitäten und inadäquaten Belastungen der Strukturen von Iliosakralgelenken und der Lendenwirbelsäule. Durch die Untersuchung kann der Therapeut herausfinden, ob z. B. die verminderte Nachlassfähigkeit der ischiokruralen Muskulatur für den Ausweichmechanismus* verantwortlich gemacht werden kann oder ob die Hüftgelenke selbst betroffen sind.

Innerhalb der Primärbewegung* werden Teilgewichte rückläufig bewegt. Das beobachtet man häufig bei Vorneigung der Körperlängsachse* in den Hüftgelenken. Wenn keine extensorische Stabilisation der Lendenwirbelsäule und des lumbosakralen Übergangs stattfindet oder wenn die Nachlassfähigkeit der Hüftgelenksextensoren gestört ist, wird der lange Hebelarm, der durch die Körperabschnitte Becken, Brustkorb und Kopf gebildet wird, durch Extension des Beckens in den Hüftgelenken und damit Flexion der Lendenwirbelsäule verkürzt.

Bei einer geplanten Veränderung der Unterstützungsfläche*, wie z. B. beim Gehen, wird normalerweise Gewicht durch die Primärbewegung in die Bewegungsrichtung gebracht. Diese wird durch den Einsatz von Gegengewichten gebremst oder unwirksam gemacht. Das kann man z. B. beim Start des Gehens beobachten, wenn das Spielbein flexorisch angehoben wird. Als Gegengewicht werden die Körperabschnitte Becken, Brustkorb und Kopf nach hin-ten geneigt. Auch eine Bewegung des Beckens beim Gehen nach hinten bremst die Beschleunigung nach vorn. Jede nach hinten gerichtete Bewegung beim Gehen ist kontraproduktiv für den Vorwärtstransport des Körpers und das Erreichen des Ziels.

Wegen einer muskulären Insuffizienz kann eine weiterlaufende Bewegung nicht fortgesetzt werden, dafür findet eine nicht erwünschte Widerlagerung statt. Will man in Rückenlage die Beine von der Unterlage anheben, hängt sich das Beingewicht über das Becken an den Brustkorb, und die Bauchmuskeln stabilisieren diese Verbindung. Wenn die Bauchmuskeln insuffizient sind, hängt das Beingewicht flexorisch an der Lendenwirbelsäule, und wegen der Hebelverhältnisse kommt es zur Extension in der LWS, die Lordose verstärkt sich, da die Stabilisationsfähigkeit der Bauchmuskeln nicht ausreicht.

Die pathologischen Bewegungsmuster bei zentralnervösen Störungen sind bekannt. Sie stellen eine Massierung von Ausweichmechanismen dar. Die funktionelle Bewegungsanalyse deckt die zusätzlichen Erleichterungen oder Erschwerungen durch Konstitution*, Statik* oder Beweglichkeit auf.

Literatur

Bacha S (2004) Klassifikation der Muskelfunktion Teil I Manuelle Therapie, Bd. 7. Thieme, Stuttgart, S 157–166

Bacha S (2007) Myofasziale Systeme. In: Spirgi-Gantert I, Suppé B (Hrsg) FBL Klein-Vogelbach Functional Kinetics. Die Grundlagen, 6. Aufl. Springer, Berlin Heidelberg, S 49–53

Bader-Johansson Ch (2000) Motorik und Interaktion. Thieme, Stuttgart

Bongartz M (2013) Gehen mit veränderten Parametern. In: Suppé B, Bongartz M (Hrsg) FBL Klein-Vogelbach Functional Kinetics – praktisch angewandt. Gehen – Analyse und Intervention. Springer, Berlin Heidelberg, S 142–153

Bürge E, Spirgi-Gantert I (2012) TherapeutischeÜbungen. In: Spirgi-Gantert I, Suppé B (Hrsg) FBL Klein-Vogelbach Functional Kinetics. Therapeutische Übungen, 6. Aufl. Springer, Berlin Heidelberg

Horak FB (1990) Assumptions underlying motor control for neurologic rehabilitation. Contemporary management of motor problems. In: Proceedings of the II step conference. Foundation for Physical Therapy, Alexandria, VA, S 11–27

Horak FB (1997) Postural perturbations: new insights for treatment of balance disorders. Physical Therapy 77:517–533

Horst R (2004) NAP – Neuromuskuläre Arthroossäre Plastizität. Eigenverlag Renata Horst, Mainz

Klein-Vogelbach S (1990) Funktionelle Bewegungslehre, 4. Aufl. Springer, Berlin Heidelberg

Knuchel S, Schädler S (2004) Differenzialtests bei Gleichgewichtsstörungen – Drei Systeme in der Balance Physiopraxis, Bd. 11–12/2004. Thieme, Stuttgart

Mohr G (2009) Widerlagernde Mobilisation. In: Spirgi-Gantert I, Suppé B (Hrsg) FBL Klein-Vogelbach Functional Kinetics. Behandlungstechniken, 2. Aufl. Springer, Berlin Heidelberg

Mulder T (2009) Das adaptive Gehirn. Über Bewegung, Bewusstsein und Verhalten, 2. Aufl. Thieme, Stuttgart

Schwarz M (1926) Kopfhaltung und Kiefer. Z Stomatologie: Organ für wissenschaftliche und praktische Zahnheilkunde. p. 669–744

Spirgi-Gantert I, Suppé B (Hrsg) (2007) FBL Klein-Vogelbach Functional Kinetics. Die Grundlagen, 6. Aufl. Springer, Berlin Heidelberg

Spirgi-Gantert I, Suppé B (Hrsg) (2009) FBL Klein-Vogelbach Functional Kinetics. Behandlungstechniken. Springer, Berlin Heidelberg

Spirgi-Gantert I, Suppé B (Hrsg) (2012) FBL Klein-Vogelbach Functional Kinetics. Therapeutische Übungen. Springer, Berlin Heidelberg

Suppé B, Bongartz M (Hrsg) (2012) FBL Klein-Vogelbach Functional Kinetics – praktisch angewandt. Brustkorb, Arme und Kopf untersuchen und behandeln. Springer, Berlin Heidelberg

Suppé B, Bacha S, Bongartz M (Hrsg) (2011) FBL Klein-Vogelbach Functional Kinetics – praktisch angewandt. Becken und Beine untersuchen und behandeln. Springer, Berlin Heidelberg

Bedeutung der Instruktion für das motorische Lernen

Barbara Suppé, Tiziana Grillo

I. Spirgi-Gantert, B. Suppé (Hrsg.), *FBL Klein-Vogelbach Functional Kinetics – Die Grundlagen*,
DOI 10.1007/978-3-642-41901-0_5, © Springer-Verlag Berlin Heidelberg 2014

Um den Begriff „Motorisches Lernen" verständlich zu machen, müssen die beiden beteiligten Aspekte – Lernen und Motorik – näher betrachtet werden. Lernen wird mit sichtbarer Verhaltensänderung gleichgesetzt. Grundsätzlich fasst man unter Motorik die Gesamtheit aller internen Vorgänge – emotionaler, motivationaler, sensorischer wie auch kognitiver Natur – zusammen, die bei der Erzeugung von Bewegungen beteiligt sind (Roth u. Willimczik 1999). Entsprechend befassen sich viele unterschiedliche Wissenschaftsdisziplinen mit diesem Thema. So wird z. B. in der Lernpsychologie Lernen als ein zur Verhaltensänderung hinführender Prozess betrachtet. In der Pädagogik wird der Zusammenhang von Lernen und Erziehung untersucht. Und aus den Sportwissenschaften ist motorisches Lernen nicht mehr wegzudenken. In der Medizin ist das motorische Lernen v. a. im Bereich der Neurologie und natürlich in der Physiotherapie von Interesse.

5.1   Lernen

„Lernen ist eine relativ andauernde Veränderung der Fähigkeit zu antworten, die aus der Übung oder Erfahrung hervorgeht." Diese von Schmidt (1975) eingebrachte allgemeine Definition des Begriffes Lernen gilt mehrheitlich als akzeptiert (Magill 2001). Einer weiteren Definition von Hossner u. Künzell (2003) zufolge ist motorisches Lernen „die erfahrungsabhängige und relativ überdauernde Veränderung der Kompetenz, in bestimmten Situationen durch ein bestimmtes Verhalten bestimmte Effekte zu erzielen." Diese Definition legt einerseits klar fest, dass gelerntes Verhalten nicht unbedingt gezeigt werden muss, obwohl es eigentlich beherrscht wird, andererseits gilt vorübergehend gezeigtes Verhalten nicht als gelerntes Verhalten. Folglich muss „Ausführung" deutlich von „Lernen" unterschieden werden. Denn Ausführungseffekte, die während einer Bewegung sichtbar sind, sind nur kurzfristig erkennbar. Es wird von einer temporären Wirkung gesprochen, da sie nach einer bestimmten Zeit nicht mehr festgestellt werden können. So kann sich z. B. durch die Behandlung ein Hinkmechanismus verbessern. Wenn aber nach der Therapie auf dem Heimweg der Hinkmechanismus wieder sichtbar wird, hat die Person die neue Bewegung noch nicht gelernt, sondern sie konnte sie lediglich während der Therapie ausführen (Grillo Juszczak 2007). Erst wenn die Auswirkungen länger anhalten, wird das als Lerneffekt betrachtet. Als Transferfähigkeit wird bezeichnet, wenn eine Bewegung außerdem in einer veränderten Umgebung ausgeführt werden kann (Nicholson 2002).

Neulernen (neue Fertigkeit lernen) wird von **Wiedererlernen** (erneutes Lernen einer früher automatisierten Fertigkeit, die durch eine Schädigung verunmöglicht wurde) unterschieden und dieses wiederum von **Wegler-**

nen (es wird gelernt, eine mit zu viel Kraft ausgeführte Bewegung ökonomischer auszuführen) (Bader-Johansson 2000). Sowohl Wiedererlernen als auch Weglernen werden als aktive Prozesse verstanden (Schmidt 1999), wenn ein anhaltender Effekt erzielt werden soll.

Eine einheitliche Lerntheorie gibt es nicht, vielmehr konkurrieren eine Vielzahl von Theorien und Hypothesen. Bei den unterschiedlichen Ansätzen zur Beschreibung und Erklärung von Lernprozessen lassen sich mehrere durchgängige **Prinzipien** finden:
- Lernen ist an die Wechselbeziehung zwischen einer Person und ihrer Umwelt gebunden (Verhalten und Handeln).
- Lernprozesse scheinen immer in Phasen abzulaufen.
- Lernen ist die relativ überdauernde Veränderung von gezeigtem Bewegungsverhalten.

Bewegungslernen bedeutet, Wege und Strategien des Lernens zu entwickeln, um erfolgreich neue Bewegungen zu lernen und bekannte zu festigen. Lernen bedeutet ebenfalls, Modifikationen, Variationen und Erschwerungen dieser Bewegungen zu ermöglichen und Teile von Bewegungen zu kombinieren (Rieder u. Lehnertz 1991). Das bedeutet im weiteren Sinne die Aneignung von motorischer Handlungskompetenz und im engeren Sinne die Aneignung von Bewegungshandlungen bzw. Bewegungsfertigkeiten.

Mechling (1992) beschrieb **motorisches Lernen** als Aufbau, Erhalt und Veränderung von spezifischen, primär sensorischen und motorischen, aber auch kognitiven und emotionalen Strukturen und Funktionen sowie deren jeweilige Koordination* hinsichtlich individueller Ziele sowie externer Umwelt- und Aufgabenanforderungen.

5.1.1   Lernphasen

Von verschiedenen Autoren werden 2 bis 5 Lernstadien beschrieben (Fitts u. Posner 1967; Adams 1971; Gentile 1972; Müller 1997; Schewe 1988; Magill 2001), die teilweise auf historischen Denkmodellen basieren. So betrachtet z. B. Gentile (1972) den Einfluss der Umweltfaktoren und die Komplexität der Aufgabe als zum Lernen gehörende Aspekte, die bei Fitts u. Posner (1967) und Adams (1971) nicht oder kaum einbezogen werden. Überwiegend werden jedoch folgende 3 Phasen benannt:
- kognitive Phase
- assoziative Phase und
- automatische Phase.

Kognitive Phase (frühes Stadium)

In dieser Phase erfassen Lernende die Informationen v. a. sprachlich bewusst. Das zentrale Nervensystem nimmt die Informationen auf, es entsteht eine Idee der Aufgabe, und Bewegungsstrategien und Bewegungsmuster werden entwickelt. Diese immense Informationsverarbeitung ist sehr zeitaufwändig und verlangt viel Aufmerksamkeit von den Lernenden. Deshalb sind Lernende in diesem frühen Stadium durch externe Reize sehr störanfällig. Als Lernstrategie wird in dieser Phase des motorischen Lernens das Prinzip „Versuch und Irrtum" angewandt. Das beobachtbare Bewegungsverhalten zeichnet sich daher durch eine grobe Ausführung aus. Es kommt zu vielen Fehlern, das Timing ist falsch, und die Bewegungsausführung variiert sehr stark. Allerdings sind rasche Fortschritte zu verzeichnen, jedoch kann ein Ziel selten dreimal nacheinander erfolgreich erreicht werden (Schewe 1988; Gentile 1972) – und wenn, wird das als „Anfängerglück" bezeichnet.

Assoziative Phase (mittleres Stadium)

In dieser Phase nehmen Lernende Informationen zwar in zunehmendem Maße automatisch auf, sie benötigen aber dennoch relativ viel Aufmerksamkeit. Das zentrale Nervensystem vergleicht Neues mit Bekanntem und entwickelt Verknüpfungsmechanismen und Synergien. Die Aufmerksamkeit wird angepasst: Gruppieren und Differenzieren sind die Hauptaufgaben. Es entwickeln sich interne Vergleichskriterien, sog. interne „Fehlerentdeckungsmechanismen", mit der Funktion, Fehler im Bewegungsablauf aufzuspüren. Auch in diesem Stadium sind Lernende durch externe Reize noch störbar. Das beobachtbare Bewegungsverhalten wird in der Bewegungsausführung allerding regelmäßiger, feiner und flüssiger. Die Fehler werden geringfügiger und treten weniger häufig auf. Die Verbesserungen entwickeln sich je nach Lerntyp und Intensität des Übens langsamer.

Autonome oder automatische Phase (spätes Stadium)

In dieser automatisierten Lernphase sind sich Lernende ihrer Informationsaufnahme nicht mehr bewusst. In diesem Stadium wird von „Expertise" gesprochen, die mit den berufstypischen Fähigkeiten z. B. von Sportlern, Informatikern oder Berufsmusikern vergleichbar ist. Das zentrale Nervensystem hat eine hohe Anpassungsfähigkeit an Umgebungsbedingungen optimiert. Die Fähigkeit zur Antizipation ist vollständig entwickelt. In diesem Stadium sind Lernende nicht mehr durch externe Reize störbar. Im beobachtbaren Bewegungsverhalten ist die Ausführung nun automatisch, regelmäßig und ökonomisch. Es wird nur eine minimale Aufmerksamkeit benötigt, so dass zwei Dinge gleichzeitig ausgeführt werden können (**„dual tasking"**). Die Lernenden entdecken und korrigieren Fehler in der Bewegungsausführung selbständig. Diese Phase wird auch als Lernplateau bezeichnet, da die Lernfortschritte kaum wahrnehmbar sind.

Vor allem die erste und die letzte Lernphase sind für Bewegungslehrer erkennbar. Sie sind deshalb wichtig, weil an der Bewegungsausführung einerseits und an der Intensität der benötigten Aufmerksamkeit andererseits sichtbar wird, wie weit der Lernende fortgeschritten ist und welche Lehrstrategien anzuwenden sind. Benötigt der Lernende weniger Aufmerksamkeit für die neu erlernte Bewegung, kann der Physiotherapeut eine zweite kognitive Aufgabe hinzufügen („dual tasking"). Ist es möglich, beide Fertigkeiten gleichzeitig auszuführen, befindet sich der Lernende wahrscheinlich in einer fortgeschrittenen Lernphase (Grillo Juszczak 2007).

In der ersten Lernphase sind Lernende Anfängern gleichzusetzen, und in der letzten sind sie eher im Expertenstatus. Beim Lernen gehen Anfänger anders vor als Experten, weil bei den beiden Gruppen die Verarbeitungsprozesse im Gehirn unterschiedliches Vorwissen beinhalten. Während Lernanfänger eine Aufgabe kognitiv erfassen, erkennen Experten Muster, bilden Strategien und sind fähig zu antizipieren. Anfänger konzentrieren sich auf den Bewegungsauftrag und die damit verbundenen Regeln. Ihre Bewegungen wirken steif und erfordern viel Aufmerksamkeit. Ihr Vorgehen nach dem Prinzip „Versuch und Irrtum" führt zu einer ungleichmäßigen Bewegungsausführung, weil das zentrale Nervensystem zu viele Modifikationen ausführt, die eine kontinuierliche Planung von Bewegungsmustern verhindern. Experten erkennen die für die Bewegung relevanten Informationen und gruppieren bzw. differenzieren diese. Lernen wird bei Experten stark von der Aufgabe bestimmt (Gentile 1978; Goodgold 1993). Experten verwenden weniger Aufmerksamkeit auf das Ausführen einer Bewegung und können sich gleichzeitig noch anderen Tätigkeiten widmen.

In allen Lernphasen besteht eine Wechselwirkung zwischen Lernenden und Lehrenden. Zu Beginn des Lernens gibt es schnelle Lernfortschritte. In der sog. Plateauphase gibt es für eine gewisse Zeitspanne keine Lernfortschritte. Trotzdem findet Lernen in Form von Umstrukturierung des bereits Gelernten und ein veränderter Umgang mit den gespeicherten motorischen Programmen statt. Bei jedem motorischen Lernprozess gibt es auch eine regressive Phase, in der das Üben durch Pausen unterbrochen wird und es nach jeder Pause zu negativen (Leistungsabfall) und positiven (Leistungsanstieg) Veränderungen kommt. Ein Anzeichen für die Annäherung an die Leistungsgrenze ist die verlangsamte Zunahme der Leistung.

5.1.2 Lernbeeinflussende Faktoren

Unterschiedliche Autoren bezeichnen folgende Aspekte als die lernbeeinflussenden Faktoren (bei dieser Aufzählung besteht kein Anspruch auf Vollständigkeit):

- Zielbezug,
- Feedback/Instruktion,
- Aufmerksamkeit (interner und externer Fokus),
- mentales Üben,
- Vormachen – Nachmachen,

- Motivation,
- Umgebung,
- physisches Üben (▶ Abschn. 7.4),
- Transfer.

Zu einigen Faktoren wurden bereits Untersuchungen durchgeführt, wobei Überträge von Studienresultaten auf klinische Situationen mit Vorsicht zu betrachten sind. Zum einen werden Studien oft in **Laborsituationen** durchgeführt, und zum anderen beansprucht die getestete Tätigkeit häufig nur eine Extremität. Außerdem sind es meist einfache Aufgaben, die nicht dem Alltag von Lernenden entsprechen. Leider wurden bis jetzt nur wenige Untersuchungen im **physiotherapiespezifischen Kontext** durchgeführt. Ausgenommen davon sind Untersuchungen innerhalb der Neurologie. Von einigen Autoren (Winstein 1991; Magill 2001) werden Parallelen von der Neurologie zur Physiotherapie aufgezeigt.

Zielbezug

Lehrende und Lernende haben häufig unterschiedliche Erwartungen. Je mehr Verständigung über diese Erwartungen stattfindet, desto geringer ist die Gefahr von Missverständnissen. Das Lernziel wird daher kollaborativ mit dem Patienten formuliert und beschreibt die Leistung, die der Patient erbringen soll und will. Ein solches Vorgehen nimmt die Mündigkeit des Patienten ernst und verhindert einerseits, dass er in die Schülerrolle zurückfällt. Andererseits fördert die gemeinsame Absprache über das Behandlungsziel die aktive Lernhaltung und Eigenverantwortung der Patienten. Gleichzeitig erleichtert ihm die strukturierende Vorgabe die Orientierung.

> ❯❯ „Wer nicht weiß, wohin er will, braucht sich nicht zu wundern, wenn er ganz woanders ankommt" (Mager 1972).

Eine Bewegung oder Aktivität wird nie ohne Ziel gelernt. Es ist deshalb wichtig, dass das Ziel gemäß Antonovski (1997) wahrnehmbar, erreichbar und real ist (Franke 1997). Schmidt (1999) misst dem auf ein Ziel gerichteten Bewusstsein eine zentrale Rolle beim Wiedererlernen einer Bewegung bei. Motorisches Lernen führt zu einer Erhöhung der Synapsenanzahl pro Neuron. Dieses Phänomen tritt jedoch nur ein, wenn die Bewegung einen Zielbezug hat.

> ❯❯ Langanhaltendes Lernen mit sichtbarer Zunahme der Synapsendichte in den motorischen Arealen braucht ein Ziel! (Dudel et al. 1996).

Feedback/Instruktion

Feedback bedeutet Rückmeldung. Einerseits gibt nicht nur der Therapeut Rückmeldungen durch Informationen über das Bewegungsresultat („knowledge of result"), während der Patient eine Bewegung exakt ausführt, oder über die Bewegungsqualität („knowledge of performance") während des Lernens einer Bewegung. Denn andererseits erzeugt jegliche Bewegung während der Ausführung eine Rückmeldung über das Bewegungsresultat. Dieses intrinsische Feedback entsteht aus den körpereigenen Systemen wie Oberflächen- und Tiefensensibilität, Vestibulum und Augen.

Extrinsisches Feedback ist eine von außen gegebene Rückmeldung, z. B. durch einen Lehrer oder Therapeuten. Es wird deshalb auch als verstärktes („augmented") Feedback bezeichnet. In der Literatur werden **2 Arten von extrinsischem Feedback** unterschieden:

- „Knowledge of result" (KR) gibt Information über das Bewegungsresultat im Bezug zum Ziel, also darüber, ob das Ziel erfolgreich erreicht wurde oder nicht.
- „Knowledge of performance" (KP) gibt Information über die Bewegungsausführung, d. h., über die Bewegungsqualität. Es ist die Rückmeldung darüber, wie die Bewegung abläuft (Gentile 1987).

„Knowledge of performance" ist geeignet für das Üben einer exakten Bewegungsausführung und „Knowledge of result" zum Lernen einer Bewegung (Winstein 1990). „Knowledge of result" ist bezüglich des Lernens einer Bewegung effizienter als „Knowledge of performance" (Winstein 1991; McNevin 2000). Viitasalo (2001) fand keine Unterschiede zwischen KR und KP.

▪ Verbales Feedback und Instruktion

Die Art des therapeutischen Feedbacks beeinflusst, wie Fähigkeiten konzeptualisiert werden, also für veränderbar oder unveränderbar/stabil angesehen werden. Sowohl Erfolge als auch Misserfolge können als Motivatoren dienen, wobei Fehler sich dann negativ auf die Motivation auswirken können, wenn die Fähigkeit als stabil und als unveränderbare Eigenschaft von der Person angesehen wird. Für den Therapeuten ist dann wichtig, die Reduktion von Beeinträchtigungen hervorzuheben und Lob über gelungene Versuche mit der Rückmeldung über fehlerhaftes Verhalten zu mischen. Damit werden Motivation und Interesse erhalten.

> ❯❯ In der Physiotherapie ist die verbale Bewegungsanleitung und -korrektur ein weit verbreitetes Mittel. Die Literatur zeigt Evidenzen, dass verbale Rückmeldung nur dann effizient das Bewegungslernen unterstützt, wenn sie definierte Kriterien berücksichtigt. Je nach Art des Feedbacks kann verbale Rückmeldung fördern, hemmen oder gar keinen Effekt zeigen (Magill 2001).

Lob in der Therapie wird vom Patienten in der Regel als positive Rückmeldung erlebt, und das gelobte Verhalten wird entsprechend häufiger gezeigt.

❯ Patienten erleben Lob vor allem dann positiv, wenn es sich auf Anstrengungen oder Verbesserungen bezieht, die aus ihrer eigenen Sicht relevant sind.

Die Wirkung von verbalem Feedback und Instruktion wurde bezüglich der Häufigkeit, des Zeitpunkts und der Genauigkeit untersucht. Es gibt **Studienergebnisse (Evidenzen)** (Ho u. Shea 1978; Van der Linden et al. 1993; Winstein 1991; Winstein et al. 1996), die besagen:

- Feedback **nach** der Bewegung ist effektiver als während der Bewegung.
- Feedback bei jedem 2. oder 5. Mal nach der Bewegung ist lernwirksamer als nach jedem Mal.
- Ausblendendes Feedback unterstützt das Lernen zusätzlich (Nicholson u. Schmidt 1991).
- (Um einige Sekunden) verzögertes Feedback ist lerneffektiver (Swinnen et al. 1990).

Die ersten beiden Evidenzen werden mit folgenden **Hypothesen** begründet:

- Die Führungshypothese (Magill 2001) besagt im Wesentlichen, dass viel Rückmeldung vom Feedback abhängig machen kann.
- Die Gleichmäßigkeitshypothese (Winstein u. Schmidt 1990) stellt dar, dass viel Rückmeldung zu schlechten Adaptionen des Bewegungsverhaltens führt und somit zu unregelmäßigen Bewegungsmustern.

Das bedeutet für den Therapeuten, dass verbale Rückmeldung **sparsam** angebracht werden soll und erst **nachdem** der Patient die Bewegung ausgeführt hat. Wenn es dem Langzeitlernen dienen soll, muss die verbale Rückmeldung mit zunehmender Lernerfahrung ausgeblendet werden. Sollen Bewegungen sofort korrekt ausgeführt werden können (z. B. eine Haltungsübung bei akuten Schmerzzuständen oder die korrekte Teilbelastung bei Gelenkersatz), muss häufiger instruiert werden und der Fokus auf maximal 3 relevante Aspekte gelegt werden.

Praxistipp

Ein Feedback durch den Therapeuten sollte folgende Merkmale berücksichtigen:
- Er entscheidet, welches Bewegungskriterium für den Erfolg am wichtigsten ist, und gibt zunächst nur dazu Feedback. Weniger wichtige Aspekte werden dem späteren Lernprozess überlassen.

- Er konzentriert sich auf ein, höchstens zwei Detailinformationen, um den Lernenden nicht zu überfordern.
- Der Therapeut schafft eine Bewegungsvorstellung. Durch Bilder und Metaphern können ausführliche Erklärungen vermieden werden. Bilder und Metaphern unterstützen den externen Aufmerksamkeitsfokus*, was gemäß zahlreichen Studien von Wulf (2007) das Lernen erleichtert. Sowohl durch Metaphern als auch durch weitere verbale Instruktionen in Form einer sog. „Patientensprache" wird das kinästhetische, taktile, auditive und visuelle Wahrnehmungsvermögen des Patienten angesprochen.
- Er lässt den Lernenden selbst Erfahrungen sammeln, um dessen Bewegungskompetenz* zu stärken. Daher überlässt er dem Lernenden die (erste) Beurteilung seines Bewegungsverhaltens selbst. Das Prinzip „Versuch und Irrtum" der inneren Verarbeitungsprozesse wird dadurch übernommen und unterstützt.

❯ Durch zu häufige Rückmeldung wird die Ausbildung eines internen Fehlerentdeckungsmechanismus beeinträchtigt (Wulf 1992). Zudem wird durch viel Information die bereits hohe Verarbeitungsdichte im ZNS beeinträchtigt.

Um dem Fehlerentdeckungsmechanismus Rechnung zu tragen, ist es sinnvoll, einige Sekunden zu warten, bevor Rückmeldung gegeben wird. In späteren Lernstadien kann es sogar sinnvoller sein, den Patienten selbst nach seiner Fehlereinschätzung zu fragen. Neben der „technischen" Bedeutung des Feedbacks gibt es aber auch eine assoziative Komponente (Lob oder Tadel), deren Effekte nicht zu unterschätzen sind.

Aufmerksamkeit (interner und externer Aufmerksamkeitsfokus)

Durch Instruktion und Rückmeldung kann die Aufmerksamkeit des Lernenden auf unterschiedliche Aspekte fokussiert werden. Ein **externer Fokus** besteht, wenn durch Instruktion und Feedback* die Aufmerksamkeit des Lernenden auf einen Punkt außerhalb des Körpers gelenkt wird, z. B. auf die Ski unter den Füssen, den Golfschläger, die Richtung des Volleyballs beim Aufschlag oder die Richtung der Ballrollung (z. B. bei der therapeutischen Übung „Waage"). Im Unterschied dazu wird beim **internen Fokus** die Aufmerksamkeit auf einen körpereigenen Punkt gelenkt, z. B. auf die Füße auf den Skiern, den Armschwung, die Schulterbewegung. Studien von Todorov et al. (1997) und Wulf et al. (2002) belegen, dass es lernwirksamer ist, den externen Fokus zu benutzen. Das bedeutet z. B., dass Ballübungen oder die Orientierung des Körpers in der Umwelt lernwirksam sind.

Mentales Üben

Mentales Üben ist das bewusste Denken und geistige Durchleben einer Bewegung. Im Unterschied dazu ist Antizipation* ein unbewusst ablaufender Prozess im Rahmen der Bewegungsplanung. Beide Aspekte bewirken im Gehirn Veränderungen (Mehrdurchblutung) der entsprechenden Areale.

Gemäß Mayer et al. (2003) sind **3 Formen des mentalen Trainings** möglich:
- die mental sprachliche Form,
- jene aus der eigenen Beobachterperspektive und
- jene der Innenperspektive.

Mentales Training kann **3 Ziele** haben:
- Es dient der Vorbereitung für eine unmittelbar darauf folgende bereits gelernte Aktivität.
- Das Ziel ist das Lernen einer neuen Aufgabe.
- Es soll eine Aktivität unterstützen, um ein besseres Ergebnis erreichen.

Aus dem Sport ist das mentale Training nicht mehr wegzudenken, und auch in der Therapie ist es wichtig, sich eine zuvor erfolgreich durchgeführte Bewegung repetitiv vorzustellen. Es gibt eine interne und eine externe Vorstellungsform. Bei der internen Form stellt sich der Lernende vor, in seinem Körper zu sein und die Bewegung zu machen, während bei der externen Form der Lernende die Rolle des Beobachters einnimmt und sich vorstellt, sich selbst von außen zu betrachten. Die Effizienz dieser beiden Formen wird nicht miteinander verglichen. Wichtig ist, dass nicht nur so getan wird, „als ob", sondern dass sich der Übende realistische Bewegungen vorstellt.

Untersuchungen zum mentalen Üben gehen **3 Fragen** nach:
1. Welche Rolle spielt das mentale Üben beim Erwerb einer motorischen Fertigkeit?
2. Wie effektiv ist mentales Üben für einen Lernenden im Anfangsstadium oder beim Wiederlernen?
3. Kann mentales Üben die Ausführung einer gut gelernten Bewegung verbessern?

Vergleicht man Versuchsgruppen, die physisch üben, mit Gruppen, die mentale Trainingseinheiten absolviert haben, sowie mit Kontrollgruppen, die kein Training erhalten haben, dann zeigt das physische Üben die besten Effekte. Das mentale Training zeigt gegenüber gar keinem Training dennoch die besseren Resultate. Eine Untersuchung von McBride u. Rothstein (1979) zeigt, dass mentales Training kombiniert mit physischem Üben besser ist als physisches Üben allein.

Vormachen – Nachmachen

Studien zeigen, dass eine Bewegung vorzumachen eine durchaus sinnvolle Methode sein kann. Entgegen bisherigen Annahmen, dass es ein isoliertes „Sehzentrum" gibt, ist nun erwiesen, dass visuelle Informationen in unzähligen Zentren verarbeitet und mit anderen Informationen verknüpft werden. Zudem konnte festgestellt werden, dass das Demonstrieren einer Bewegung sehr lehrreich sein kann, und zwar umso effizienter, wenn das Modell selbst Fehler macht, z. B. auch Patient ist. Dies gilt besonders zu Beginn des Lernens. Zu einem späteren Zeitpunkt ist es motivierender, geschickte Modelle als Lernvorbilder zu haben. Sinnvoll ist es, die Bewegung zu demonstrieren, bevor sie ausgeführt werden soll.

Das Vormachen einer Bewegung wird häufig mit verbalen Hilfen kombiniert. Dabei muss die Menge an verfügbarer Aufmerksamkeit beachtet werden. Diese ist v. a. bei Lernanfängern begrenzt, daher sollen verbale Hilfen möglichst kurz und prägnant sein. Die Stichworte sollen die Aufmerksamkeit auf die relevanten Aspekte der Bewegung lenken. Dass der Zeitpunkt der verbalen Hilfe sorgfältig gewählt werden muss, wurde bereits im Abschnitt über Feedback ausführlich betrachtet.

Das Demonstrieren einer Bewegung hat auch Modellfunktion, d. h., der Patient lernt von seinem Modell, dem Physiotherapeuten. Bandura (1976) spricht vom „Lernen am Modell". Effektiv gelernt werden kann nur, wenn der Lernende eine gefühlsmäßige Beziehung zum Modell hat bzw. es anerkennt. Das Modell muss in irgendeiner Hinsicht wichtig sein, Ansehen und Macht und/oder einen hohen sozialen Status besitzen (z. B. Eltern, Lehrer, Chef). Je bedeutungsvoller das Modell ist, desto höher ist der Verstärkerwert (Bandura 1971). Das Verhalten muss außerdem erreichbar und nachvollziehbar sein, und der Lernende muss für das Zeigen der übernommenen Verhaltensweisen verstärkt werden (Schmitt 1999).

> **Praxistipp**
>
> Die Demonstration einer Bewegung durch den Therapeuten kann dem Patienten dabei helfen, sich diese Bewegung vorzustellen und seine Aufmerksamkeit darauf zu lenken, wie die Bewegung auszusehen hat (Magill 2001). Damit die Bilder der vorgezeigten Bewegungen im zentralen Nervensystem nicht um 180° rotiert werden müssen, sollte die Bewegung mit dem Rücken zum Beobachter vorgezeigt werden (Shepard u. Metzler 1971). Zudem ist es wichtig, dass der Therapeut die Aufmerksamkeit des Patienten auf die relevanten Aspekte lenkt. Denn nur, wenn der Patient genau weiß, wohin er schauen soll, weiß er, was er lernen soll.

Motivation

Motivation ist das Streben des Menschen nach Zielen. Die Umsetzung von Motiven nennt man in der neueren Motivationsforschung auch Volition (Selbstregulierung). Im Vordergrund unterschiedlicher Forschungsprojekte steht die Frage, wie man die Willenskraft und bestimmte Kompetenzen entwickeln kann, um Motive in beobachtbare und damit messbare Handlung umsetzen kann. Beispielsweise haben Tangney et al. (2004) herausgefunden, dass Menschen mit überdurchschnittlichen Selbstregulierungs- oder Umsetzungskompetenzen u. a. weniger unter Stress leiden und ein höheres Selbstvertrauen besitzen (s. auch ▶ Abschn. 5.5).

Die primäre Motivation ist der tief liegende Grund oder Wunsch, etwas zu tun oder nicht zu tun. Dieser Impuls ist oft nicht bewusst. Die sekundäre Motivation ist ein dem Bewusstsein zugänglicher Grund, der Antrieb, etwas zu tun. Wichtig ist zu beachten, dass die physiotherapeutische Behandlung oft nicht zum Erfolg führt, wenn lediglich die Sekundärmotivation angesprochen wird. Eine Sekundärmotivation kann z. B. sein, selbständig und ökonomisch zu gehen. Die Primärmotivation kann jedoch die Erfüllung der Wünsche nach sozialen Begegnungen sein. Diese im Menschen liegende Motivation ist **intrinsisch**. Der Begriff intrinsische Motivation bezeichnet das Bestreben, etwas um seiner selbst willen zu tun, weil es Spaß macht, Interessen befriedigt oder eine Herausforderung darstellt. Die intrinsische Motivation entspringt der inneren Interessenslage der Person. Intrinsisch motivierte Menschen besitzen ein hohes Maß an internem Selbstverständnis ("internal self concept") und haben eine Idealvorstellung als Leitlinie ihres Handelns verinnerlicht. Der Wunsch eines Patienten, selbstgesteckte Ziele zu erreichen, ist also überwiegend intrinsisch bedingt (Barbuto u. Scholl 1998).

Bei der extrinsischen Motivation steht dagegen der Wunsch im Vordergrund, bestimmte Leistungen zu erbringen, weil man sich davon einen Vorteil (Belohnung) verspricht oder Nachteile (Bestrafung) vermeiden möchte (Myers 2004). Der Physiotherapeut motiviert von außen, d. h., **extrinsisch**. Soll der motorische Lernprozess jedoch gelingen, muss die extrinsische Motivation die intrinsische verstärken. Das kann gelingen, wenn die tiefer liegenden Bedürfnisse der Betroffenen angesprochen werden. Intrinsische Motivation kann jedoch auch durch extrinsische Belohnungen zerstört werden: Wenn ein Verhalten fast nur durch äußere Anreize gesteuert wird, sinkt die innere Beteiligung, da so das Gefühl der Selbstbestimmung verloren geht. Dadurch kann die Selbstmotivierungsfunktion, die für das Erlebnis sorgt, dass die Freude der Tätigkeit selbst entspringt (Flow), außer Kraft gesetzt werden (Ryan 1991).

Sowohl Erfolge als auch Misserfolge können als Motivatoren dienen. Wenn Feedback* motiviert, wirkt es als Verstärkung: "Dieses Mal hast du die Bewegung sehr gut gemacht! Willst du es noch ein Mal versuchen?" Diese Aussage wird motivieren, an der zu lernenden Aufgabe weiter zu üben. Negative Verstärker sind Verunsicherung, schlecht angebrachte Kritik, Ablehnung, psychischer Druck usw.

Die Motivation kann dadurch unterstützt werden, dass Patienten in den Therapieprozess eingebunden werden und die Behandlungsziele und die Therapiefrequenz mitbestimmen. Auch Rückfragen zur eigenen Wahrnehmung, z. B.: "Was gelingt Ihnen bei der Übung bereits gut – an was müssten Sie noch arbeiten?", fördern die Motivation und verbessern das Vertrauen in die Eigenwahrnehmung. Wenn der Therapeut einen Patienten lobt, dann nur, wenn das Lob aus Überzeugung ausgesprochen wird und eine Rückmeldung über die Kompetenz darstellt. Der Patient kann dann eine größere Achtsamkeit gegenüber der eigenen Bewegung entwickeln und diese gezielter steuern.

> ❯ Intrinsische Motivation ist tragfähiger und dauerhafter als extrinsische. Insofern gilt es im physiotherapeutischen Kontext ganz besonders, die individuellen Ziele eines Patienten ins Zentrum der Intervention zu stellen.

Dazu gehört es, die Vorstellungen und Wünsche des Patienten zu verstehen und sich während der Therapie darauf zu beziehen. Wulf u. Lewthwaite (2009) betont, dass es sinnvoll ist, darauf hinzuwirken, dass die Patienten den Therapieerfolg an kleinen, kurzfristigen Verbesserungen messen statt am Vergleich mit der eigenen gesunden Vergangenheit. Deshalb ist es wichtig, mit dem Patienten kurzfristige, spezifische und erreichbare Ziele zu vereinbaren und ihm gleichzeitig durch die Adaption an seine Fähigkeiten kontinuierlich Erfolgserlebnisse zu ermöglichen.

Was sind nun die Voraussetzung für die Entwicklung und Förderung von intrinsischer Motivation im physiotherapeutischen Kontext? Das **Salutogenesekonzept*** von Antonowsky (1997) beschreibt Faktoren, die für die Entstehung und Erhaltung von Gesundheit eine zentrale Bedeutung haben. Gesundheit und Krankheit werden als Zustände gesehen, die sowohl von objektiven Faktoren als auch von deren subjektiven Erleben abhängig sind. Für die Motivation ist das sog. Kohärenzgefühl des Patienten von Bedeutung. Es bezeichnet das Ausmaß des Vertrauens in die Vorhersehbarkeit des Lebens und der Überzeugung, die Ressourcen zu besitzen, um in einer neuen Lebenssituation zurechtzukommen. Zuversicht scheint wohl eine der wesentlichen Voraussetzungen für die Entwicklung von intrinsischer Motivation zu sein. Aus dem Salutogenesekonzept ergibt sich zudem, dass nicht nur objektive Funktionsverbesserungen zu einer Situationsverbesserung führen können, sondern dass auch subjektive Aspekte wie die zunehmende Akzeptanz der Störung eine große Wirkung haben können.

Therapeuten wirken mit ihrem Verhalten und ihrer Kommunikation, also v.a. durch empathisches, akzeptierendes und kongruentes Verhalten, positiv und motivierend auf die Veränderungsbereitschaft des Patienten ein. Ein motivierendes therapeutisches Gespräch hat das Ziel, die intrinsische Motivation der Patienten zu fördern.

- Dem Patienten wird Empathie ausgedrückt und Verständnis für die Situation gezeigt.
- Der Therapeut stärkt den Patienten in seiner Selbstwirksamkeitsüberzeugung (▶ Abschn. 5.5), indem dieser ermutigt wird, seine Situation durch aktive Mitarbeit verändern zu können. Dazu ist es hilfreich, einen Blick auf die Ressourcen des Patienten zu lenken, also auf seine Quellen von Kraft und Wohlbefinden und seine Stärken.
- Der Therapeut hilft dem Patienten, seine Ziele und Vorstellungen für seine Zukunft zu entwickeln, und kann flexibel mit Widerstand der Patienten umgehen.

Motivation hat einen engen Bezug zur Emotion. Und Erfolg ist ein starker Motivator, denn dadurch hat man positive Gefühle. Verantwortlich für diese leistungsbereite Stimmung ist das mesolimbische System in unserem Gehirn. Ein Mensch, der ein Ziel erreichen will, braucht jedoch Anzeichen dafür, dass dieser Weg auch erfolgreich sein wird. Erst solche Anreize motivieren ihn weiterzumachen. Dazu eignet sich ein adäquates Feedback (▶ Abschn. „Feedback/Instruktion"). Auch bildhafte Vorstellungen können Emotionen hervorrufen, oder ein Witz kann dazu verhelfen, dass der Patient sich zu Hause an die lustige Therapiesituation erinnert.

> Schon die Aussicht auf einen Erfolg aktiviert im Gehirn das Belohnungssystem und sorgt so dafür, dass dieses Ziel weiter verfolgt wird.

Umgebung

Antoinette Gentile (1987) hat Bewegungen in 16 Aufgaben in Bezug auf Handlungen eingeteilt. Sie stellt einen Bezug der Aufgabe sowohl zur Umgebung als auch zum Menschen her. Die Klassifizierung erfolgt nach Kriterien wie z.B. repetitive oder variierende Bewegungen und zusätzliche Bewegungen der Extremitäten. So entstehen sog. geschlossene und offene Aufgaben.

- Beispiele für eine **geschlossene Aufgabe** in einer nicht variierenden Umgebung, mit standortkonstantem Körper und ohne Extremitätenbewegungen sind das Sitzen, das Stehen oder die therapeutische Übung „Klötzchenspiel".
- Ein Beispiel für eine **offene Aufgabe** in einer variierenden Umgebung, mit standortverändertem Körper und mit zusätzlichen Extremitätenbewegungen ist

laufen, um einen Ball zu fangen, durch eine Menschenmenge zu gehen und dabei ein strampelndes Kind zu halten, oder eine therapeutische Ballübung.

Bei geschlossenen Aufgaben ist es dem Gehirn eher möglich zu antizipieren, ohne dabei viele Informationen verarbeiten zu müssen. Dagegen erfordern offene Aufgaben, die zur Selbständigkeit im Alltag hinführen sollen, viel Aufmerksamkeit und eine große Menge an Informationsverarbeitungsprozessen.

Im Verlauf der Behandlungen sollte eine Progression stattfinden. Wenn ein Bewegungsablauf, z.B. das Gehen im Behandlungsraum (geschlossene Aufgabe), gelernt wurde, dann muss das Gehen zunehmend in eine offene Aufgabe verändert werden. Eine Patientin nach einer Hüftoperation sollte demnach lernen, in der Eingangshalle in einer Menschenmenge mit dem Strom oder dagegen zu gehen. Oder sie muss an Lifttüren vorbeigehen, die sich plötzlich öffnen könnten. In der Betrachtungsweise der ICF (International Classification of Functioning, Disability and Health, s. ▶ Abschn. 6.2) würde dies als eine zur Partizipation hinführende Progression bezeichnet werden.

Zudem dient die Klassifizierung (Gentiles Taxonomy of Tasks) einem Setting-Vergleich während der Therapie. Sie beschreibt, welche Tätigkeiten der Patient in der Therapiesituation schon beherrscht und auch, was er noch lernen muss, um sie in den Alltag umsetzen zu können (Nicholson 2002).

Transfer

Transfer wird als „Wechselwirkung zwischen Gelerntem sowie dessen Übertragung auf andere Bedingungssituationen oder Aufgabenanforderungen" beschrieben (Kirchner u. Pöhlmann 2005). Zudem ist laut Mulder u. Hochstenbach (2003) „der Transfer des Gelernten eines der entscheidenden Probleme in der Rehabilitation". Und dies ist sicherlich nicht nur in der Neurorehabilitation der Fall. In der Therapiesituation werden häufig Kraft, Beweglichkeit und Koordination* als relevante Bausteine für Funktionen und Aktivitäten trainiert. Der Transfer in den Alltag in die Partizipationsebene fehlt noch vielerorts. Die Skagg-Robinson-Kurve besagt, dass Aktivitäten derselben Aufgabenklasse geübt werden müssen. So wird ein Kind mit einem Laufrad viel rascher das Gleichgewicht* und somit das Radfahren lernen, als wenn es mit den seitlichen Stützrädern immer noch in einem quasi Dreiradmodus fährt. Für die Therapiesituation bedeutet dies: häufiger in alltagsnahen Situationen üben und z.B. im Flur vor der Praxis oder im Spitalgarten die motorischen Aspekte des Gehens trainieren. Das erleichtert einerseits den Transfer und beinhaltet andererseits Aspekte der Umgebung (Gentile 1987).

5.2 Instruktion

Das Bild vom Lehr-Lern-Prozess, das der Instruktion von Bewegung zugrunde liegt, resultiert zumeist aus der Zielvorstellung, die mit der Instruktion verbunden ist. Es geht dabei um die möglichst effektive, sichtbare Veränderung eines Bewegungsablaufs von der Ausgangs- zur Endstellung vergleichbar mit einer Lernautobahn, an deren Ende das gewünschte Zielverhalten steht. Dieses Schema entspricht dem Grundmuster für zweckgerichtete Handlungsprozesse überhaupt: Eine Differenz zwischen gegebenem und gewünschtem Zustand wird wahrgenommen, man ergreift Maßnahmen, um diese Differenz zu überwinden, und schließt letztlich die Handlungssequenz ab.

5.2.1 Verbale und manipulative Instruktion

Das Instruktionsverständnis der FBL Functional Kinetics beinhaltet jedoch mehr als dieses am messbaren Erfolg orientierte Instruktionskonzept. Es basiert vielmehr auf einem bestimmten Menschenbild sowie einer Vorstellung von menschlicher (Bewegungs-) Entwicklung, auf Mündigkeit und Autonomie, auf die Fähigkeit zur Selbstreflexion und auf Identität. Damit ist eine bestimmte Werthaltung impliziert, die auf den ganzen Menschen gerichtet ist und den Therapeuten darauf verpflichtet, sich seiner Verantwortung bewusst zu sein und sich schließlich selbst überflüssig zu machen.

Man unterscheidet zwischen **verbaler** und **nonverbaler Instruktion**. Einerseits muss der Therapeut „die richtigen Worte finden" (= verbal), andererseits auch seine Hände „zur rechten Zeit am richtigen Ort" haben (= nonverbal und manipulativ). Die individuellen Hilfen, die ein Patient auf seinem Lernweg benötigt, müssen vom Therapeuten gezielt ausgewählt werden. Erst dann kann man die Anforderungen an den Patienten optimieren. Dabei muss der Therapeut berücksichtigen, dass Erfolgserlebnisse den späteren Lernerfolg begünstigen. Die verbale und nonverbale Instruktion durch den Therapeuten soll dem Patienten ermöglichen, die **Orientierung am eigenen Körper** zu verbessern. Mit manipulativer Instruktion fördert der Therapeut mit seinen Händen einen Bewegungsablauf, ohne ihn im Wesen zu verändern.

Der Therapeut bezeichnet durch Worte, Gebärden oder Manipulation

- zwei Punkte am Körper des Patienten. Deren Abstand kann sich vergrößern, verkleinern oder unverändert bleiben. Dabei können sich beide Punkte oder nur einer bewegen. Auf diese Weise können gezielt Bewegungsausschläge in bestimmten Gelenken hervorgerufen werden. Bewegungsaufträge, bei denen

manche Punkte in bestimmte Richtungen geleitet werden, während andere still stehen oder eine andere Richtung einschlagen, können sehr differenzierte Bewegungsabläufe nach genauem Plan veranlassen (■ Abb. 5.1a);
- topographisch umschriebene Hautzonen. Der Patient kann die Haut glätten oder in Falten legen. Ein solcher Auftrag aktiviert bestimmte Muskeln, die sich verlängern oder verkürzen sollen (■ Abb. 5.1b);
- fixe oder mobile Punkte in der Umwelt. Zu ihnen können sich körpereigene Punkte hin- oder von ihnen wegbewegen. Sie sollen berührt werden, oder gegen sie soll Druck ausgeübt oder aufgegeben werden (■ Abb. 5.1c);
- Bewegungsrichtungen für körpereigene Punkte, die sich an der Schwerkraft orientieren (nach oben/nach unten bewegen). Solche Aufträge initiieren das Heben und das Senken von Gewichten des Körpers, der Körperabschnitte* oder Teilen davon. Mit diesen Aufträgen steuert der Therapeut gezielt die Be- oder Entlastung bestimmter Strukturen (■ Abb. 5.1d);
- Instruktionen, welche die Orientierung vom eigenen Körper aus benutzen. Solche Aufträge veranlassen, dass der Körper oder nur Teile davon horizontal nach vorn, hinten, rechts oder links transportiert werden. Horizontale Gewichtsverschiebungen haben eindeutige Gleichgewichtsreaktionen* in Form von Veränderung der Unterstützungsfläche* oder Einsetzen von Gegengewichten zur Folge (■ Abb. 5.1e).

Eine **verbale Instruktion** setzt voraus, dass der Patient Sprachverständnis besitzt und das Idiom des Therapeuten versteht. Ein gut verbalisierter Bewegungsauftrag kann mühelos ausgeführt werden, wenn die betreffende Bewegung für den Patienten machbar ist. Darum muss der Therapeut die Verständlichkeit seiner verbalen Instruktionen einer ständigen selbstkritischen Kontrolle unterziehen.

Im Instruktionsverständnis der FBL Functional Kinetics ist auch die manipulative Anleitung des Patienten eine Form der Instruktion. **Manipulative Instruktion** setzt voraus, dass der Therapeut einen Kontakt seiner Hände mit dem Patienten herstellt, um einen Bewegungsablauf zu fördern, ohne ihn im Wesen zu verändern. Wenn durch Berührungskontakt die Perzeption eines oder mehrerer Distanzpunkte*, ihre Beziehung zueinander oder zur Unterlage erleichtert werden soll, ist die manipulative Hilfe eindeutig und einfach. Übernimmt der Therapeut jedoch Teilgewichte des Patienten, um die Perzeption ungewohnter Körperhaltungen oder Bewegungen zu fazilitieren, wird die Manipulation viel komplizierter. Auch das Gegengewicht des abgenommenen Gewichts muss angemessen reduziert werden, damit die Wahrnehmung der Proportion des Gleichgewichts erhalten bleibt.

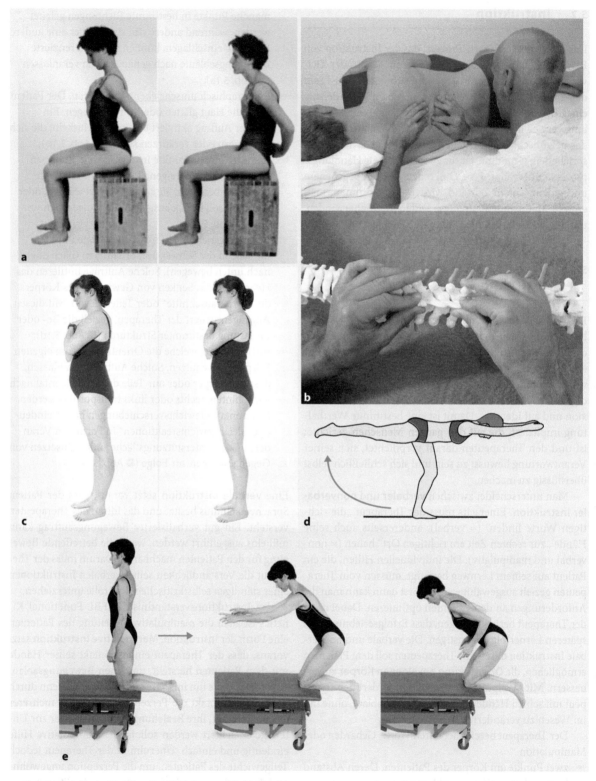

◻ Abb. 5.1a–e Instruktion zum Verbessern der Orientierung am eigenen Körper. **a** Vergrößern/Verkleinern des Abstands zwischen Bauchnabel und Brustbeinspitze, **b** Feinmobilisation der Wirbelsäule durch lokale Aktivierung der Muskulatur. Der Bewegungsauftrag lautet: „zwischen zwei Punkten die Haut in Falten legen", **c** im Stand den Brustkorb etwas anheben, **d** Standwaage. Der Bewegungsauftrag lautet: „ein Bein so weit wie möglich nach hinten/oben bewegen", **e** „Albatros": Der Bewegungsauftrag lautet: „das Gesäß so weit wie möglich nach hinten bewegen". (c,e aus Suppé et al. 2011)

Durch die aktive Unterstützung eines Patienten werden zusätzliche taktil-kinästhetische Bewegungsinformationen gegeben, die sozusagen von außen die innere Bewegungssteuerung unterstützen sollen, sie aber auch erschweren können. Bewegungsinformationen durch eine helfende Person beeinflussen das innere Erleben des Betroffenen und wirken damit auf dessen Bewegungssteuerung. Bei der Unterstützung einer bewegungseingeschränkten Person muss man beachten, dass der Körper ein sich selbst organisierendes System ist. Vom Therapeuten gegebene Bewegungsinformationen durch Instruktion oder durch manipulierende Techniken müssen sich daher auf die Orientierungsfähigkeit im Schwerefeld der Erde beziehen, damit die Bewegungssteuerung wirksam unterstützt wird.

Bei der Instruktion eines Bewegungsablaufs ist die Verbalisierung der geplanten Primärbewegung* und der notwendigen Bedingungen* identisch mit dem Bewegungsauftrag. Die geplante Reaktion (Reactio*) stellt sich unwillkürlich ein, wenn der Bewegungsauftrag verständlich und nachvollziehbar ist.

> Für Physiotherapeuten sind Instruktionen die zentralen Vermittlungstechniken und werden als unverzichtbare Bestandteile der Behandlung betrachtet. In der FBL Functional Kinetics ist die Instruktion ein Kernelement der Intervention.

5.2.2 Bilder und Regeln

Im motorischen Lernen werden Instruktionen unter anderem in **Analogieinstruktionen** oder **Schritt-für-Schritt-Bewegungsregeln** unterschieden. Dabei beziehen sich Analogien auf den Aspekt der Bildhaftigkeit, während die Bewegungsregeln den Sollwert beschreiben. Beim Lernen werden außerdem das implizite und explizite Lernen unterschieden (Masters 2000). Es besteht die Annahme, dass bildhafte Instruktionen implizite Lernprozesse aktivieren, bei der die Bewegungen überwiegend automatisiert durchgeführt werden und der Lernvorgang vom Lernenden nicht bewusst wahrgenommen wird. Die Instruktion von Bewegungsregeln soll eher explizite Lernprozesse fördern, bei denen sich ein deklaratives Wissen entwickelt, welches in „Wenn-dann-Regeln" abgespeichert wird. Diese Form des Lernens erfolgt absichtlich, bewusst und zielgerichtet. Diese Aussagen werden durch die Untersuchungen von Wulf (2007) zum externen Aufmerksamkeitsfokus* untermauert.

Ein Beispiel für Bildhaftigkeit wäre, im Vierfüßlerstand einen Katzenbuckel machen, um eine Flexion der gesamten Wirbelsäule zu instruieren. Diese Metaphern dienen dazu, eine bildhafte Übertragung von einem Bedeutungszusammenhang zu einem anderen herzustellen. „Damit soll beim Lernenden eine bildhafte Vorstellung der Bewegung evoziert werden, die dann als Vorlage für eine andersartige Bewegungsausführung dienen kann" (Hänsel 2003). Wulf u. Prinz (2000) weisen darauf hin, dass Analogien die Aufmerksamkeit von der Bewegung ablenken. Ein positiver Effekt liegt darin, dass der Lernende zum einen eine Vorstellung vom Ziel bekommt und zum anderen eine kritische Beobachtung und bewusste Kontrolle der eigenen Bewegung unterdrückt wird.

Bei allen therapeutischen Übungen gibt es Sollwertvorstellungen von Bewegungen, die u. a. durch Schritt-für-Schritt-Bewegungsregeln vermittelt werden. So erhält z. B. der Patient für den Auftrag sich zu bücken die Instruktion, die Füße hüftbreit auseinander zu stellen, die Abstände von Symphyse-Bauchnabel-Sternum gleich zu lassen und nun das Gesäß weit nach hinten zu bewegen.

> Zu viel und unangemessene Instruktionen verschlechtern die Ausführung der Bewegung, da die Aufmerksamkeit des Patienten überstrapaziert wird (Wulf u. Weigelt 1997; Klein-Vogelbach 1990). In den frühen Phasen des Lernens sollte daher nur kurze Instruktionen gewählt werden. Ein bis maximal zwei wichtige Punkte sollte man ansprechen.

■ Beispiel: „Dynamisches Beinachsentraining"
Der komplexe Bewegungsablauf der therapeutischen Übung „Dynamisches Beinachsentraining" (Suppé u. Bongartz 2013) lädt geradezu ein, den Patienten mit einer Vielzahl von Instruktionen zu überfordern. Um das Instruktionsverständnis der FBL Functional Kinetics bei dieser Übung genauer zu betrachten, analysieren wir zuerst die Ausgangsstellung.

■■ Analyse der Ausgangsstellung
ASTE: In der Ausgangsstellung steht der Patient im Gehbarren zwischen 2 Behandlungsbänken oder zwischen 2 Stühlen, die jeweils so hoch sein sollen, dass er sie zum Stützen benutzen kann. Die Beine stehen in der Position wie beim Gehen im Augenblick des Fersenkontakts. Die Beine sind im Kniegelenk deblockiert. Das hintere Bein steht auf dem Vorfuß, das vordere Bein steht auf der Ferse. Die Körperabschnitte Becken, Brustkorb und Kopf sind in die gemeinsame virtuelle Körperlängsachse* eingeordnet. Das Becken ist auf der Spielbeinseite nach vorn gedreht, während der frontotransversale Brustkorbdurchmesser rechtwinklig zur Fortbewegungsrichtung steht.

Die zeitliche und räumliche Koordination der Becken-Bein-Bewegungen von Stand- und Spielbein werden nun in Zeitlupe geübt (◨ Abb. 5.2).

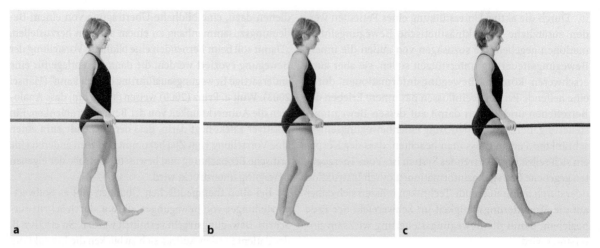

Abb. 5.2a–c Dynamisches Beinachsentraining. **a** Ausgangsstellung, **b** Überholvorgang, **c** Endstellung

■ ■   Analyse des Bewegungsablaufs

Damit der Therapeut den Bewegungsablauf gezielt instruieren kann, muss er ihn zuerst analysieren. Dabei sollte er sich der typischen Probleme und Ausweichbewegungen bewusst sein.

Wenn das hintere Bein zum Spielbein wird und sich geradlinig nach vorn bewegt, rollt der Standbeinfuß über die funktionelle **Fußlängsachse** ab. Sobald sich der Spielbeinfuß direkt neben dem Standbeininnenknöchel befindet, hebt sich die Ferse des Standbeins vom Boden ab, extensorisch in den Zehengelenken und flexorisch im Kniegelenk vom kaudalen Gelenkpartner aus (keine Drehpunktverschiebung nach vorn). Im oberen Sprunggelenk bleibt die **Nullstellung** erhalten. Der Oberschenkel wird mit der Körperlängsachse nach vorn transportiert. Beim weiteren Überholvorgang wird das Becken auf der Spielbeinseite mit nach vorn genommen, innenrotatorisch im Standbeinhüftgelenk und rotatorisch im lumbothorakalen Übergang. Nach kaudal weiterlaufend dreht der Oberschenkel nach lateral, innenrotatorisch im Kniegelenk. Die Pronatoren arbeiten fallverhindernd und verstärken die **Verschraubung** der Längswölbung. Der frontotransversale Brustkorbdurchmesser bleibt beim gesamten Bewegungsablauf horizontal und rechtwinklig zur Fortbewegungsrichtung. Wenn am Bewegungsende nur noch der Vorfuß des Standbeins Kontakt hat und noch keine Doppelbelastungsphase besteht, werden die Hände benötigt, um das vorlastige Gewicht zu halten.

■ ■   Instruktionen und Wahrnehmungshilfen

In der beschriebenen Bewegungsanalyse wird die Komplexität des Bewegungsablaufs deutlich. Daher wird bei der Instruktion (Schritt-für-Schritt-Bewegungsregel) immer nur einzelnen Elementen Aufmerksamkeit geschenkt. Das benötigt viel Geduld sowohl vom Therapeuten als auch vom Patienten.

Die Primärbewegung könnte durch folgende Instruktion angeleitet werden: „Ihr vorderes Bein bleibt immer an derselben Stelle, während Sie mit dem anderen Bein einen (kleinen) Schritt nach vorn und wieder zurück machen. Das wiederholen Sie ständig."

Welche der nachfolgenden verbalen Instruktionen und Wahrnehmungshilfen genutzt werden, entscheidet der Therapeut nach der Qualität der Ausführung der Primärbewegung. Jedes Detail des Bewegungsablaufs kann so geübt werden. Bei den folgenden Instruktionen wird die Wahrnehmung der Bewegungen am eigenen Körper geschult. Gleichzeitig wird möglichst ein externer Fokus für den Bewegungsablauf instruiert.

— Die Körperlängsachse bleibt vertikal: „Ihr Körper bleibt aufrecht und wird mit nach vorn und hinten transportiert." „Ein gespannter Faden vom Kinn über das Brustbein zum Schambein bleibt immer gespannt und bewegt sich mit dem Körper nach vorn und hinten."

— Vorbereiten der Stützfunktion der Hände: „Die Hände gleiten auf dem Barren mit nach vorn und hinten."

— Abrollen über den Standbeinfuß: „Stellen Sie sich vor, dass Ihr Standbeinfuß nach vorne und hinten abrollt, wie die Kufe eines Schaukelstuhls."

— Moment der Fersenablösung und Einstellung der Beuge-Streck-Achse des Standbeinkniegelenks: „Die Ferse hebt genau in dem Moment ab, wenn das andere Bein überholt, dabei zeigt das Standbeinknie immer nach vorn über den Fuß."

— Oberschenkellängsachse und Körperlängsachse bleiben vertikal: „Der gespannte Faden, der vom Kinn über das Brustbein zum Schambein zieht, wird nun verlängert und verläuft bis zum Knie. Beim Vorwärtstransport dürfen keine Falten in der Leiste entstehen".

- Kontrolle der Spielbeinbewegung: „Der Fuß des Spielbeins bewegt sich wie auf einer Schiene geradlinig nach vorn und wieder zurück."
- Weiterlaufende Bewegung* des Spielbeins auf das Becken, außenrotatorisch im Standbeinhüftgelenk, gleichsinnig rotatorisch in der Wirbelsäule: „Wenn das Spielbein überholt, dreht sich das Becken mit (in die gleiche Richtung)." „Das Knie und die gleiche Beckenseite werden auf der gleichen Schiene mit nach vorn genommen."
- Dynamische Stabilisation* und Widerlagerung* der weiterlaufenden Bewegung in der mittleren/oberen Brustwirbelsäule: „Der Brustkorb bleibt von der Drehung ungerührt; das Brustbein zeigt immer nach vorn." „Vorn am Brustkorb sind zwei Scheinwerfer angebracht, die genau nach vorn leuchten."
- „Wenn Sie spüren, dass Ihr ganzes Gewicht auf dem Vorfuß ist, stützen Sie sich mit den Händen ab. Dann kann der Spielbeinfuß etwas über dem Boden schweben."

Der Patient wird so unterstützt und angeleitet, dass er in seinem eigenen Körper nachvollziehen kann, was passiert, welches seine Bewegungsmöglichkeiten sind, wo es Bewegungsspielraum gibt. Verliert sich die Qualität der Ausführung einzelner Bewegungskomponenten, kann es daran liegen, dass die Aufmerksamkeit für eine andere Bewegung benötigt wird. Dann wird nicht grundsätzlich jede leichte Abweichung korrigiert, sondern das Wesen des Bewegungsablaufs sollte bei der Ausführung beachtet werden. Geht zu viel davon verloren, kann der Therapeut durch gezielte Rückfragen die Aufmerksamkeit auf das Wesentliche lenken. Durch dieses prozessorientierte Handeln und z. B. durch die Frage „Was gelingt Ihnen bereits gut?" entstehen für den Patienten mehr Handlungsalternativen, er kann seine Bewegungskompetenz* verbessern und sich als selbstwirksam erleben. Wenn der Therapeut in der Lage ist, eine Unterstützung so zu gestalten, wird auch jede kleine Hilfestellung ein aktiver Bildungsprozess.

Die Interaktion zwischen Patient und Therapeut gleicht also der zwischen einem Lernenden und Lehrenden. Beide reagieren aufeinander und beeinflussen sich gegenseitig. Wenn z. B. ein Therapeut einen Bewegungsablauf seines Patienten unterstützt, wartet er auf dessen Reaktion und passt auch seine Handlungen darauf an.

> Didaktische Bewegungsschulung heißt: mit dem Patienten im Dialog sein. Beim prozessorientierten Vorgehen entscheidet sich der Therapeut dafür, im richtigen Moment das Richtige zu tun – es gibt keinen Standard, keine Vorschrift und keine richtige Methode. Zentral ist die Lehrhaltung des Therapeuten: Patienten sind aktive Lernende, welche in den

Lernprozess mit eingebunden werden müssen, wenn er lernwirksam sein soll.

5.3 Verbessern der Wahrnehmung

Ein Mensch, der sich am eigenen Körper, im Raum und von seinem eigenen Körper aus nicht orientieren kann, hat eine **gestörte Wahrnehmung** und kann sich daher nicht normal bewegen.

Wenn sich Therapeut und Patient über bestimmte Bewegungsabläufe verständigen wollen, übernimmt der Therapeut die Rolle des Lehrers. Seine Anweisungen müssen für den Patienten wahrnehmbare Inhalte ansprechen, damit sie vom Patienten auch ausgeführt werden können. Muskelaktivität in gewohnter Intensität kann z. B. nicht wahrgenommen werden. Sie kann aber durch Betasten des eigenen Körpers gespürt werden (◘ Abb. 5.3).

Der Therapeut muss also „zur rechten Zeit das rechte Wort" finden. Zur Instruktion einer Bewegung dient der kritische Distanzpunkt* (kDP), da er die Bewegungsrichtung eindeutig beibehält. Die Angabe der Richtung und des Bewegungsausmaßes dieses Punktes erleichtern dem Patienten das Ausführen eines Bewegungsauftrags entscheidend. So können z. B. Bewegungen der Wirbelsäule durch eindeutige Richtungsangaben für den Weg des Brustbeins gelenkt werden. Durch einen kreisbogigen Bewegungsauftrag der Sternumspitze erreicht man flexorische und extensorische Bewegungen im zervikothorakalen und lumbothorakalen Übergang. Mit der Instruktion einer geradlinigen Richtung des gleichen Distanzpunkts erreicht man jedoch eher die mittlere Brustwirbelsäule (◘ Abb. 5.4). Für den Therapeuten ist der kritische Distanzpunkt zudem ein nützliches Hilfsmittel zur Bewegungsanalyse.

> Die Orientierungen des Menschen bieten dem Therapeuten den wesentlichen Wortschatz für die Verständigung mit dem Patienten.

5.3.1 Tiefensensibilität ansprechen

Die Orientierung am eigenen Körper liefert uns eine Anzahl von Begriffen, die sich für Bewegungsaufträge eignen, weil sie die Wahrnehmung direkt ansprechen. Die Orientierung am eigenen Körper ist eine Leistung unserer **kinästhetischen Wahrnehmung**, insbesondere der Tiefensensibilität. Sie vermittelt die Wahrnehmung bestimmter Positionen des Körpers, die Wahrnehmung einer Bewegungsrichtung sowie Distanzempfindungen von Körperpunkten (▶ Kap. 1).

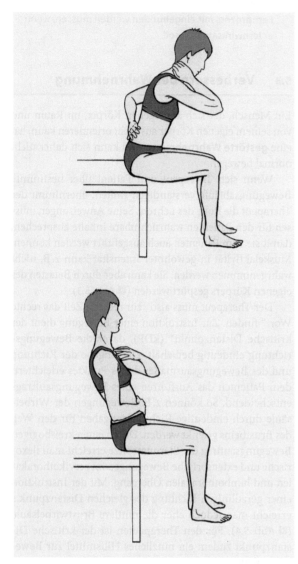

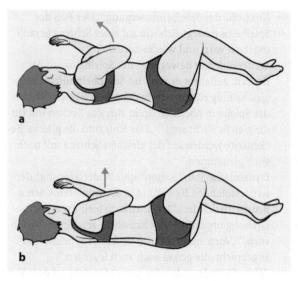

Abb. 5.4a,b Instruktion des kritischen Distanzpunkts zur Mobilisation unterschiedlicher Wirbelsäulenabschnitte. **a** Kreisbogiger Bewegungsauftrag: „Das Ende vom Brustbein bewegt sich in einem Kreisbogen nach vorn/kopfwärts", **b** geradliniger Bewegungsauftrag: „Das Brustbein bewegt sich geradlinig nach vorn"

Abb. 5.3 Palpieren der Muskelaktivität beim Türmchenbauer

■ **Positionen des Körpers empfinden**

Bei intakter Tiefensensibilität wissen wir immer, wo sich Teile unseres Körpers befinden, gleichgültig in welcher Position wir sind, ob wir uns bewegen oder nicht. Ohne zu überlegen oder hinzusehen, gelingt es uns, beliebige Körperteile anzufassen, soweit es unsere Beweglichkeit erlaubt. Wir wissen ebenfalls, in welchen Stellungen sich unsere Gelenke befinden, ob z. B. die Hand zur Faust geschlossen ist oder ob die Hände auf den Oberschenkeln liegen.

■ **Distanz empfinden**

Die Wahrnehmung von Distanzen und/oder deren Veränderung ist ebenfalls eine Fähigkeit, sich am eigenen Körper zu orientieren. Es gelingt uns jederzeit, z. B. den Abstand der Schultergelenke mit den Händen zu zeigen oder die Füße beckenbreit auseinander zu stellen. Um Distanzen

besser wahrnehmen zu können, kann sich der Therapeut nebst den körpereigenen Punkten auch des externen Fokus bzw. Metaphern bedienen, z. B.: „Wenn Sie das Türmchen nach vorne neigen, darf ein gedachter Faden, welcher zwischen Kinn und Bauchnabel gespannt ist, weder überdehnt noch in Falten gelegt werden."

■ **Distanz verändern**

Die Wahrnehmung einer Distanzveränderung ermöglicht es, auch minimale Gelenkstellungsänderungen herbeizuführen. Wir können jederzeit der Aufforderung nachkommen, die Entfernung vom Kinn zum Brustbein zu verringern oder die Ferse 10 cm näher zum Gesäß zu bringen. Vor allem Wirbelsäulenbewegungen können durch Abstandsveränderung gelenkt und verbessert werden.

■ **Richtungen wahrnehmen**

Extremitätenbewegungen zeichnen sich dadurch aus, dass sich Hände und Füße geradlinig bewegen können, wenn Ellenbogen- und Kniegelenke frei beweglich sind. Selbst komplexe Bewegungen sind durch die Fähigkeit zur Richtungswahrnehmung einfach durchzuführen.

5.3.2   Schwerkraft erleben

Die Wirkung der Schwerkraft lässt den Menschen seine Beziehung zur Umwelt erfahren. Er erlebt den Druck, den die Gewichte seines Körpers auf die Unterlage ausüben. Mit Druckverminderung oder -verstärkung kann er sein Körpergewicht auf der Unterlage umverteilen. Druckerhöhung ist immer mit einer Gewichtsumverteilung innerhalb des Körpers verbunden. Um an einer Stelle den Druck zu erhöhen, muss an einer anderen Stelle das Körpergewicht von der Unterlage abgehoben werden.

Wenn man z. B. aus dem Zweibeinstand das Gehen starten will, muss zuvor ein Bein das Standbein, das andere das Spielbein werden. Dazu muss man das ganze Körpergewicht zu einer Seite bringen. Wenn der Auftrag lautet, das linke Bein abzuheben, neigt sich der Körper nach hinten oder zur Seite, um das Gleichgewicht zu erhalten. Diese Gewichtsverschiebung entgegen der Vorwärtsrichtung wäre jedoch ein schlechter Start. Lautet der Bewegungsauftrag „Drücken Sie mit der rechten Fußsohle noch fester auf den Boden (und spüren Sie, wie die linke den Kontakt mit dem Boden verliert)" wird als Ergebnis die Einbeinbelastung rechts haben. Diese Belastung wird zum Starten benötigt, und das linke Bein ist reaktionsbereit für den Start des Gehens.

Wenn der Patient liegt, ist es ratsam, für Bewegungsaufträge Begriffe aus der Orientierung am eigenen Körper zu benutzen (zum Bauch, zum Kopfende, fußwärts etc.). Steht oder sitzt der Patient, kann die Wahrnehmung des Patienten durch alle 3 Orientierungen stimuliert werden.

> Die Bewegungswahrnehmung (Eigeninformation) wirkt verändernd auf die Bewegungsvorstellung. Fremdinformationen über die Bewegungsausführung führen zur „Eichung" der Bewegungswahrnehmung.

5.4   Prozessorientiert handeln

Lernen wird als ein aktiver Prozess sowohl für den Körper als auch für das Gehirn definiert. Daher fördern Übungsbedingungen, die eine aktive Beteiligung des Lernenden fordern, auch das Lernen. Vorgefertigte Bewegungen, die als Lösungen instruiert werden, sind entsprechend weniger hilfreich.

Der motorische Lernprozess kann folgendermaßen beschrieben werden: Eine ankommende Information wird wahrgenommen und im sensomotorischen Gedächtnis dekodiert, d. h., sie wird mit bereits abgespeicherten Erfahrungen, Kenntnissen und Fertigkeiten verglichen. Die so abgerufenen Informationen veranlassen den Menschen, etwas zu tun (= Wiedergabeleistung). Das Resultat wird mit dem ursprünglichen Ziel verglichen: Bei Abweichungen werden Korrekturen vorgenommen.

Erfolge beeinflussen die Motivation*, wobei Fehler das Lernen fördern. Adams (1971) und Schmidt (1975) entwickelten verschiedene Theorien. In Schmidts Schematheorie dienen sog. generalisierte Motorikprogramme der Steuerung von Bewegungen. Generalisiert heißt in diesem Fall,

dass die groben Bewegungsstrukturen gespeichert vorliegen. Dieses Grobprogramm muss entsprechend den Anforderungen an die aktuelle Situation parametrisiert werden. Dazu dienen durch Erfahrung erworbene Schemata. Die Bewegungsevaluation erfolgt bei Schmidt nachträglich und modifiziert das entsprechende Motorikschema.

Im Gegensatz dazu spricht Adams (1971) von einem unmittelbaren Fehlerentdeckungsmechanismus, der so genannten perzeptiven Spur. Bewegungen werden vom sensorischen Gedächtnis begleitet, das Abweichungen von der Zielbewegung unmittelbar korrigiert (Regelkreistheorie).

Beide Ansätze ermöglichen dem Lernenden, die eigenen Fehler in der Bewegungsausführung zu erkennen, jedoch nur, wenn die entsprechenden Bedingungen vom Lehrer eingehalten werden. So muss z. B. nach der Bewegungsausführung genügend Zeit geben werden, damit das Gehirn des Lernenden Zeit zur Informationsverarbeitung hat. Neuere Ansätze zum motorischen Lernen betonen sogar die positive Bedeutung von Fehlern als Grundlage motorischen Lernens (z. B. differentielles Lernen). Neben dem sensomotorischen Lernen wird auch die Wichtigkeit des Gefühls betont: Somit kommt dem limbischen System eine zentrale Rolle zu. Schnelles Lernen ist meist stark mit Gefühlen besetzt und basiert häufig auf „Aha-Erlebnissen", starker Freude, Stressempfindungen usw. (Bader-Johansson, 2000).

5.5   Konzept der Selbstwirksamkeitserwartung

Das Konzept der Selbstwirksamkeitserwartung wurde in den 1970er Jahren vom Psychologen Albert Bandura entwickelt (Bandura 1997). Selbstwirksamkeit* („self-efficacy") ist die Überzeugung, aufgrund eigener Kompetenzen gewünschte Handlungen erfolgreich selbst ausführen zu können und in einer bestimmten Situation die angemessene Leistung erbringen zu können (im Sinne von Bewältigung oder Verhaltensänderung). Dieses Gefühl einer Person bezüglich ihrer Möglichkeit des eigenen Wirkens und Bewirkens beeinflusst ihre Wahrnehmung, ihre Motivation* und ihre Leistung.

> Die Überzeugungen von den eigenen Fähigkeiten beeinflussen das Handeln.

Ein Mensch, der daran glaubt, selbst etwas zu bewirken und auch in schwierigen Situationen selbständig handeln zu können, der überzeugt ist, gezielt Einfluss auf die Dinge und die Welt nehmen zu können, hat demnach eine hohe Selbstwirksamkeitserwartung. Wenn wir schwierige Dinge zu bewältigen haben, wägen wir die Anforderungen gegen unsere Kompetenzen ab. Erst dann entscheiden wir uns für eine bestimmte Handlung (Schwarzer 2000).

> Die Selbstwirksamkeit entwickelt sich in verschiedenen Lebensphasen individuell unterschiedlich und ist abhängig von den Lebensumständen und den gemachten Erfahrungen.

Die Stärkung der Selbstwirksamkeitserwartung ist die Grundlage für eine Verhaltensänderung. Es bestehen vielfältige empirische Belege für die zentrale Rolle der Selbstwirksamkeit u. a. beim Aufbau von Gesundheitsverhalten (Schwarzer 2000). Therapeuten können demnach die Selbstwirksamkeit eines Patienten stärken, indem sie dessen Ressourcen aktivieren. Das bedeutet konkret:

- Dem Patienten **Erfolgserlebnisse** ermöglichen. Die direkte Bewältigungserfahrung in schwierigen Situationen ist die effektivste Möglichkeit (Schwarzer 2000). Erfolg bei der Bewältigung einer schwierigen Aufgabe stärkt den Glauben an die eigenen Fähigkeiten, und man traut sich auch in Zukunft solche Situationen zu.
- Dem Patienten **stellvertretende Erfahrung** ermöglichen. Ein Patient, der wenig Vertrauen in eigene Fähigkeiten haben, kann mit anderen Patienten gemeinsam behandelt werden. Meistern andere Patienten mit ähnlichen Fähigkeiten bzw. Einschränkungen die Aufgaben (Vorbild), traut sich der Patient die Aufgabe auch selbst zu.
- Den Patienten **verbal Ermutigen**. Patienten, denen gut zugeredet wird („Das können Sie schaffen") und denen man zutraut, dass sie eine bestimmte Situation meistern, strengen sich eher an und glauben mehr an sich.
- Den Patienten **emotional beruhigen**. Die eigenen physiologischen Reaktionen sind oft Grundlage unserer Selbstwirksamkeitsbewertung. Angstreaktionen wie Herzklopfen oder Schweißausbrüche werden als Schwäche interpretiert und lassen Selbstzweifel aufkommen. Ein Abbau von Stressreaktionen kann Patienten helfen, entspannter an Herausforderungen heranzugehen und sie so besser zu meistern.
- Dem Patienten etwas zutrauen und ihn zur aktiven Steuerung seines Prozesses auffordern, z. B. „Was meinen Sie, ist Ihnen die Übung gelungen?".

5.6   Entwicklung von Bewegungskompetenz

Nicht nur der Therapeut macht in seiner beruflichen Entwicklung einen Weg vom Novizen zum Experten durch, sondern auch der Patient beim Erlernen von neuen Bewegungsabläufen oder beim Wiedererlernen von bereits bekannten Bewegungen.

Unter Bewegungskompetenz versteht man die Fähigkeit, in der jeweiligen Entwicklungsphase über Bewegung die Herausforderungen mit den vorhandenen körperlichen Ressourcen zu lösen. Klafki (2005) trug wesentlich zur Einführung dieses Begriffs in die Sportdidaktik und die Erziehungswissenschaften bei. So postulierte er, „Bewegungsbildung müsste als Vermittlungsprozess, als ein Beziehungsgeschehen verstanden werden, nämlich als eine spezifische Weise des In-Beziehung-Tretens, der Auseinandersetzung von Mensch und Welt; als aktive Vorgänge mit spezifischen Erfahrungsfeldern der naturhaften und kulturellen Wirklichkeit. Die zentrale Aufgabe der Bewegungs- und Sportbildung wird dann darin gesehen, … über das Bewegungsbedürfnis und die potenzielle Bewegungsfähigkeit Wirklichkeitserfahrung und -gestaltung zu eröffnen."

Bewegungskompetenz lässt sich in allen Phasen der sensomotorischen Entwicklung gezielt und nachhaltig fördern. Eine hohe Bewegungskompetenz führt zu einer höheren Selbstwirksamkeit, Problemlösefähigkeit, Gesundheit, Motivation und zu einer besseren sozialen Interaktion.

> Bewegungskompetenz ist das Maß an Anpassungsmöglichkeiten eines Menschen, die ihm zur Bewältigung von alltäglichen Aktivitäten aktuell zur Verfügung stehen. Es geht darum, die eigene Bewegung intelligent einzusetzen.

Die Aufgabe des Physiotherapeuten besteht darin, Patienten zu unterstützen, ihre Fähigkeiten (wieder) zu entwickeln, die eigene Bewegung gezielt wahrzunehmen. Dazu benötigt er eine gute Beobachtungsfähigkeit, um einschätzen zu können, wie der Patient seine Ressourcen einsetzt. Die Instruktionen sollten sich auf wahrnehmbare Inhalte konzentrieren, damit der Patient sich besser spürt und die Bewegung gezielt üben kann.

Literatur

Adams JA (1971) A closed loop theory of motor learning. J Motor Behav 3:111–150

Antonowsky A (1997) Salutogenese. Zur Entmystifizierung der Gesundheit. dgvt, Tübingen

Bader-Johansson Ch (2000) Motorik und Interaktion. Thieme, Stuttgart

Bandura A (1976) Lernen am Modell: Ansätze zu einer sozial-kognitiven Lerntheorie. Klett, Stuttgart

Barbuto JE, Scholl RW (1998) Motivation sources inventory: development and validation of new scales to measure an integrative taxonomy of motivation. Psychol Rep 1011–1022

Carr JH, Shepherd RB, Gordon J (Hrsg) (1987) Movement science. Foundations for physical therapy and rehabilitation, 2. Aufl. Aspen Publications, Rockville, MD

Dudel J, Menzel R, Schmidt RF (1996) Neurowissenschaft. Springer, Berlin Heidelberg

Fitts PM, Posner MI (1967) Human performance. Brooks/Cole, Belmont, CA, S 243–285

Franke A (1997) Salutogenese. Zur Entmystifizierung der Gesundheit. dgvt, Tübingen (erw. dt. Ausg)

Gagné RM (1991) Die Bedingungen des menschlichen Lernens. Schroedel, Hannover

Gentile AM (1972) A working model of skill acquisition with application to teaching. Quest 17:4–24

Gentile AM (1987) Skill acquisition: action, movement, and neuromotor Process. In: Carr JH, Shepherd RB, Gordon J, Gentile AM, Held JM (Hrsg) Movement science. Foundations for physical therapy and rehabilitation, 2. Aufl. Aspen Publishers, Rockville, MD, S 111–118

Goodgold-Edwards SA (1993) Principles for guiding action during motor learning. Physical Therapy Practice 2:30–39

Grillo Juszczak T (2007) Motorisches Lernen. In: Spirgi-Gantert I, Suppé B (Hrsg) FBL Klein-Vogelbach Functional Kinetics. Die Grundlagen, 6. Aufl. Springer, Berlin Heidelberg, S 117–126

Hänsel F (2003) Instruktion. In: Mechling H, Munzert J (Hrsg) Handbuch Bewegungswissenschaft – Bewegungslehre. Hofmann, Schorndorf, S 131–153

Ho L, Shea JB (1978) Effects of relative frequency of knowledge of results on retention of a motor skill. Percept Mot Skills 46:859

Hossner EJ, Künzell S (2003) Motorisches Lernen. In: Mechling H, Munzert J (Hrsg) Handbuch Bewegungswissenschaft – Bewegungslehre. Hofmann, Schorndorf, S 131–153

Kirchner G, Pöhlmann R (2005) Lehrbuch der Sportmotorik. Psychomotorische Grundlagen und Anwendungen. Zimmermann & Kaul, Kassel

Klafki W (2005) Bewegungskompetenz als Bildungsdimension. In: Laging R, Prohl R (Hrsg) Bildung und Bewegung. Czwalina, Hamburg, S 19–28

Klein-Vogelbach S (1990) Funktionelle Bewegungslehre, 4. Aufl. Springer, Berlin Heidelberg

Mager R (1972) Motivation und Lernerfolg. Beltz, Weinheim

Magill RA (2001) Motor learning: concepts and applications, 6. Aufl. Mc Graw-Hill, Dubuque, IA

Masters RSW (2000) Theoretical aspects of implicit learning in sports. Int J Sport Psychol 31:530–541

Mayer J, Görlich P, Eberspächer H (2003) Mentales Gehtraining. Ein salutogenes Therapieverfahren für die Rehabilitation. Springer, Berlin Heidelberg

Mc Nevin NH, Wulf G, Carlson Ch (2000) Effects of attentional focus, self-control, and dyad training on motor learning: implications for physical rehabilitation. Physical Therapy 80:373–385

McBride E, Rothstein A (1979) Mental and physical practice and the learning and retention of open and closed skills. Perceptual and Motor Skills 49:359–365

Mechling H (1992) Motorisches Lernen. In: Röthig P (Hrsg) Sportwissenschaftliches Lexikon. Hofmann, Schorndorf

Mechling H, Munzert J (Hrsg) (2003) Handbuch Bewegungswissenschaft – Bewegungslehre. Hofmann, Schorndorf

Müller H (1997) Kognition und motorisches Lernen. Psychologie und Sport 4:74–91

Mulder T, Hochstenbach J (2003) Motor control and learning: implications for neurological rehabilitation. In: Greenwood R (Hrsg) Handbook of neurological rehabilitation. Psychology Press, New York, S 143–157

Myers DG (2004) Psychology, 7. Aufl. Worth, New York

Nicholson DE (2002) Teaching psychomotor skills. In: Shepard KF, Jensen GM (Hrsg) Handbook of teaching for physical therapists. Butterworth-Heinemann, Wobourn, MASS, S 387–422

Nicholson DE, Schmidt RA (1991) Scheduling information feedback to enhance training effectiveness. In: Proceedings of the Human Factors Society 35th annual meeting. Elsevier Science North-Holland, Santa Monica, CA, S 1400–1403

Rieder H, Lehnertz K (1991) Bewegungslernen und Techniktraining. Hofmann, Schorndorf

Roth K, Willimczik K (Hrsg) (1999) Bewegungswissenschaft. Rowohlt, Reinbek

Ryan RM (1991) The nature of the self in autonomy and relatedness. In: Goethals GR, Strauss J (Hrsg) Multidisciplinary perspectives on the self. Springer, New York

Schewe H (1988) Die Bewegung des Menschen. Thieme, Stuttgart

Schmidt RA (1975) A schema theory of discrete motor learning. Psychol Rev 82:225–261

Schmidt RA (1999) Motor control and learning. A behavioral emphasis, 2. Aufl. Human Kinetics, Champaign, IL

Schwarzer (2000) Stress, Angst und Handlungsregulation. Kohlhammer, Stuttgart

Shepard RN, Metzler J (1971) Mental rotation of three-dimensional objects. Science 171:701–703

Suppé B, Bongartz M (Hrsg) (2013) FBL Klein-Vogelbach Functional Kinetics – praktisch angewandt. Gehen – Analyse und Intervention. Springer, Berlin Heidelberg

Suppé B, Bacha S, Bongartz M (Hrsg) (2011) FBL Klein-Vogelbach Functional Kinetics – praktisch angewandt. Becken und Beine untersuchen und behandeln. Springer, Berlin Heidelberg

Swinnen S, Schmid RA, Nicholson DE, Shapiro DC (1990) Information feedback for skill acquisition: instantaneous knowledge of results degrades learning. J Exp Psychol Learn Mem Cogn 16:706–716

Tangney JP, Baumeister RF, Boone AL (2004) High self-control predicts good adjustment, less pathology, better grades, and interpersonal success. J Pers 72:2

Todorov E, Shadmehr R, Bizzi E (1997) Augmented feedback presented in a virtual environment accelerates learning of a difficult motor task. J Mot Behav 29(2):147–158

Van der Linden DW, Cauraugh JH, Green TA (1993) The effect of frequency of kinetic feedback on learning an isometric force production task in nondisabled subjects. American Journal of Physical Therapy 74:79–87

Viitasalo JT (2001) Effects of 12-week shooting training and mode of feedback on shooting scores among novice shooters. Scand J Med Sci Sports 6:362–368

Winstein CJ (1991) In: Lister MJ (Hrsg) Contemporary management of motor control problems. Proceedings of the II step conference. Foundation for Physical Therapy, Alexandria, VA (pp 65)

Winstein CJ, Schmidt RA (1990) Reduced frequency of knowledge of results enhances motor skill learning. J Exp Psychol Learn Mem Cogn 16:677–691

Winstein CJ, Pohl PS, Cardinale C, Green A, Scholtz L, Waters CS (1996) Learning a partial-weight-bearing skill: effectiveness of two forms of feedback. American Journal of Physical Therapy 76:985–994

Wulf G (1992) Neuere Befunde zur Effektivierung des Bewegungslernens. Sportpsychologie 6(1):12–16

Wulf G (2007) Aufmerksamkeit und motorisches Lernen. Urban & Fischer, München

Wulf G, Lewthwaite R (2009) Conceptions of ability affect motor learning. J Mot Behav 41(5):461–467

Wulf G, Prinz W (2000) Bewegungslernen und Instruktionen. Zur Effektivität ausführungs- und effektbezogener Aufmerksamkeitsfokussierungen. Sportwissenschaft 3:289–296

Wulf G, Weigelt C (1997) Instructions about physical principles in learning a complex motor skill: to tell or not to tell. Res Q Exerc Sport 68(49):362–367

Wulf G, McConel N, Gartner M, Schwarz A (2002) Enhancing the learning of sport skills through external-focus feedback. J Mot Behav 34(2):171–182

Physiotherapeutische Untersuchung und Therapieplanung

Barbara Suppé

I. Spirgi-Gantert, B. Suppé (Hrsg.), *FBL Klein-Vogelbach Functional Kinetics – Die Grundlagen*,
DOI 10.1007/978-3-642-41901-0_6, © Springer-Verlag Berlin Heidelberg 2014

Die Untersuchung eines Patienten dient dazu, eine physiotherapeutische Diagnose zu stellen, die auch als Bewegungsdiagnose beschrieben werden kann. Diese stellt die Grundlage für die therapeutische Intervention dar. Die Berufsbeschreibung des Weltverbandes für Physiotherapie (World Confederation of Physical Therapy – WCPT) deklariert seit vielen Jahren die spezifische Befundaufnahme unmissverständlich als essenziellen Bestandteil des physiotherapeutischen Prozesses, damit zufriedenstellende Behandlungsresultate erreicht werden können. Klein-Vogelbach (1990) schrieb in diesem Zusammenhang, der funktionelle Status sei „die Ouvertüre zur Behandlung eines Patienten".

6.1 Betrachtungsweisen

Die Untersuchung eines Patienten kann durch unterschiedliche Betrachtungsweisen gelenkt werden. Im Wesentlichen können eine strukturorientierte, eine verhaltensorientierte und eine funktionsorientierte Betrachtungsweise unterschieden werden. Alle drei Sichtweisen haben das gemeinsame Ziel, die Folgen der Erkrankung für das Leben des Patienten zu mindern und damit die Lebensqualität wiederherzustellen bzw. zu verbessern.

- Bei der **strukturorientierten Betrachtungsweise** wird die pathologisch veränderte Struktur gesucht, die für die Beschwerden des Patienten verantwortlich sein kann. Dabei muss man jedoch bedenken, dass nicht jede pathologisch veränderte Struktur des Bewegungsapparates Schmerzen erzeugt. Zudem ist das Auffinden einer pathologisch veränderten Struktur oft sehr schwierig. Sie kann physiotherapeutisch nur hinsichtlich Schmerzlinderung und Förderung der Heilung behandelt werden.

- Die **verhaltensorientierte Betrachtungsweise** berücksichtigt, dass nicht der Schmerz allein, sondern auch die Auswirkungen der Erkrankungen das „Kranksein" des Patienten bestimmen. Verhaltensorientierte Behandlungsansätze sind die Veränderung des Umgangs mit dem Schmerz. Als positive Beeinflussung und Motivation* sind sie seit jeher Teil der Physiotherapie.

- Haltung und Bewegung gelten als wichtigste Funktionen des Bewegungssystems. Darauf basiert die **funktionsorientierte Betrachtungsweise**. Zwischen ihnen und den beklagten Beschwerden des Patienten wird eine Korrelation gesucht. Haltung und Bewegung lassen sich physiotherapeutisch beeinflussen bzw. verändern, um so auf die damit zusammenhängenden Symptome zu wirken.

Der Therapeut wird sich jedoch immer fragen, ob einzelne Strukturen oder Funktionen geschädigt sind, ob die Schädigung den Patienten bei bestimmten Aktivitäten hindert oder er sogar aufgrund des Aktivitätsverlustes nicht in der gewünschten Weise am Gesellschaftsleben teilnehmen kann. Grundsätzlich beginnt die physiotherapeutische Untersuchung mit der Erfassung der Daten, wie ärztliche Diagnose, Belastbarkeit und Trainingszustand des Patienten. Anschließend wird die Anamnese, besonders die Schmerzanamnese, erhoben.

6.2 Die ICF als Grundlage der Untersuchung

Das biopsychosoziale Modell ist das gegenwärtig bedeutendste Modell, um den Menschen in Gesundheit und Krankheit erklärbar und verstehbar zu machen. Krankheit und Gesundheit sind im biopsychosozialen Modell nicht als ein Zustand definiert, sondern als ein dynamisches Geschehen. Gesundheit muss also täglich „geschaffen" werden. Dabei ist nicht so sehr bedeutsam, auf welcher Ebene oder an welcher Struktur eine Störung entsteht, sondern welchen Schaden die Störung auf der jeweiligen Systemebene, aber auch auf den unter- oder übergeordneten Systemen bewirken kann.

Die „International Classification of Functioning, Disability and Health" (ICF) stellt die Grundlage für die physiotherapeutische Untersuchung dar. Zwischen den Ebenen der Schädigungen (Funktion und Struktur), den damit verknüpften Fähigkeitsstörungen (Aktivität) und den daraus resultierenden Beeinträchtigungen in der Lebensgestaltung (Partizipation) besteht eine Wechselwirkung, die wiederum konkrete Auswirkungen auf das Selbstbild, das Selbstvertrauen und das Selbstkonzept des Patienten haben.

Die ICF wurde von der Weltgesundheitsorganisation (WHO) im Jahr 2001 ausgearbeitet (▶ www.intZ/icidh) und listet einzelne **Gesundheitskomponenten** auf:

- Körperstrukturen,
- Körperfunktionen,
- Aktivität,
- Partizipation sowie
- Kontextfaktoren (umwelt- und personenbezogene Faktoren).

Sie stellt die Grundlage für die physiotherapeutische Untersuchung dar (◘ Abb. 6.1). Der Schwerpunkt liegt dabei auf der **Alltagskompetenz** des Patienten, die damit nicht nur Ziel der physiotherapeutischen Behandlung ist, sondern auch zum Ausgangspunkt für die physiotherapeutische Diagnostik wird. Natürlich ist beides notwendig: das Untersuchen der einzelnen Strukturen des Bewegungssystems und darüber hinaus das Feststellen der funktionellen Leistungen.

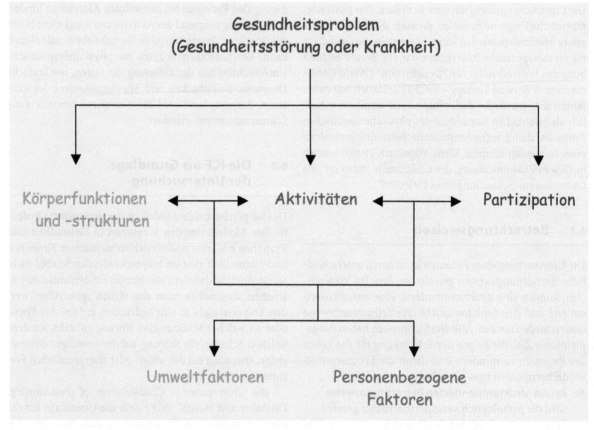

Gesundheitsproblem
(Gesundheitsstörung oder Krankheit)

Körperfunktionen
und -strukturen   ⟷   Aktivitäten   ⟷   Partizipation

Umweltfaktoren   Personenbezogene
Faktoren

◻ **Abb. 6.1** „International Classification of Functioning, Disability and Health" (ICF)

6.2.1 Körperstrukturen und Körperfunktionen

Die Körperstrukturen sind die anatomischen Teile des Körpers wie die Organe oder Gliedmaßen. Die Körperfunktionen sind die physiologischen Funktionen von Körpersystemen wie Gedächtnis oder Muskelausdauer. Beispiele für Schädigungen auf dieser Ebene sind z. B. ein Bluthochdruck oder eine Veränderung der Atemfrequenz bei der Untersuchung der Funktion des kardiovaskulären und Atemsystems. Auf der Ebene neuromuskuloskeletaler und bewegungsbezogener Funktionen können z. B. Schädigungen der Gelenkbeweglichkeit oder der Stabilisationsfähigkeit vorliegen. Auch Tonusveränderungen oder Koordinationsstörungen werden unter diesem Punkt notiert. Wenn Abweichungen wahrgenommen werden sollen, setzt das voraus, dass man ein Leitbild in sich trägt, auf das man die Abweichungen beziehen kann. Dieses Leitbild, die hypothetische Norm* (Klein-Vogelbach 1990), ist abhängig von allgemeinen Standards und von der klinischen Erfahrung der Therapeuten.

Die Ebene von Struktur und Funktion liefern die benötigten Hintergrundinformationen zu den Störungen auf der Partizipations- und Aktivitätsebene.

6.2.2 Aktivität

Aktivität ist die Durchführung einer Aufgabe oder Handlung. Dazu gehören wesentliche Elemente, die Unabhängigkeit in Mobilität und Selbstversorgung voraussetzen. Die Bewältigung der Alltagsanforderungen im vertrauten privaten Heim erfordert z. B. Eigenständigkeit beim Einkaufen und der Erledigung von Haushaltsaufgaben. Für allein lebende Personen ist eine weitgehende Unabhängigkeit in diesen Aktivitäten oft eine unabdingbare Voraussetzung für das eigenständige Leben zu Hause. Die Aktivität repräsentiert die individuelle Perspektive der Funktionsfähigkeit. Bei der physiotherapeutischen Untersuchung liegt hier das Hauptaugenmerk. Kriterien auf der Ebene der Mobilität sind z. B. Körperpositionen wechseln zu können, Gegenstände anheben und tragen können, gehen und sich fortbewegen oder der feinmotorische Handgebrauch.

Die eingeschränkte Aktivität leitet uns sowohl in der Untersuchung als auch in der Behandlung. Es ist die Aufgabe von Physiotherapeuten, Veränderungen im Bewegungsverhalten des Patienten zu bewirken, um ihn zunehmend eigenständig und unabhängig von Therapie zu machen (Suppé 2007). Das setzt voraus, dass das Bewegungsverhalten bei jeder beliebigen Aktivität analysiert werden kann. Dazu benötigt der Therapeut ein Referenzbild der jeweiligen Aktivität und Kenntnisse über die Funktion einzelner Körperabschnitte*.

> Während die strukturellen Probleme und Funktionsstörungen der Organe Hintergrundinformationen zu den Problemen des Patienten liefern, ist der Ausgangspunkt der Diagnostik in der FBL Functional Kinetics die „Lebenswirklichkeit" des Patienten. Aktivität und Partizipation sind demnach nicht nur Ziel der Behandlung, sondern auch gleichzeitig Ursprung der physiotherapeutischen Diagnostik in der FBL.

Die Aktivitäten des täglichen Lebens (ATL) (engl. ADL, „activities of daily living") gehören zu einem ganzheitlichen Modell v.a. in der Alten- und Krankenpflege, sind aber auch aus der Physiotherapie nicht mehr wegzudenken. Ziel der Therapie ist es zunächst, die Selbständigkeit eines Patienten in einzelnen Bereichen zu erhalten oder wieder herzustellen. Das Modell umfasst insgesamt 12 Aktivitäten, zu denen z.B. „sich bewegen", „sich waschen und kleiden" oder „essen und trinken" gehören, die einer physiotherapeutischen Intervention zugänglich sind. Bei der Untersuchung der ADL muss der Therapeut beachten, dass die Voraussetzung für sicheres Bewegen eine **dynamische Haltungskontrolle** bei Veränderungen von Körperlagen ist. Ohne diese dynamische Stabilität fehlt die Sicherheit beim Gehen und bei anderen Veränderungen der Körperlage (sich drehen, aus dem Bett aufstehen etc.). Diese wichtigen Funktionen setzen eine kontrollierte Haltung und freie Beweglichkeit von Kopf und Rumpf voraus. Dasselbe gilt auch für die erfolgreiche Ausübung von anderen motorischen (auch feinmotorischen) Tätigkeiten (bei allen Armbewegungen, die für die ADL wichtig sind).

6.2.3 Partizipation

Partizipation ist das Einbezogensein einer Person in eine Lebenssituation. Sie repräsentiert die gesellschaftliche Perspektive der Funktionsfähigkeit (z.B. gesellschaftlicher Aspekt des Eingebundenseins in einen Sportverein). Einbezogensein in eine Lebenssituation bedeutet, bis zu einem gewissen Grad eigenständig zu sein. Man hat seine eigene Lebenssituation unter Kontrolle – auch wenn die Aktivitäten nicht selbst ausgeführt werden. Der Hauptindikator für die Partizipation ist damit die Erfüllung von eigenen persönlichen Zielen und von sozialen Rollen, denn physische Abhängigkeit heißt oft, auf viele Alltagstätigkeiten verzichten zu müssen. Dies kann Beruf, Hobbys und andere Freizeitaktivitäten betreffen. Daher bestimmt die Partizipation in der Regel das Lernziel des Patienten.

Nach der der ICF zugrunde liegenden Philosophie genügt die Untersuchung der individuellen strukturellen und funktionellen Veränderungen nicht, um die Partizipationseinschränkungen zu erklären. Systemische Modelle betonen die Bedeutung der Umweltfaktoren und des sozioökonomischen Status als wesentlich zur Einschränkung beitragende Faktoren nach Funktionsverlust des Patienten. Sie können die Eigenständigkeit der Patienten behindern oder unterstützen. Schädigungen und Aktivitätsverlust können zu Stigmatisierung und Ausschluss führen.

Eine Beeinträchtigung der Partizipation wird meist durch das Zusammenwirken mehrerer negativer Kontextfaktoren bewirkt. Für die Therapie bedeutet das, die bestehenden Ressourcen zu erkennen und zu fördern.

6.2.4 Kontextfaktoren

Die Kontextfaktoren stellen den gesamten Lebenshintergrund eines Menschen dar. Sie umfassen zwei Komponenten, die jeweils einen förderlichen oder hinderlichen Einfluss auf die Funktionsfähigkeit haben können:

— Umweltfaktoren und
— personenbezogene Faktoren.

Umweltfaktoren sind z.B. familiäre Beziehungen, Gebäude oder Transportmittel. Allgemein gefasst gehören zu den Umweltfaktoren u.a. die unmittelbare, persönliche Umgebung eines Menschen, wie der häusliche Bereich, der Arbeitsplatz und die Schule, die persönlichen Kontakte zu anderen, wie Familie, Bekannte, aber auch **soziale Strukturen**. Diese können einen positiven oder negativen Einfluss auf die Krankheit des Patienten haben. Fehlender Zugang zu Örtlichkeiten ist z.B. häufig ein Grundproblem für die Partizipationsbeeinträchtigung des Gehbehinderten. Architektonische und verkehrstechnische Barrieren setzen hier oft klare Grenzen. Ein sorgfältiges Assessment der Umweltfaktoren ist sehr wichtig für die Formulierung einer sinnvollen und realistischen Zielsetzung der Rehabilitation und Reintegration ins soziale Leben. Der eigene intime Lebensraum, die eigene Wohnung, die Familie und der Freundeskreis sind für Interventionen am besten zugänglich. Mit gezielten Kontextmaßnahmen kann die Partizipationssituation oft wirkungsvoll verbessert werden (Rentsch u. Bucher 2006).

Personenbezogene Faktoren sind z.B. Alter, Geschlecht, Verarbeitungsstile oder auch persönliche Erfahrungen. Sie betreffen den speziellen Hintergrund des Lebens und der Lebensführung eines Menschen. Sie umfassen Gegebenheiten, die nicht Teil des Gesundheitsproblems sind. Diese Faktoren können Geschlecht, ethnische Zugehörigkeit, Alter, Fitness, andere Gesundheitsprobleme, Gewohnheiten, Erziehung, Bewältigungsstrategien, sozialer Hintergrund, Bildung und Beruf, vergangene oder gegenwärtige Erfahrungen, allgemeine Verhaltensmuster und Charakter, psychisches Leistungsvermögen und andere Merkmale umfassen.

Nach heutigen Vorstellungen haben vor allem chronische Erkrankungen viele Ursachen. Sie zeigen sich in häufig wechselnden, zum Teil auch schwer wahrnehmbaren Symptomen. Eine Betrachtungsweise, die viele Faktoren berücksichtigt, erfordert demnach einen **integrativen Ansatz** in der Rehabilitation.

Wenn es sich um subjektive Einschätzungen der persönlichen Situation handelt, muss dies dem Untersucher zumindest bewusst sein, damit er seine Aussagen mit der gebotenen Zurückhaltung formuliert. Die Rolle und Bedeutung sozialer, psychischer, physiologischer und genetischer Faktoren ist bei der Wiederherstellung der Gesundheit zu berücksichtigen.

Von psychischen Krankheiten, die ärztlich behandelt werden, erfährt der Therapeut in der Verordnung. Mit ihnen umzugehen, verlangt Spezialkenntnisse, von denen hier nicht die Rede sein wird. Jeder kann bei einer Untersuchung allerdings erkennen, ob der Patient z. B. in einer Lebenskrise steht, weil er seinen Arbeitsplatz verloren hat. Es sollte aber auf jeden Fall dem Patienten überlassen werden, was er davon vielleicht erst im Verlauf einiger Behandlungen preisgeben will. Die psychische Beurteilung des Patienten sollte nicht das Ergebnis einer Befragung, sondern eines Gesprächs und der Erfahrung des Therapeuten sein.

Hellhörig soll der Therapeut jedoch wahrnehmen, auf welche Weise der Patient über seine Krankheit spricht. Er kann dann prognostizieren, ob er es mit einem kooperativen Patienten zu tun hat oder nicht. Das ist sehr wichtig bei der Planung der Therapie. Die Möglichkeiten des Einzelnen, mit den Belastungen umzugehen (Stress-Coping), spielt eine große Rolle für die Ausprägung des somatischen Geschehens. Die Bewältigungsmöglichkeiten bestimmen Vermeidung, Entstehungszeitpunkt, Verlauf und Heilungschancen von Erkrankungen mit. Bewältigungsmechanismen können sowohl persönlicher wie kollektiver Natur sein (Siegrist 2005).

Die familiären Lebensumstände und die Probleme des Privatlebens spielen eine wichtige Rolle bei der Motivation* des Patienten, gesund zu werden oder krank zu sein. Die Bedeutung und Bewertung der Krankheit beeinflusst den Bewältigungsprozess maßgeblich. Es sind die verschiedensten Einstellungen zur Krankheit zu finden, die bei der Planung der Therapie zu beachten sind. Deshalb ist es wichtig zu registrieren, wie der Patient über seine Krankheit spricht.

Aus psychosomatischer Sicht ist nicht nur der kranke Patient mit seinen kranken Organen und Funktionsstörungen zu beurteilen, vielmehr sind auch die Wirkung von Erkrankung und Leiden auf den Patienten, sein familiäres und soziales Umfeld und evtl. auf seine berufliche Existenz in Betracht zu ziehen (Schüßler 1993). Es gibt immer eine Wechselwirkung von körperlichen und seelischen Symptomen. Körperliche Reaktionen können demnach auch individuelle Bedürfnisse ausdrücken, z. B. den Wunsch nach sozialer Integrität, Aufmerksamkeit und Hilfe.

Die Bewältigungsstrategien eines Patienten beeinflussen den Heilungsprozess maßgeblich. Es gibt individuelle Copingmechanismen, also persönliche Fähigkeiten und Strategien der Problemlösung, und kollektive Copingmechanismen. Dabei erfährt der Patient ausreichende Unterstützung in positiven primären (Ehepartner, Familie, enge Freundschaften) und sekundären (Arbeitskollegen, Nachbarschaft, Vereinsmitglieder usw.) sozialen Beziehungen. Durch diese sozialen Bindungen können Stressoren neutralisiert und die Gesundheit erhalten werden, bzw. wird positiv auf die Gesundung eingewirkt. Die Hilfeleistungen mobilisieren die Bewältigungsressourcen des Betroffenen und unterstützen ihn bei der Bearbeitung der anstehenden Konflikte. Sie können darüber hinaus praktische Unterstützung im Alltag und Orientierungshilfen beinhalten.

❯ Die persönliche Situation eines Patienten ist abhängig von seinen Wertvorstellungen, der Lebenserfahrung, seiner Wissensbasis, kulturellen Faktoren und früheren Erfahrungen. Diese bestimmen auch wesentlich seinen Umgang mit Krankheit und Gesundheit.

6.3   Anamnese

Die Anamnese ist Teil der Untersuchung, in der die Krankengeschichte des Patienten erhoben wird. Die Fragen des Untersuchers fokussieren auf der aktuellen Befindlichkeit und den Symptomen. Es wird nach aktuellen und vergangenen körperlichen Beschwerden gefragt sowie nach bisherigen Behandlungen und nach der Einnahme von Medikamenten. Wie ist der bisherige Krankheitsverlauf, und welche Probleme stehen für den Patienten im Vordergrund? Aus diesen Angaben lassen sich gemeinsame Ziele für die Therapie vereinbaren.

Informationen über körperliche Belastungen während der Arbeit oder in der Freizeit können Hinweise auf Ursachen von Gesundheitsstörungen liefern. Auch Symptome wie Schwäche, Steifigkeiten, Instabilitäts- bzw. Unsicherheitsgefühl und Missempfindungen geben dem Therapeuten Informationen, die ihn in der weiteren Untersuchung leiten. Ursachen für Symptome, die erst nach längerer Zeit auftreten, sind operative Eingriffe, Unfälle, Krankheiten etc. Auf diese Weise entstehen **Pathomechanismen** wie z. B. Halswirbelsäulenprobleme nach Sprunggelenkverletzungen, Störungen viszeraler Art, z. B. gynäkologische

Probleme mit gleichzeitigen Lendenwirbelsäulen- oder Iliosakralgelenksproblemen, oder psychosomatische Störungen. Angaben über bisherige Therapien können den Therapeuten bei der Wahl seiner Strategie leiten. Waren sie erfolgreich, entsteht dort ein Anknüpfungspunkt.

Eine sorgfältige Anamnese schließt biomedizinische, psychische und soziale Fragen ein (Dahmers 2006). Die Informationen, die dabei gewonnen werden, erlauben oftmals Rückschlüsse auf Risikofaktoren und kausale Zusammenhänge. Bei Patienten, die sich nicht ausreichend verständigen können, ist die Befragung von Personen aus dem Umfeld des Patienten oft das einzige Mittel, um Informationen zur Krankengeschichte zu erhalten.

Die Anamnese ist Voraussetzung für die weitere Untersuchung und dient als Fundament für den Therapieprozess. Dieses prozesshafte Denken in der Physiotherapie ist deshalb wichtig, weil Therapie in vielen Fällen über einen mehr oder weniger langen Zeitraum nötig ist. Nur mit diesem Denken in Entwicklungsprozessen lässt sich der Erfolg oder Misserfolg beurteilen, und man kann entsprechend auf Veränderungen reagieren. Kurzzeitige Interventionen sind natürlich auch oft notwendig – wichtiger ist die langfristige Planung und Verfolgung von bestimmten Zielen, auch im Sinne von Prävention und Rehabilitation. Häufig sind bestehende Schmerzen der Anlass für eine physiotherapeutische Intervention. Eine sorgfältige Schmerzanamnese zur Differenzierung des Schmerzerlebnisses ist die Grundlage der Behandlung.

- Schmerzanamnese

Die International Association for Study of Pain (Merskey u. Bogduk 1994) formuliert eine Definition, die die verschiedenen Aspekte des akuten und chronischen Schmerzes umfasst:

> **Definition**
>
> „Schmerz ist ein unangenehmes Sinnes- oder Gefühlserlebnis, das mit tatsächlicher oder potenzieller Gewebeschädigung einhergeht oder von betroffenen Personen so beschrieben wird, als wäre eine solche Gewebeschädigung die Ursache" (IASP 1994).

Schmerz wird als komplexe Wechselwirkungen zwischen biologischen, psychischen und sozialen Faktoren angenommen (biopsychosoziales Schmerzkonzept) (Price 2000). Der Schmerz ist also eine subjektive Wahrnehmung, die nicht allein durch die Nozizeption (Schmerzwahrnehmung) bestimmt wird. Vielmehr ist es eine Empfindung, welche über komplexe Vorgänge im Sinne einer Schmerzmodulierung stark reguliert wird.

Schmerz ist das, was der Patient als solchen empfindet. Weil es sich um eine stark subjektiv gefärbte Wahr-

nehmung handelt, kann es zu Verständigungsschwierigkeiten zwischen Patient und Behandelndem kommen, insbesondere im Bezug auf das Ausmaß des Leidens. Das subjektive Erleben von Schmerz muss so weit wie möglich messbar gemacht werden, damit eine Therapie beurteilt werden kann. Für den Patienten ist entscheidend, dass sich sowohl die Intensität des Schmerzes als auch sein Charakter verändert. Daran wird letztendlich das Ergebnis jeder Therapie gemessen.

Schmerzanamnese: zu berücksichtigende Aspekte

- Schmerz kann von allen Nozizeptoren des Körpers ausgehen. Nozizeptoren sind spezialisierte Schmerzmelder. Ihre verzweigten Enden haben sich auf Schmerzreize (auch z. B. Hitze- und Druckreize) spezialisiert und leiten diese an das Zentrale Nervensystem weiter.
- Die Stärke des Schmerzes steht nicht in Wechselbeziehung zum Grad der Gewebereizung oder -schädigung.
- Der Ort der Schmerzempfindung entspricht nicht in jedem Fall dem Ort der Schmerzentstehung („referred pain").
- Ein gleichbleibender, permanenter Schmerz ist nicht notwendigerweise mechanisch bedingt, sondern kann auch entzündlich sein.
- Ziel der Schmerzbefragung ist es herauszufinden, ob eine Struktur oder nichtstrukturelle Ursachen (z. B. gelernter Schmerz) verantwortlich sind. Dies ist bei funktionellen Störungen oft schwierig, da wir sehr häufig wechselnde Schmerzlokalisationen finden (heute Nacken, morgen Knie, übermorgen …). Bei spezifischen Traumata hingegen zeigen sich die Probleme an der geschädigten Stelle. Morphologische Veränderungen wie z. B. degenerative Veränderungen müssen nicht zwangsläufig die Ursache bestehender Beschwerden sein.

Schmerzverstärkende Faktoren sind Sorgen, Unruhe, Angst, Depression, Einsamkeit, Inaktivität, Schlaflosigkeit, Erinnerung an Schmerzen, Belastungen, Stress. **Schmerzverringernde Faktoren** sind Medikamente, Ablenkung, Entspannung, Aktivität, Hypnose, Schlaf, Zuwendung, Freude, Ausgeglichenheit, Hoffnung (Rehfisch et al. 1989). Gifford (1998) spricht von „pain management" und meint damit, dass Patienten, die lernen, sich nicht durch den Schmerz beherrschen zu lassen, sondern vielmehr selbst den Schmerz beherrschen, Besserung erreichen (Butler u. Moseley 2005).

> Der Schmerz ist als Frühwarnsystem des Körpers zu verstehen. Die Anerkennung des Schmerzes als lebenserhaltendes Prinzip und das Erfassen der Gründe für sein Zustandekommen wird zum Wegweiser für die Therapie.

Hinweise für Schmerzen sind der Gesichtsausdruck, die Haltung, das Verhalten des Patienten oder physiologische Reaktionen wie Schweißausbrüche oder Blutdruckveränderungen. In der Praxis hat sich die gezielte Frage nach dem Schmerz bewährt. Welche Angaben hier von Bedeutung sind, zeigt die folgende Übersicht.

Gezielte Fragen nach dem Schmerz

Schmerzintensität (Wie stark ist der Schmerz?)
Eine Skala von 1–10 („visual analogue scale" = VAS) bietet die Möglichkeit, den Behandlungserfolg zu beurteilen und für den Patienten zu visualisieren. War der bisherige Verlauf konstant, intermittierend, mit steigender oder fallender Tendenz?

Ort des Schmerzes (Wo ist der Schmerz?)
Die Lokalisation des Schmerzes gibt uns einen Hinweis auf die betroffene Struktur:
- Lokal: scharf begrenzt oder diffus (z. B. ein bestimmter Punkt oder die ganze Schulter, Lendenwirbelsäule mit Gesäß). Welche Strukturen liegen unter der gezeigten Stelle?
- Ausstrahlend: unspezifisch (ganzer Arm) oder ins Dermatom (Nervenwurzel), im Versorgungsgebiet eines Nerven (peripherer Nerv) oder reflektorisch (Brügger 1986).
- Gibt es noch an anderen Orten Schmerzen?
- Besteht ein Zusammenhang zwischen den einzelnen Schmerzgebieten?

Zeitpunkt des Auftretens (Wann tritt der Schmerz auf?)
- Gibt es schmerzfreie/-arme Zeiten
- Treten die Schmerzen zu einer bestimmten Zeit auf? Tages- oder Nachtschmerz, an Arbeitstagen oder am Wochenende, saisonbedingt, wetterabhängig?
- Welche Positionen, Bewegungsabläufe und Aktivitäten des täglichen Lebens stehen mit dem Schmerz im Zusammenhang?
- Wie stark behindern die Schmerzen bestimmte Tätigkeiten und Aktivitäten im Alltag und im Beruf?
- Welche Folgen haben die Schmerzen auf Stimmung, Lebensqualität und Erleben?
- Treten die Schmerzen in Ruhe oder unter Belastung auf?
- Besteht ein Anlaufschmerz, der sich bei zunehmender Bewegung vermindert?

- Haben sich die Schmerzen im Verlauf der Erkrankung verändert?
- Wie können die Schmerzen vermindert werden? Seit wann bestehen die Schmerzen?
- Gab es eine direkte Ursache?
  - Entstanden die Schmerzen plötzlich oder schleichend?
  - Seit Tagen, Wochen, Jahren? Schmerzen, die länger als ein halbes Jahr andauern und deshalb als chronisch bezeichnet werden, entwickeln im Laufe der Zeit einen eigenen Krankheitswert.

Art der Schmerzen (Wie empfinden Sie den Schmerz?)
Schmerz kann nach seiner Qualität vom Patienten näher beschrieben werden. Die Art der Schmerzempfindung lässt Rückschlüsse auf ihre Ursachen zu. Die Beschreibung des Schmerzes kann 2 Aspekte aufweisen:
- Affektive Schmerzqualität, welche die subjektive Schmerzbedeutung charakterisiert, z. B. „quälend", „marternd", „lähmend", „schrecklich", „heftig".
- Sensorische Schmerzqualität, welche die eigentliche Wahrnehmung schildert; kann noch nach ihrer Schärfe (z. B. reißend, stechend, schneidend, zuckend, brennend, drückend) und ihrer Rhythmik (z. B. klopfend, pochend, hämmernd, pulsierend) unterschieden werden.

> „Red flags" (Signale für eine gravierende Schmerzursache) für Schmerzsyndrome sind:
> - Dauerruheschmerz/Dauernachtschmerz, unabhängig von mechanischer Beanspruchung und Körperposition,
> - plötzlich aufgetretener Dauerschmerz,
> - rezentes Trauma mit Sturz auf den Rücken oder ein Verkehrsunfall – bei postmenopausalen Frauen reichen auch Minimaltraumata aus, um aufmerksam zu werden,
> - ausgeprägte neurologische Symptomatik.

6.4   Kondition

Unter Kondition beurteilt der Therapeut die körperliche **Leistungsfähigkeit** des Patienten. Diese Beurteilung beruht auf dem subjektiven Eindruck des Therapeuten und seiner subjektiven Einschätzung des Patienten Die Untersuchung schützt den Therapeuten vor unbewussten stereotypen Denk- und Verhaltensweisen („In Ihrem Alter muss man damit rechnen, dass …" oder „Das kann man nur mit jüngeren Patienten machen/üben"). Der aktuelle Leistungszustand wird erfasst, indem man die Belastbarkeit verletzter, degenerierter und operierter Strukturen berücksichtigt. Die Leistungsfähigkeit wird von physischen, psychischen, sozialen sowie externen Faktoren (wie Umweltfaktoren, Rahmenbedingungen und familiäre Faktoren) und durch den Funktionszustand des neuromuskulären und des energetischen Systems bestimmt.

> Unter Kondition wird beurteilt, welchen Einfluss die soziale Stellung, die psychische Situation und der somatische Zustand des Patienten auf sein Bewegungsverhalten ausüben.

Aus den motorischen Grundeigenschaften Beweglichkeit, Kraft, Ausdauer, Schnelligkeit und Koordination* setzen sich psychomotorische, sensomotorische, fein- und grobmotorische Fähigkeiten zusammen. Aber es gibt auch veranlagungsbedingte konstitutionelle und gesundheitliche Faktoren wie Begabung, Gesundheit, Alter, Geschlecht oder Ernährung. Eine Überprüfung der Kraft gibt dem Therapeuten die Information, ob der Patient die geforderte Kraft für einen bestimmten Bewegungsablauf aufbringen kann.

6.5 Körperbau und Proportionen (Konstitution) – anthropometrische Merkmale

Für manche Menschen ist es einfach, einen bestimmten Bewegungsablauf durchzuführen, während die gleiche Bewegung für andere nahezu unmöglich ist (▶ Abschn. 6.6.5). Das Bewegungsverhalten des Individuums und damit seine individuelle Bewegungsgestalt ist abhängig vom Verhältnis der **Längen, Breiten und Tiefen** sowie von der **Verteilung der Gewichte** innerhalb des Körpers. Auf eine Unterscheidung der Geschlechter kann wegen der hypothetischen Normproportionen verzichtet werden (Klein-Vogelbach 1976; Kollmann 1901). Diese Proportionen gelten generell für erwachsene Mitteleuropäer. Der Therapeut soll möglichst ohne weitere Hilfsmittel, d. h. allein durch Beobachten und Palpieren, die Abweichungen erkennen und notieren.

> Abweichungen von der hypothetischen Norm* des Körperbaus verändern das Bewegungsverhalten des Menschen in voraussagbarer Weise. Die individuelle Variabilität der Körperproportionen kann die Muskelaktivität prägen und verändern.

Das **Ausmaß der Abweichungen** wird folgendermaßen angegeben:
- +/ – etwas abweichend,
- ++/ – – deutlich abweichend,
- +++/ – – – übermäßig abweichend.

6.5.1 Längen

Die Beurteilung der Längen (❏ Abb. 6.2a) gibt dem Therapeuten Informationen darüber, wie groß die Hebelarme sind, die der Patient nutzen kann, und ob sich aus den Längenabweichungen Belastungen von Strukturen ergeben. Man beurteilt das Verhältnis von Ober- und Unterlänge (1:1), Ober- und Unterschenkellänge (1:1), Länge der Körperabschnitte Becken, Brustkorb und Kopf, (1/5 : 2/5 : 2/5) und der Armlänge zur Oberlänge.

- Normproportionen
- Der Körper wird durch den Trochanterpunkt (TP) in Unterlänge (UL) und Oberlänge (OL) unterteilt. Der Trochanterpunkt ist der lateralste palpierbare Punkt am Trochantermassiv und entspricht etwa der Höhe der Symphyse. Das Verhältnis zueinander beträgt 1:1.
- Die Oberlänge entspricht der Gesamtlänge der Körperabschnitte Becken, Brustkorb und Kopf und ist in Fünftel unterteilt.
- Die Unterlänge entspricht der Länge des Körperabschnitts Beine und wird in Ober- und Unterschenkellänge unterteilt.

Abweichungen in den Längenverhältnissen wirken sich erst aus, wenn die Körperabschnitte* nicht mehr im Lot sind. So kann es zu Überlastungen in den angrenzenden Körperabschnitten kommen, wenn z. B. lange, schwere Arme weit entfernt vom Körper arbeiten müssen (z. B. Verkäuferinnen am Scanner, Arbeiten mit der Computermaus usw.).

Beim Bücken spielen die Längenabweichungen eine wesentliche Rolle, da die Gewichtsverteilung den Menschen oft zu einem bestimmten Bewegungsverhalten zwingt, das nicht immer schonenden Bückvarianten entspricht (▶ Abschn. 6.6.5).

Die Körpergröße verlangt oft Anpassungen von Sitzgelegenheiten, Arbeitsflächen usw., da sonst der Körper selbst Anpassungen in Form schlechter Sitzhaltung vornimmt.

6.5.2 Breiten

Die Beurteilung der Breiten gibt dem Therapeuten Aufschluss darüber, ob der Schultergürtel auf dem Brustkorb parkiert werden kann, ob die Bewegungen der Beine und Arme beim Gehen ungehindert funktionieren und ob sich aus den Abweichungen reaktive Muskelaktivitäten ergeben. Der Therapeut beurteilt den Abstand der Trochanterpunkte, den frontotransversalen Brustkorbdurchmesser und den Hüft- und Schultergelenkabstand (❏ Abb. 6.2b).

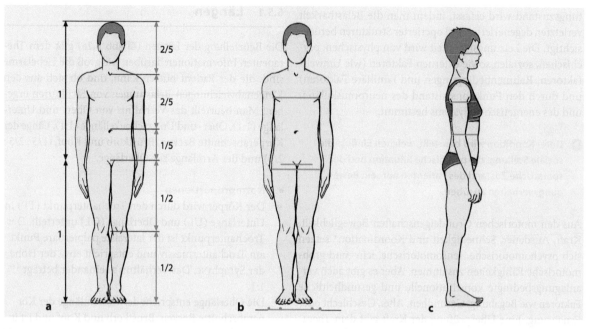

□ **Abb. 6.2a–c** Konstitution. **a** Längen, **b** Breiten, **c** Tiefen

- **Normproportionen**
- Der Abstand rechter/linker Trochanterpunkt (TP) entspricht annähernd dem frontotransversalen Brustkorbdurchmesser.
- Der frontotransversale Brustkorbdurchmesser ist kleiner als der Schultergelenkabstand und ermöglicht dadurch dem Schultergürtel, auf dem Brustkorb zu liegen, und den Armen, frei neben dem Körper zu hängen. Abweichungen führen zu einer mangelnden fehlenden Parkierfunktion* des Körperabschnitts Arme und sind in der Folge möglicherweise die Ursache neurologischer Kompressionssyndrome der oberen Extremität.

6.5.3   Tiefen

Die Beurteilung der Tiefen gibt dem Therapeuten Aufschluss darüber, ob der Brustkorb dem Schultergürtel eine kongruente Auflagefläche bietet, ob sich aus den Abweichungen reaktive Hyperaktivitäten* ergeben oder statische Konsequenzen folgen. Der Therapeut beurteilt die Fußlänge, den sagittotransversalen Brustkorbdurchmesser und den sagittotransversalen Kopfdurchmesser (□ Abb. 6.2c).

- **Normproportionen**
In der hypothetischen Norm* besteht ein Verhältnis von 4:5 zwischen dem größten sagittotransversalen und dem größten frontotransversalen Brustkorbdurchmesser. Dieses Verhältnis wird von der Krümmung der Wirbelsäule und der Rippen bestimmt und hat einen Einfluss auf die Lagebeziehung der Skapula auf dem Brustkorb.

Die **Fußlänge** sollte so groß sein wie der sagittotransversale Brustkorbdurchmesser. Ein langer Fuß ermöglicht beim Gehen viel Weggewinn und im aufrechten Stand eine große Unterstützungsfläche*. Das unterschiedliche Verhältnis der medialen und lateralen Seite erklärt sich aus der Tibiatorsion, durch die der Malleolus lateralis weiter dorsal steht. Innerhalb der Fußlänge können die im Folgenden genannten Proportionen unterschieden werden:

- Medial: Abstand Tuber calcanei/Malleolus medialis im Verhältnis zum Abstand Malleolus medialis/Großzehengrundgelenk. Das Verhältnis beträgt 1:1,5.
- Lateral: Abstand Tuber calcanei/Malleolus lateralis zum Abstand Malleolus lateralis/Kleinzehengrundgelenk. Das Verhältnis beträgt 1:2.

6.5.4   Klinische Relevanz der Abweichungen

Die Konstitution eines Menschen ist nicht veränderbar. Der Bau des Körpers hat jedoch großen Einfluss auf das Bewegungsverhalten des Menschen, da die individuelle Variabilität innerhalb der Körperproportionen auch die Muskelaktivität prägen und verändern kann. Die Ursachen von Schmerzen lassen sich durch konstitutionelle Abweichungen nicht erklären – erst im Zusammenhang mit einer schlechten Statik* und mit Beweglichkeitsdefiziten machen sie sich bemerkbar, d. h. sie fallen ins Gewicht.

Die spezifische Abweichung der Konstitution kann Beschwerden verstärken oder sie aufrecht erhalten. Große Gewichte oberhalb einer Instabilität können bestehende

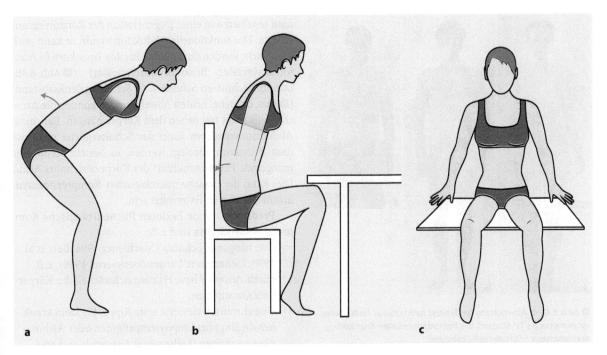

◻ Abb. 6.3a–c Abweichungen der Längen. **a** + Oberlänge: Destabilisation der LWS bei Vorneigung, **b** + Oberlänge: Anpassung an genormte Arbeitsplätze, **c** – Armlänge: kein Abstützen neben dem Körper möglich

Beschwerden verstärken, da es im Segment zu vermehrten translatorischen Bewegungen kommt. Die Folge sind eine erhöhte Belastung der umliegenden Strukturen und reaktive Schutzspannung der Muskulatur. Abweichungen der Konstitution führen ebenfalls zu Problemen mit der Umwelt, die auf Normgrößen, z. B. am Arbeitsplatz, konfektioniert ist. So begünstigt eine sitzende Tätigkeit wie die Arbeit am Computer z. B. die Entstehung von muskulären Dysfunktionen, vor allem, wenn Konstitution und Arbeitsfläche ungünstig aufeinander abgestimmt sind (+ Oberlänge bei niedriger Arbeitsfläche oder kurze Oberarme bei niedrig eingestellten Armlehnen) (▶ Abschn. 6.6.4). Arbeitshaltungen, die eine Flexion des Rumpfes begünstigen, verstärken generell eine bereits vorhandene Ventraltranslation des Kopfs. Daher ist die Beurteilung des individuellen Arbeitsplatzes in Bezug auf die Ergonomie eine physiotherapeutische Aufgabe. Da die Konstitution das Bewegungsverhalten verändert, erfordert das eine individuelle Anpassung therapeutischer Übungen an die gegebenen Längen, Breiten und Tiefen. Der Therapeut muss erkennen, warum eine Übung für den einen Menschen einfach und für einen anderen schwierig auszuführen ist.

Nachfolgend werden typische konstitutionelle Abweichungen beschrieben, und ihr Einfluss auf die Haltung und das Bewegungsverhalten wird erläutert. In Klammern steht jeweils die Notation der Abweichung (z. B. + Beinlänge).

Längen

Ein langer Oberkörper (+ Oberlänge) ist für die Wirbelsäule funktionell ungünstiger als eine – Oberlänge, da bei Vorneigung der Körperlängsachse* in den Hüftgelenken ein langer Lastarm stabilisiert werden muss. Wenn diese Abweichung mit einer ungünstigen Gewichtsverteilung einhergeht (+ Gewichte kranial, am Ende des langen Lastarms), gibt die Wirbelsäule ihre Stabilisation auf und verkürzt typischerweise den Lastarm durch die Flexion der Lendenwirbelsäule (◻ Abb. 6.3a). Dadurch nimmt die Belastung des lumbosakralen Übergangs zu, was sich in Form von Überlastung der Muskulatur oder der passiven Strukturen zeigt. Eine + Oberlänge kann bei einer Person mit überwiegend sitzender Tätigkeit zu einer vermehrten Aktivierung des M. rectus abdominis in einer angenäherten Stellung und weiterlaufend zu einer Verkürzung der Extensoren der Halswirbelsäule führen. Damit wird das Einnehmen der neutralen Stellung der Wirbelsäule erschwert, da die Muskulatur an diese Haltung adaptiert (◻ Abb. 6.3b). Die Anpassung der Körperhaltung an genormte Sitzmöbel ist ein häufiges Problem bei Menschen mit + Oberlänge.

Abweichungen innerhalb der Oberlänge wirken sich unterschiedlich aus. Bei einem übermäßig langen Becken (+ Beckenlänge) steht der lumbosakrale Übergang weiter kranial. Eine schlechte Sitzhaltung bringt den lumbosakralen Übergang weiter nach hinten und belastet diesen Bereich vermehrt. Bei einem langen Brustkorb (+ Körperabschnitt Brustkorb) wirken sich die kranialen Gewichte der Körperabschnitte Kopf und Arme beim Vorneigen besonders belastend für die Lendenwirbelsäule aus. Durch einen langen Hals und damit langen Körperabschnitt Kopf

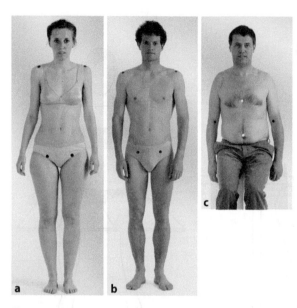

◻ Abb. 6.4a–c Abweichung der Breiten: funktionelles Abduktions-syndrom bei **a** + TP-Abstand, **b** + frontotransversalem Brustkorb-durchmesser, **c** – Schultergelenkabstand

(+ Körperabschnitt Kopf) wird beim Vorneigen der Schulter-Nacken-Bereich besonders belastet.

Ein langer Oberschenkel (+ Oberschenkellänge) ist für die Belastung des Kniegelenks beim Bücken ungünstig. Der lange Gelenkpartner erfordert vermehrte Aktivität des M. quadriceps und bedeutet daher eine vermehrte Belastung, vor allem, wenn am Ende des langen Hebels zusätzlich große Gewichte wirken (+ Beckenbreite oder + Gewicht am Becken) (▶ Abschn. 6.6.5).

Bei kurzen Armen (– Armlänge) gelingt es dem Patienten nicht, sich im aufrechten Sitz neben dem Körper zu stützen, um die Wirbelsäule zu entlasten (◻ Abb. 6.3c). Lange Arme (+ Armlänge) können vermehrte Belastungen des Schulter-Nacken-Bereichs verursachen, vor allem beim Arbeiten mit den Händen weit weg vom Körper.

Breiten

Bei einem sehr breiten Becken (+ TP-Abstand) wird das Stützen mit den Armen neben dem Körper problematisch. Im Stand können die Arme nicht frei neben dem Körper hängen, und es entsteht ein **funktionelles Abduktions-syndrom** (Klein-Vogelbach 1990) (◻ Abb. 6.4a). Dadurch haben folgende Muskeln eine permanente Hyperaktivität, reaktiv auf das Armgewicht: M. levator scapulae, M. trapezius, Pars descendens, M. deltoideus, Mm. rhomboidei, M. supraspinatus. Eine dauerhafte Fallverhinderung der Schulterabduktoren kann bei Bewegungen des Armes zu einer Dominanz dieser Muskeln führen. Deren Hyperaktivität verursacht meistens eine Kranialisierung des Humeruskopfes, verbunden mit einer subakromialen Einengung. Repetitive Bewegungen und Summation von Mikrotrau-

men resultieren in einer Degeneration der Rotatorenmanschette. Das funktionelle Abduktionssyndrom kann auch verursacht werden durch einen breiten Brustkorb (+ frontotransversaler Brustkorbdurchmesser) (◻ Abb. 6.4b) oder bei schmalen Schultern (– Schultergelenksabstand) (◻ Abb. 6.4c), bei beiden Abweichungen können die Arme ebenfalls nicht frei neben dem Körper hängen. Bei einem Abduktionssyndrom kann der Schultergürtel nicht auf dem Brustkorb abgelegt werden, es besteht somit eine mangelnde Parkierfunktion* des Körperabschnitts Arme. Dies kann die Ursache neurologischer Kompressionssyndrome der oberen Extremität sein.

Prädisponierende Faktoren für **neurologische Kompressionssyndrome** sind z. B.:

- eine hängende Schulter (Machleder 1994; Betz et al. 1998; Liebergen u. Langendoen-Sertel 1998), z. B. durch Atrophie bzw. Haltungsschwäche oder Körperbau/Konstitution.
- eine chronisch elevierte erste Rippe. Sie kann krankheitsbedingt bei Emphysempatienten oder Asthmatikern auftreten (Liebergen u. Langendoen-Sertel 1998). Auch eine hochthorakale Lordose bzw. eine flache obere Brustwirbelsäule kann zu einer Elevation der oberen Rippen führen (Celegin 1982).
- die Hypertrophie der Mm. scaleni durch eine schlechte Haltung bzw. ein diskogenes Halswirbelsäulensyndrom (Liebergen u. Langendoen-Sertel 1998).

Ein kleiner Hüftgelenkabstand (– Hüftgelenkabstand) vermindert bei gleichzeitigem starkem medialen Gewebe die potenzielle Beweglichkeit* des Beckens sowie die freie Flexion des Oberschenkels im Hüftgelenk. Die Dissoziation zwischen Bein und Becken ist damit nicht mehr ungestört möglich. Wird im Bewegungsverhalten die Flexion gebraucht, sucht der Oberschenkel den Weg des geringsten Widerstandes, und es kommt zu frühzeitigen unerwünschten weiterlaufenden Bewegungen*. Dies hat eine Überlastung des Beckengürtels und/oder der Lendenwirbelsäule zur Folge.

Ein schmaler Brustkorb (– frontotransversaler Brustkorbdurchmesser) oder breite Schultern (+ Schultergelenksabstand) kann sog. **Engpasssyndrome** zur Folge haben. Dabei kann der Schultergürtel nicht gut auf dem Brustkorb abgelegt werden (mangelnde Parkierfunktion), sondern sinkt weiter ab. Die Claviculae stehen horizontal oder fallen sogar lateral ab. Da die Mm. scaleni nun fallverhindernd arbeiten müssen, wird der Plexus in der Skalenuslücke komprimiert. Die Symptome dieser neurovaskulären Kompressionssyndromen (z. B. „thoracic outlet syndrom") zeigen sich – je nach Ausmaß der Kompression – in Form von sensiblen und motorischen Ausfällen. Der Plexus brachialis wird in der sog. hinteren Skalenuslücke komprimiert. Das Engpasssyndrom macht sich zunächst im

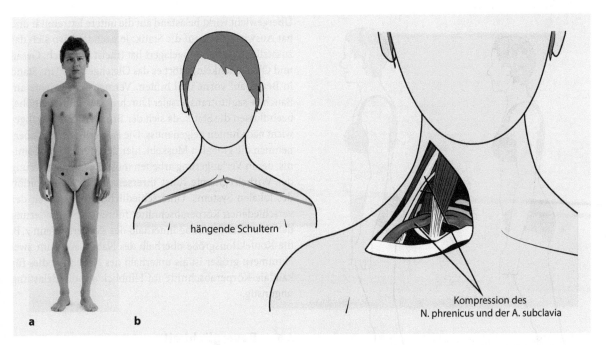

hängende Schultern

Kompression des N. phrenicus und der A. subclavia

a   b

◘ Abb. 6.5a,b Engpasssyndrom der oberen Extremität bei **a** – frontotransversalem Brustkorbdurchmesser, **b** + Schultergelenkabstand

ulnaren Bereich bemerkbar. Dazu kommen Zirkulationsstörungen mit Pulsabschwächungen bei bestimmten Bewegungen sowie Zyanose oder Blasswerden der Finger. Die Beschwerden verstärken sich besonders beim Tragen von Lasten (Rucksack oder Kleinkind auf den Schultern).

Durch den schmalen Brustkorb (– frontotransversaler Brustkorbdurchmesser) oder durch den großen Schultergelenkabstand verschlechtert sich die Auflagefläche des Schultergürtels auf dem Brustkorb. Dies ist sichtbar an den horizontaler stehenden oder sogar lateral tiefer stehenden Schlüsselbeinlängsachsen. Die Muskulatur, die Schulterblatt und Brustkorb miteinander verbindet, benötigt durch die ungenügende Führung mehr Kraft. Bei schnellen und differenzierten Bewegungen der Hände ist die dynamische Stabilisierung des Schultergürtels auf dem Brustkorb sehr schwierig (◘ Abb. 6.5).

Tiefen

Wenn die Proportionen innerhalb des Fußes nicht stimmen, sind statische Probleme programmiert. Eine kleine Ferse (– Ferse) bringt Gewicht nach hinten und den Schwerpunkt nahe an den hinteren Rand der Unterstützungsfläche*. Dies bedeutet eine ständige Gefährdung der Balance. Um die Standfestigkeit wieder herzustellen, d. h., den Schwerpunkt möglichst in der Mitte der Unterstützungsfläche zu halten, reagiert der Körper mit Gegengewichten nach vorne. Die Statik kann leicht durch eine Absatzerhöhung korrigiert werden (◘ Abb. 6.6a,b). Um beim normalen Gang einen reaktiven Schritt auszulösen, bedarf es einer ausgiebigen Gewichtsverlagerung nach vorne. Ein bestehender Hohlfuß,

Senk- oder Plattfuß verändert das Verhältnis ebenfalls. Um unterscheiden zu können, ob statische oder konstitutionelle Probleme bestehen, muss außerdem eine Untersuchung der unbelasteten Beinachsen erfolgen.

Ein thorakaler Rundrücken oder ein in Inspirationsstellung fixierter Brustkorb kann für einen + sagittotransversalen Brustkorbdurchmesser verantwortlich sein, während ein – sagittotransversaler Brustkorbdurchmesser auf eine Trichterbrust oder auf einen thorakalen Flachrücken hinweisen. Für den Schultergürtel bedeutet dies eine schlechte, inkongruente Auflagefläche und für die Skapula ein schlechtes Gleitlager auf dem Brustkorb (◘ Abb. 6.6c).

Verteilung der Gewichte

Die Ausgewogenheit der Gewichte über der Halswirbelsäule und den oberen Kopfgelenken spielt für die potenzielle Beweglichkeit dieses Körperabschnitts eine entscheidende Rolle. Im Zusammenhang mit Kopf- und Nackenschmerzen beobachtet man häufig, dass der Gesichtsschädel deutlich größer als der Hinterhauptschädel ist (+ Gesichtsschädel). Die vermehrten ventralen Gewichte verursachen eine reaktive Hyperaktivität* der Nackenmuskulatur, die damit ihren eigentlichen Aufgaben (Regulation der Feineinstellung der Wirbelsäule; visuelle, olfaktorische und akustische Orientierung im Raum) nicht mehr nachkommen kann.

Aus dem Verhältnis der 3 Maße **Körpergröße, Gewicht** und **Proportionen** lässt sich beurteilen, ob der Patient über- oder untergewichtig ist. Bei einem BMI (Body Mass Index) über 30 spricht man von Übergewicht (+ Körpergewicht), bei einem BMI unter 18,5 von Untergewicht. Ein

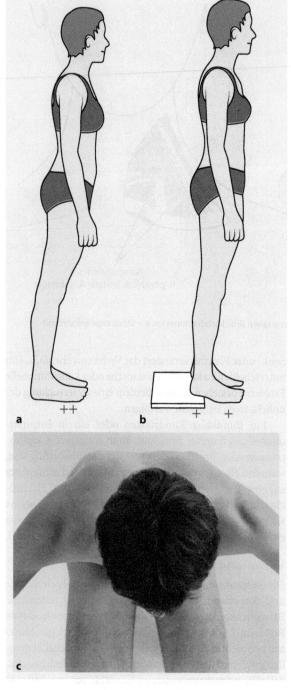

Abb. 6.6a–c Abweichungen der Tiefen. **a** Statik bei kleiner Ferse, **b** Korrektur durch Absatzerhöhung, **c** Position der Skapula auf dem Brustkorb im Vierfüßlerstand bei +/– sagittotransversalem Brustkorbdurchmesser

Übergewicht wirkt belastend auf die untere Extremität und hat Auswirkungen auf die Statik. Je nachdem, wo sich das zusätzliche Gewebe angelagert hat (meist an Bauch, Gesäß und Oberschenkeln), stört es das Gleichgewicht* im Stand in Bezug auf vorne und hinten. Vermehrte Gewichte am Bauch (+ sagittotransversaler Durchmesser auf Nabelhöhe) beeinflussen die Statik, da sich der Brustkorb als Gegengewicht nach hinten neigen muss. Die Fallverhinderung übernehmen die globalen Muskeln, hier der M. rectus abdominis, der in Verlängerung arbeiten muss. Die Dezentrierung der Wirbelsegmente führt ihrerseits zu einer Inhibition des lokalen Systems. Unterschiedliche Proportionen der verschiedenen Körperabschnitte* führen zur Veränderung der Gewichtsverteilung innerhalb des Körpers. Wenn z. B. die Konfektionsgröße oberhalb des Nabels etwa um zwei Nummern größer ist als unterhalb des Nabels, ist dies für kaudale Körperabschnitte im Hinblick auf die Belastung ungünstig.

6.6 Beweglichkeit und Bewegungsverhalten

Bei der Untersuchung der Beweglichkeit wird das Ausmaß der Bewegungstoleranzen in den Gelenken beurteilt und notiert/dokumentiert. Hypo- und Hypermobilitäten haben einen Einfluss auf die Statik* des Patienten und auf sein Bewegungsverhalten. Das freie Gelenkspiel ist Voraussetzung für alle angulären Bewegungen. Die Untersuchung der Zusatzbewegungen wird in der Manuellen Therapie gelehrt. Um die Beweglichkeit der Extremitätengelenke zu beurteilen, wird die Neutral-Null-Methode (Debrunner 1971) angewendet. Die Maße werden in Winkelgraden angegeben.

Untersuchung der Beweglichkeit: leitende Prinzipien

— Aktive und passive Insuffizienzen verändern das Bewegungsergebnis. Muskelschwächen (aktive Insuffizienzen*) können eine verminderte Beweglichkeit vortäuschen. Durch Abnahme des Gewichts und durch Unterstützen der Bewegung wird dies vermieden. Die passiven Insuffizienzen* mehrgelenkiger Muskeln haben keinen Einfluss auf die Ergebnisse der Beweglichkeitsuntersuchung, wenn die Muskeln nur über einem Drehpunkt* verlängert werden. Um bremsende Muskelaktivitäten auszuschalten und um den Patienten aktiv an der Untersuchung und Behandlung zu beteiligen, wird er über die geplante Bewegung informiert und deren Richtung instruiert. Fixierungen zur Messung der Beweglichkeit sind in der Regel überflüssig.

6.6.1 Untersuchung der unbelasteten und belasteten Beinachsen

— Durch das Vorstellen der geplanten Bewegung kommt es zur Erregung der motorischen Rindenfelder („motor neuropools") und damit zu erhöhter Bereitschaft zur Anspannung der angesprochenen Muskeln, was einer Bahnung gleichkommt. Durch das Ansprechen wahrnehmbarer Inhalte, wie z.B. Abstandsveränderungen, wird gleichzeitig das Bewegungsempfinden geschult. Wenn die Bewegung im Drehpunkt der Primärbewegung endgradig war (oder es noch wird), dürfen weiterlaufende Bewegungen in derselben Richtung zugelassen werden. Damit werden bremsende Muskelaktivitäten ausgeschaltet. Da sich der Therapeut am Winkel der Gelenkpartner orientiert, bleiben die Ergebnisse unverfälscht (▶ Abschn. 1.2).

— Patienten mit Bewegungseinschränkungen an den Extremitäten haben im Verlauf ihrer Krankheit oder Funktionsstörung gelernt, dass Bewegungen vom distalen Gelenkpartner Schmerzen verursachen. Sie werden nicht zulassen, dass bei einer Untersuchung der distale Gelenkpartner bewegt wird. Bewegungen mit dem proximalen Gelenkpartner sind dagegen möglicherweise schmerzfrei.

— Zur genaueren Differenzierung werden die Bewegungen passiv durch den Therapeuten aktiv gegen Widerstand sowie unter Traktion und Kompression durchgeführt, und die Veränderungen der Symptome werden dokumentiert.

Wenn die **Qualität der Bewegung** pathologisch verändert ist, zeigt sich das darin, sich die Bewegung nur gegen den Widerstand der Gewebe durchführen lässt. Häufig werden die Symptome während der Bewegung oder in einem bestimmten Bewegungsbereich ausgelöst oder verstärkt. In der Regel baut der Patient Schutzspannungen auf. Ein verändertes „Timing" der Bewegung spricht dafür, dass die Reihenfolge der Gelenkbewegungen innerhalb der kinematischen Kette nicht der definierten Norm entspricht. Ursachen dafür können sein: die Inhibition der Muskulatur durch Schmerz, aktive oder passive Insuffizienz* bestimmter Muskeln, die sich nicht konzentrisch/exzentrisch annähern bzw. nachlassen können, sowie eine veränderte neuromuskuläre Steuerung. Trifft das zu, werden die Fähigkeiten der relevanten Muskeln untersucht. Dieses Phänomen kann bei Schultergelenksproblemen häufig beobachtet werden: Der Schultergürtel startet mit der Elevation gleichzeitig mit der Primärbewegung der Hand.

Die Beine sind der mobile Unterbau der Wirbelsäule. Daher wirken sich Asymmetrien oder unfunktionelle Belastungen direkt nach kranial aus. Für eine optimale Beinachsenbelastung müssen sich oberes Sprunggelenk, Kniegelenk und Hüftgelenk in einer vertikalen Ebene einordnen lassen. Beim ökonomischen Gehen müssen die Flexions-/Extensionsachsen der Hüft-, Knie- und Großzehengrundgelenke parallel eingestellt werden können, um den ungehinderten Vorwärtstransport des Körpers zu realisieren (Suppé u. Bongartz 2013). Die Längswölbung der Füße muss so verformbar sein, dass bei einer physiologischen Divergenz der anatomischen Längsachse des Fußes die funktionelle Fußlängsachse nach vorn in Fortbewegungsrichtung zeigen kann. Die folgende Übersicht nennt die Fuß- und Beinachsen, die für eine physiologische Fußbelastung beim Stehen und Gehen relevant sind.

> **Fuß- und Beinachsen**
> — Die anatomische Fußlängsachse verläuft von der hinteren Fersenmitte durch das Grundgelenk der 2. Zehe. Sie steht rechtwinklig zur Flexions-/Extensionsachse des oberen Sprunggelenks. Sie bildet zur funktionellen Fußlängsachse einen Winkel von ca. 11° (◻ Abb. 6.7a).
> — Die Pro-/Supinationsachse verläuft von der hinteren Fersenmitte durch das Grundgelenk der 3. Zehe (◻ Abb. 6.7b).
> — Die In-/Eversionsachse verläuft von ventral/medial/kranial (Naviculare – Talus) nach dorsal/lateral/kaudal (Kalkaneus) (◻ Abb. 6.7c).
> — Die funktionelle Fußlängsachse verläuft vom Tuberculum tuberis calcanei laterale zur Mitte des Großzehengrundgelenks. Beim normalen Gehen ist sie nach vorn in die Fortbewegungsrichtung eingestellt (◻ Abb. 6.7a).
> — Der physiologische Verlauf der Traglinie des Beines (Mikulicz-Linie) beginnt im Zentrum des Hüftkopfes, schneidet die Mitte des Kniegelenks und endet in der Mitte des oberen Sprunggelenks (◻ Abb. 6.7d).
> — Die Antetorsion des Femurs ist die Verdrehung der Querachsen des distalen und proximalen Femurendes. Das distale Femurende ist um 12° nach medial gedreht. Bei der Geburt ist die Antetorsion größer und beträgt ca. 30°. Die im Stand um 12° medialrotierten Femurkondylen sind der sichtbare Ausdruck der Antetorsion (◻ Abb. 6.7e).

— Der Normwert der Tibiatorsion beträgt ca. 23° (Lanz
u. Wachsmuth 1959). Bei der Geburt beträgt die
Tibiatorsion 0°. Sie entwickelt sich erst unter Belastung während des Längenwachstums der Knochen
(◻ Abb. 6.7f).

Untersuchung der Beinachsen in der Frontalebene und Sagittalebene (◻ Abb. 6.8)

Die Untersuchung der Beinachsen erfolgt zunächst unbe-
lastet in der Ausgangsstellung Rückenlage, dann unter Belastung im Stand. Bei der Inspektion von vorn beurteilt der
Therapeut, ob sich Hüft-, Knie- und oberes Sprunggelenk
in der gleichen Sagittalebene befinden. Bei einem Genu
varum verläuft diese Traglinie weiter medial – es entsteht
ein O-Bein. Dabei ist der Kontakt der Innenseite der Knie
nicht möglich, wenn sich die Innenknöchel berühren. Bei
einem Genu valgum verläuft die Traglinie weiter lateral, es
entsteht ein X-Bein. Dabei haben die Knie an ihren Innen-
seiten Kontakt, und die Innenknöchel können sich nicht
berühren. Ein Varus der Tibia besteht, wenn das distale
Drittel der Tibia nach medial abweicht.

Bei einem Genu recurvatum ist das Kniegelenk über-
streckt. Dadurch wird die fallverhindernde Aktivität des
M. quadriceps ausgeschaltet. Durch die Rückneigung des
Unterschenkels entsteht im oberen Sprunggelenk eine
Plantarflexion.

Untersuchung der Beinachsen in der Transversalebene

Besonders transversale Abweichungen der knöchernen
Beinachsen können das Abrollen über die funktionelle Fuß-
längsachse verhindern. Es werden daher Antetorsion und
Tibiatorsion beurteilt, und es wird untersucht, ob sich die
Beinachsen optimal für die Fortbewegung einstellen lassen.

■ Antetorsion (◻ Abb. 6.9a–e)

Zur Beurteilung der Antetorsion wird der „Triple-Test"
durchgeführt. Er besteht aus der Beweglichkeitsuntersuchung des Hüftgelenks in Rotation, dem Schneidersitz und
dem Sitz mit hängenden Unterschenkeln.

Die rotatorische Untersuchung der Beweglichkeit des
Hüftgelenks (aus Hüftgelenknullstellung) liefert Informationen darüber, ob eine vergrößerte Antetorsion oder eine
Retrotorsion des Schenkelhalses vorliegen könnte. Die
Normwerte der Rotationen aus Hüftgelenknullstellung be-
tragen nach Debrunner (1971) ca. 40° Innenrotation und
30° Außenrotation. Die um ca. 10° größere Innenrotation
erklärt sich aus der Antetorsion, die normalerweise ca. 12°
beträgt. Die Messung erfolgt in Bauchlage, dabei ist der
Unterschenkel im Kniegelenk 90° flektiert und dient als
Rotationszeiger. Um diese Mess-Nullstellung einnehmen

zu können, muss bereits so viel Außenrotation gemacht
werden, bis der Unterschenkel senkrecht steht. Diese ca.
10° „fehlen" dann bei der Messung der Außenrotation und
werden zur Innenrotation addiert.

— Wenn bei 70° Gesamtverteilung die Innenrotation
überwiegt, liegt vermutlich eine vergrößerte Antetorsion vor. Patienten mit vergrößerter Antetorsion
können nur schwer im Schneidersitz sitzen. Sitzen die
Patienten mit hängenden Unterschenkeln auf einer
Behandlungsbank, divergieren die Unterschenkel
(zeigen nach außen). Bei sehr großer Antetorsion ist
auch ein Zwischenfersensitz möglich.

— Von einer Retrotorsion des Schenkelhalses kann man
ausgehen, wenn bei der Beweglichkeitsuntersuchung
die Außenrotation (bei 70° Gesamtverteilung) größer
ist. Im Stand beobachtet man, dass die Femurkondylen frontotransversal oder sogar lateralrotiert stehen.

■ Tibiatorsion (◻ Abb. 6.9f)

Der Untersucher schätzt die Größe der Tibiatorsion im
Seitenvergleich in der Ausgangsstellung Rückenlage oder
bei hängenden Unterschenkeln, indem er mit einer Hand
die Querachse des Tibiakopfs (Beuge-Streck-Achse des
Kniegelenks) parallel zur Unterlage einstellt und mit der
anderen Hand die Malleolengabel umfasst.

■ Neutrale Stellung des Talus (◻ Abb. 6.9g)

Die Beweglichkeit des unteren Sprunggelenks korreliert mit
Dysfunktionen des Kniegelenkes, insbesondere das Femu-
ropatellargelenk. Der Untersucher beurteilt die Stellung des
Talus im unteren Sprunggelenk im Seitenvergleich in der
Ausgangsstellung Rückenlage bei freiliegender Ferse, indem
er mit einer Hand den Talus zwischen Daumen und Zeigefinger umfasst und mit der anderen Hand die Fußspitze von
lateral (4. und 5. Metatarsalknochen) festhält. Nun bewegt
der Untersucher den Fuß pronatorisch/supinatorisch und
fühlt die Druckveränderung unter dem Daumen bzw. dem
Zeigefinger. Es wird die Stellung des Vorfußes gesucht, bei
der sich der Druck unter den palpierenden Fingern gleichmäßig anfühlt (Bacha u. Bongartz 2007).

❯ Durch die Torsionen von Femur und Tibia divergiert
die anatomische Fußlängsachse um ca. 12°. Damit
kann der Fuß über die funktionelle Fußlängsachse
abrollen, die vom lateralen Kalkaneus zum Großzehengrundgelenk verläuft. Durch die Einstellung
der funktionellen Fußlängsachse in Fortbewegungsrichtung ist der Abrollweg am längsten und damit
der Weggewinn am größten. Wenn die Gelenke des
Standbeins richtig übereinander angeordnet sind,
werden alle bestehenden Bewegungstoleranzen
nach unten durch das Körpergewicht fallverhindernd
inneriviert.

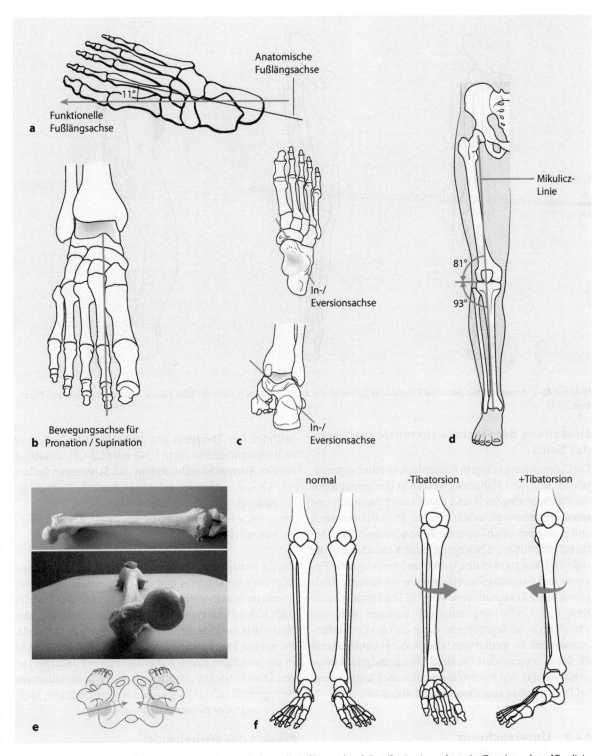

Abb. 6.7a–f Fuß- und Beinachsen. **a** Anatomische und funktionelle Fußlängsachse, **b** Pro-/Supinationsachse, **c** In-/Eversionsachse, **d** Traglinie des Beines (Mikulicz-Linie), **e** Antetorsion, **f** Tibiatorsion. (a mod. nach Suppé, Bongartz 2013)

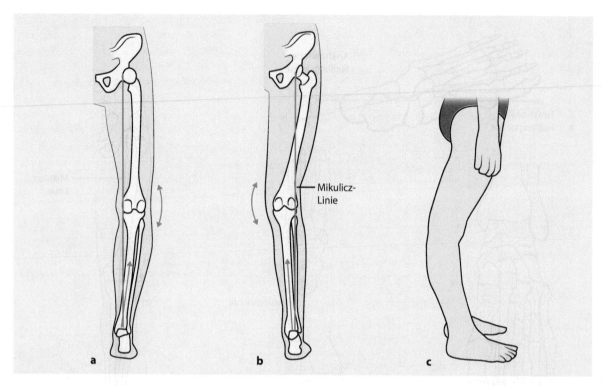

Abb. 6.8a–c Achsabweichungen in der Frontal- und Sagittalebene. **a** Genu valgum, **b** Varus der Tibia, **c** Genu recurvatum. (Mod. nach Pape et al. 2007)

Einstellung der Flexions-/Extensionsachsen des Beins

Die Untersuchung erfolgt in Rückenlage. Großzehengrundgelenk, Knie- und Hüftgelenk werden in eine gemeinsame Sagittalebene eingestellt und alternierend flexorisch und extensorisch bewegt, indem der Fuß (dorsalextensorisch und plantarflexorisch) über die Ferse schaukelt. Der Therapeut unterstützt die Bewegung in der Kniekehle. Mit der anderen Hand greift er den Vorfuß und veranlasst die Flexions- und Extensionsbewegungen im Großzehengrundgelenk durch Drehpunktverschiebung. Die Distanzpunkte Knie und Großzehengrundgelenk bewegen sich ausschließlich in der Sagittalebene, daher darf das Großzehengrundgelenk nie medial vom Innenknöchel stehen. Damit die Beuge-Streck-Achse des Großzehengrundgelenks weiterhin parallel und frontotransversal stehen kann, erfolgt bei Plantarflexion eine Pronation (**Abb. 6.10**).

6.6.2   Untersuchung des Bewegungsverhaltens der Wirbelsäule

Bei der Untersuchung der Wirbelsäule wird die Fähigkeit der Körperabschnitte* beurteilt, sich selektiv und als Ganzes zu bewegen. Das **Ausmaß der Hypo-** bzw. **Hypermobilität** wird durch die Anzahl der Zeichen +/– gekennzeichnet. Der Therapeut gibt die genaue Lokalisation an (z. B. obere/mittlere/untere HWS oder C2-C4). Zusätzlich werden **Ausweichmechanismen** und **Schmerzen** notiert:

- –, – –, – – –: hypomobil (etwas, deutlich, übermäßig eingeschränkt),
- +, ++, +++: hypermobil (etwas, deutlich, übermäßig beweglich).

Zuerst werden Flexion und Extension überprüft, dann folgt die Lateralflexion und zum Schluss die Rotationen jeweils im Seitenvergleich. Auch hier werden die Gewichte nach Möglichkeit vom Therapeuten übernommen. Daher bieten sich Ausgangsstellungen an, in denen die Muskulatur hubfrei bzw. hubarm arbeiten kann (▶ Abschn. 2.4.3). In der jeweiligen Endstellung kann sich der Therapeut an den Dornfortsätzen orientieren und die Lokalisation von Bewegungseinschränkungen und Hypermobilitäten beobachten und/oder palpieren.

Flexion der Wirbelsäule

Ausgangsstellung Seitlage. Die Körperabschnitte sind in die Körperlängsachse* eingeordnet und so unterlagert, dass keine fallverhindernden Muskelaktivitäten auftreten können (Konstitution* beachten). Durch eine Annäherung der Distanzpunkte* Symphyse/Bauchnabel/Processus ensiformis/Incisura jugularis und Kinnspitze kommt es in unterschiedlichen Niveaus der Wirbelsäule zu einer Flexion.

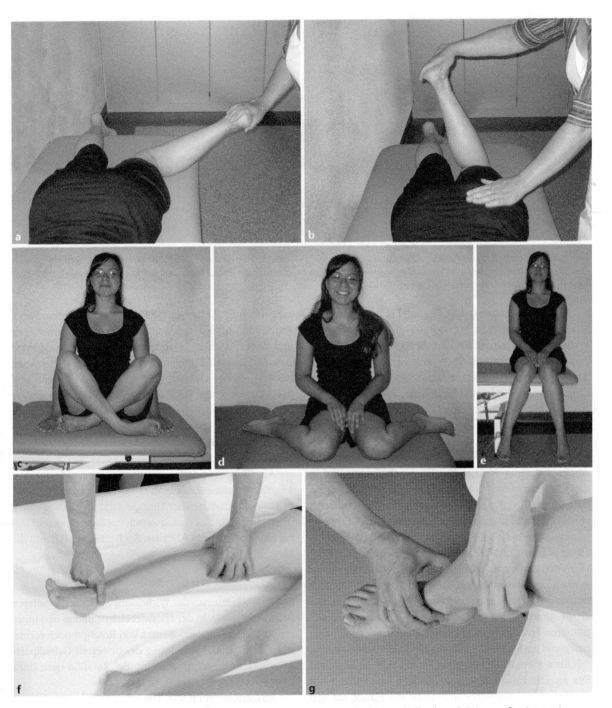

Abb. 6.9a–g Untersuchung der Torsionen. **a** Überprüfen der Innenrotation im Hüftgelenk aus Nullstellung. Bei einer großen Antetorsion überwiegt die Beweglichkeit des Hüftgelenks in Innenrotation bei einer Gesamtbeweglichkeit von 70°, **b** eingeschränkte Außenrotation, **c** Schneidersitz bei großer Antetorsion nur eingeschränkt möglich, **d** Zwischenfersensitz nur bei großer Antetorsion möglich, **e** beim Sitzen mit hängenden Unterschenkeln divergieren diese nach außen bei großer Antetorsion, **f** Untersuchung der Tibiatorsion, **g** Palpation der neutralen Stellung des Talus. (Aus Suppé, Bongartz 2013)

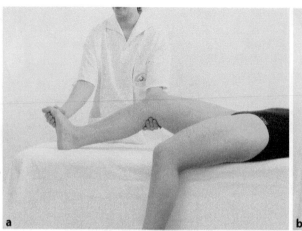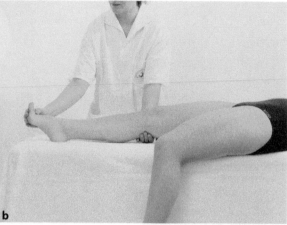

◻ Abb. 6.10a,b Einstellung der Flexions-/Extensionsachsen des Beins. **a** Flexion im Hüft- und Kniegelenk, kombiniert mit Dorsalextension und Flexion der Zehengrundgelenke, **b** Extension im Hüft- und Kniegelenk bei gleichzeitiger Plantarflexion und Extension der Zehengelenke. Für diese Bewegung wird ausreichend Pronation im Vorfuß benötigt

Als weitere Ausgangsstellung eignet sich der aufrechte Sitz. Da in dieser Ausgangsstellung die Extensoren der Wirbelsäule fallverhindernd arbeiten, nimmt der Therapeut das Gewicht durch einen seitlichen Klemmgriff am Brustkorb ab oder wählt als Ausgangsstellung den Vierfüßlerstand. Die Aktivität liegt dann vor allem bei der Bauchmuskulatur (Brückenaktivität) und den Extensoren des Hüftgelenks.

Extension der Wirbelsäule

Ausgangsstellung Seitlage. Die Körperabschnitte sind in die Körperlängsachse* eingeordnet und so unterlagert, dass keine fallverhindernden Muskelaktivitäten auftreten (Konstitution* beachten). Die Entfernung der Distanzpunkte Symphyse/Bauchnabel/Processus ensiformis/Incisura jugularis und Kinnspitze bzw. die Annäherung der Dornfortsätze verursacht in unterschiedlichen Niveaus der Wirbelsäule eine Extension. Die Instruktion der Distanzpunkte auf Kreisbahnen trifft vor allem den lumbo- und zervikothorakalen Übergang. Um die Extension in der mittleren Brustwirbelsäule zu betonen, muss sich der Distanzpunkt am Sternum geradlinig nur nach vorne bewegen.

Als weitere Ausgangsstellung bietet sich der aufrechte Sitz an. Der Patient bewegt das Becken flexorisch in den Hüftgelenken nach vorne und stützt die Hände auf den Oberschenkeln ab (Finger zeigen nach innen). Brustkorb und Kopf sollen gleichzeitig zur Decke zeigen (der Mund ist geöffnet). Im Vierfüßlerstand kann der Therapeut zur Prüfung bestimmter Bewegungssegmente der Wirbelsäule die entsprechenden Gewichte heben und herunter sinken lassen.

Lateralflexion der Wirbelsäule

Die Bewegung wird nach der Konkavität beschrieben. Der Therapeut palpiert an den Dornfortsätzen die Krümmung und notiert evtl. Unterschiede im Seitenvergleich. Aus-

gangsstellung Vierfüßlerstand. Die Distanzpunkte Ferse, Akromion und Scheitelpunkt bewegen sich zu einer Seite und nähern sich an. Dadurch kommt es weiterlaufend zu einer Lateralflexion in der Wirbelsäule. Von kranial bewegt sich der Distanzpunkt Ohr zum Akromion und das Akromion zum Beckenkamm. Wenn sich der untere Brustkorbrand im Sinne einer Drehpunktverschiebung zur Gegenseite bewegt, kann der Druck unter den Extremitäten gleich bleiben, und die Brustwirbelsäule verformt sich lateralflexorisch.

Als alternative Ausgangsstellung eignet sich der Sitz. Allerdings muss wegen der zu erwartenden fallverhindernden Muskelaktivitäten der Therapeut das Brustkorbgewicht übernehmen und es translatorisch zur Seite bewegen. Dabei unterstützt er das Abheben des Beckens und damit die Lateralflexion.

Rotation der Wirbelsäule

Die Rotationsniveaus der Wirbelsäule liegen in der unteren Brustwirbelsäule, in der Halswirbelsäule und in den unteren Kopfgelenken. Spricht man von Rotation nach rechts, so ist damit die Drehrichtung des bewegten Gelenkpartners im Uhrzeigersinn gemeint. Bei Rotation nach links ist es umgekehrt.

Ausgangsstellung Sitz. Die Körperabschnitte Becken, Brustkorb und Kopf bleiben immer in die Körperlängsachse eingeordnet. Der Druck unter dem Gesäß bleibt gleich. Die Hände liegen auf dem Brustbein, den gegenüberliegenden Schultern oder unter den Achseln. Der Therapeut beobachtet die Bewegung des frontotransversalen Thoraxdurchmessers in Bezug auf die stehende Verbindungslinie der Spinae. Rotationen können auch vom kaudalen Zeiger* ausgehend geprüft werden.

Sehr häufig kommt es zu **Ausweichmechanismen***, die isoliert oder in Kombination auftreten können. Der Brustkorb translatiert zur Gegenseite, dabei nimmt der Druck des Tuber ischii auf der Sitzfläche zu. Die Adduktion der Skapula auf der einen Seite wird mit der Abduktion der Skapula auf der anderen Seite kombiniert. Oder der Brustkorb bewegt sich lateralflexorisch zur selben Seite.

Da die Rotation in der unteren Brustwirbelsäule von einer guten Haltung abhängig ist, kann der Therapeut durch einen axialen Druck in die Körperlängsachse die Aufrichtung stimulieren oder die Bewegung manipulieren, indem er das Brustkorbgewicht während der Bewegung übernimmt. Die Rotation in den unteren Kopfgelenken wird in Flexionsstellung der Halswirbelsäule überprüft. Dadurch sind die kaudalen Wirbel für weiterlaufende Bewegungen* verriegelt.

Translationen zwischen Becken, Brustkorb und Kopf

Translationen geschehen zwischen den Körperabschnitten Becken, Brustkorb und Kopf. Ventral- und Dorsaltranslation sind das Ergebnis der Kombination von flexorischen und extensorischen Bewegungen, und Rechts-links-Translationen sind das Ergebnis der Kombination von gegensinnigen Lateralflexionen. Die frontotransversalen und sagittotransversalen Durchmesser bleiben immer parallel zueinander stehen. Sie werden als Ausweichmechanismen betrachtet, wenn sie anstelle einer anderen Bewegung auftreten oder sich ungewollt mit diesen Bewegungen vermischen.

6.6.3 Untersuchung der Koordinationsfähigkeit der Muskulatur innerhalb des myofaszialen Systems

Die Kraftübertragung zwischen den beteiligten Körperabschnitten* (KA) findet immer entlang kinetischer Muskelketten statt. Die Muskelfunktionsprüfung eines isolierten Muskels (Kendall 1983; Janda 1979) ist für eine Beurteilung der Muskulatur unzureichend und entspricht nicht deren umfassender Funktion im Bewegungsverhalten. Es ist daher sinnvoll, zusätzlich die Muskulatur innerhalb dieser Ketten zu beurteilen.

Die dargestellten Untersuchungen der Muskelfähigkeiten sind funktionsorientiert und basieren auf den Erkenntnissen der Arbeitsweise des myofaszialen Systems in Bezug auf die Umwelt und die Schwerkraft.

KA Beine

Zu den Aufgaben des Körperabschnitts Beine gehört, dass er:
- die Fähigkeit der Gewichtsübernahme hat,
- bei plötzlichen Belastungen die Stabilität antizipatorisch und reaktiv gewährleisten kann,
- am Becken verankert werden kann,
- sich selektiv bewegen kann,
- besonders in der Stützfunktion eine differenzierte kontrollierte Mobilität aufweist,
- auf Gewichtsverschiebungen mit Gleichgewichtsreaktionen* reagieren kann.

Diese Aufgaben werden durch komplexe Muskelaktivitäten innerhalb des myofaszialen Systems gewährleistet. Eine verminderte Koordinationsfähigkeit der Muskulatur der Körperabschnitte zeigt sich in typischen Abweichungen.

Ein wesentliches Merkmal der Beine ist die Rotationsverschraubung, durch die die Fähigkeit der Beinachsen sichergestellt ist, eine effiziente Belastung der tragenden Gelenke mittels Rotationssynergie (Bacha u. Bongartz 2007) zu gewährleisten (◻ Abb. 6.11). Bei der Untersuchung der muskulären rotatorischen Verschraubung der Beinachsen leitet den Therapeuten die Frage, ob die Beinachsen optimal eingestellt und gehalten werden können. Das bedeutet für den aktivierten Stand:
- Das Längsgewölbe ist aufgebaut.
- Die funktionelle Fußlängsachse zeigt nach vorne.
- Das Kniegelenk ist deblockiert.
- Die Beuge-Streck-Achsen der Kniegelenke stehen frontotransversal.
- Die Patella zeigt nach vorne.
- Die Verbindungslinie der SIAS steht horizontal.

Die Rotationssynergie im Stand wird gewährleistet von verschiedenen Muskeln. Dazu gehören die Pronatoren des Vorfußes und Inversoren des Rückfußes, die die Längswölbung sichern. Die Innenrotatoren (und Extensoren) des Kniegelenkes arbeiten, wobei der M. popliteus den Femurs in der Stützfunktion nach lateral dreht. Weiter kranial sind die Außenrotatoren (und Abduktoren) des Hüftgelenkes aktiviert und zusätzlich die Wirbelsäulenrotatoren(/-lateralflexoren) der Spielbeinseite, wenn der Mensch auf einem Bein steht.

Wird eine Bewegung geplant, findet bereits (prä-aktiv) vor Beginn der eigentlichen Bewegung eine minimale Innervation der lokalen Muskulatur (primäre Stabilisatoren) statt. Diese Prä-Aktivierung dient der intersegmentalen Kontrolle zum Schutz der Gelenke und der umliegenden Strukturen. Es handelt sich um eine reaktive neuromuskuläre Bewegungskontrolle*. **Antizipatorische* Aktivität** bedeutet, dass die Muskulatur bereits vor der eigentlichen Gewichtsübernahme aktiv ist. Damit ist sie vorbereitet auf ihre jeweilige Stabilisationsaufgabe wie z. B. den Fersenkontakt beim Gehen (◻ Abb. 6.12). Die Muskulatur des Hüftgelenks – vor allem die Rotatoren – muss die antizipatorische Fähigkeit haben, bei Zug und variierendem Druck das Hüftgelenk bei wechselnder Belastung zu stabilisieren. Beobachtbar ist die gute muskuläre Kontrolle daran, dass

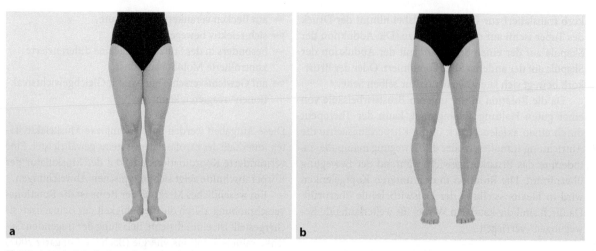

Abb. 6.11a,b Stützfunktion des Körperabschnitts Beine. **a** Optimale Rotationssynergie, **b** verminderte Koordinationsfähigkeit

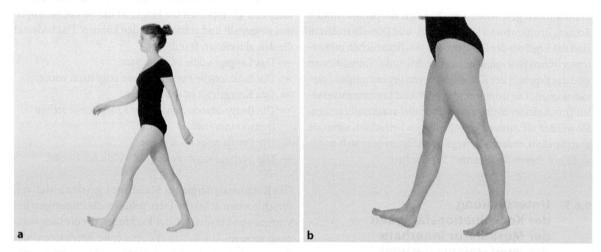

Abb. 6.12a,b Antizipatorische Aktivität. **a** beim Gehen vor dem Fersenkontakt, **b** verminderte Koordinationsfähigkeit sichtbar an dem hyperextendierten Kniegelenk vor dem Fersenkontakt

die Beinachsen und die Verbindungslinie der SIAS beim Wechsel vom Zweibeinstand in den Einbeinstand unverändert stabil bleiben. Die therapeutischen Übungen „Am-Ort-Steher" und „Pinguin" (Spirgi-Gantert 2012) eignen sich, um die lokalen Stabilisatoren der Hüftgelenke auf ihre Antizipationsfähigkeit zu untersuchen.

Beim „Am-Ort-Steher" steht der Patient in Schrittstellung in der idealen Gangspurbreite. Der vordere Fuß steht auf der Ferse. Das Kniegelenk ist deblockiert. Das hintere Bein steht auf de Vorfuß. Das Kniegelenk ist ca. 30° flektiert. Es wird nun ein rascher Belastungswechsel von Ferse und Vorfuß verlangt. Dabei sollen keine Bewegungen in den Bein- und Fußgelenken entstehen. Die Körperlängsachse* bleibt vertikal und räumlich am Ort. Zur Untersuchung der Antizipationsfähigkeit wird jede gangtypische Position kombiniert.

Die Muskulatur der Beine benötigt jedoch auch die Fähigkeit, weiterlaufende Bewegungen anderer Körperab-

schnitte auf das Bein zu begrenzen. Diese dynamische Stabilisation der Beinachse ist ebenfalls ein typisches Merkmal der Standbeinphase. Das Bein muss gleichzeitig die Bodenreaktionskräfte auffangen und die weiterlaufenden Bewegungen des Spielbeins koordinieren. Die Anforderungen an die Koordinationsfähigkeit der Hüftgelenksrotatoren sind alltagstypisch hoch. Sie müssen einerseits die Beinachse in der Transversalebene stabilisieren und andererseits die rotatorischen Bewegungen des Beckens im Hüftgelenk zulassen. Um die Fähigkeit zur Begrenzung weiterlaufender Bewegungen zu untersuchen, eignen sich die therapeutischen Übungen „Standwaage", „Flamingo" (■ Abb. 6.13, ■ Abb. 6.14) und „Zirkuspferdchen". Für die Fähigkeit, das Bein in der Standbeinphase zu stabilisieren, eignet sich der „Am Ort Geher" (Spirgi-Gantert 2012).

Um ein ökonomisches Bücken zu ermöglichen und/oder sicher eine Treppe hinauf und hinab zu steigen, müssen die Extensoren der Hüft- und Kniegelenke und

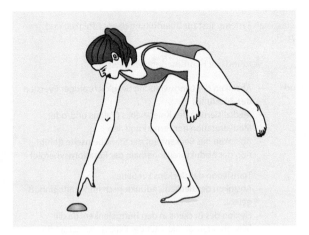

Abb. 6.13 Dynamische Stabilisation der Beine und exzentrische Nachlassfähigkeit der Hüftextensoren: Flamingo

die Plantarflexoren die Fähigkeit haben, dynamisch exzentrisch nachzugeben bzw. dynamisch konzentrisch die Gewichte nach oben zu bewegen. Überprüfbar ist die exzentrische Fähigkeit beim in die Hocke gehen und bei der Übung „Standwaage", die konzentrische Fähigkeit beim Treppe hoch steigen.

Eine normale Gleichgewichtsreaktion* des Körperabschnitts Beine beim Gehen ist die ständige Veränderung der Unterstützungsfläche* nach vorn. Mit der Übung „Eckensteher" kann die Antizipationsfähigkeit der Muskulatur zum Erhalt des Gleichgewichts überprüft werden.

In ☐ Tab. 6.1 sind die koordinativen Fähigkeiten der Muskulatur des Körperabschnitts Beine dargestellt.

KA Becken

Zu den Aufgaben des Körperabschnitts Becken gehört, dass er:

- potenziell beweglich ist,
- bei Beinbewegungen stabil bleiben kann,
- am Standbein verankert werden kann,
- die Fähigkeit der Kraftübertragung hat (kinetische Bewegungen),
- weiterlaufende Bewegungen* dosieren kann (kinematische Bewegungen). Diese Dosierung bezieht sich sowohl auf Qualität als auch auf Quantität.

Die Fähigkeit, das Becken bei Beinbewegungen zu stabilisieren, wird benötigt, um weiterlaufende Bewegungen der Körperabschnitte Beine auf das Becken zu begrenzen. Die dynamische Stabilisation des Beckens zeigt sich vor allem beim Überholvorgang des Spielbeins. Im Standbeinhüftgelenk muss von Beginn an die weiterlaufende Innenrotation dosiert zugelassen werden. Um die Stabilisationsfähigkeit des Beckens bei Beinbewegungen zu untersuchen, kann der Therapeut das Bewegungsverhalten des Beckens beobachten, wenn der Patient ein Bein aus Rückenlage anhebt

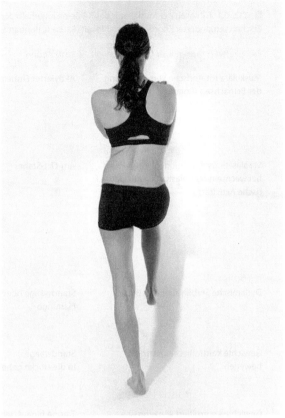

Abb. 6.14 Dynamische Stabilisation der Beine und exzentrische Nachlassfähigkeit der Hüftextensoren: verminderte Koordinationsfähigkeit: Bereits in der Ausgangsstellung Einbeinstand kann das Becken nicht am Standbein verankert werden. (Aus Suppé et al. 2011)

(☐ Abb. 6.15). Die therapeutischen Übungen „Klassischer Frosch" oder „Diagonaler Frosch" eignen sich ebenso wie „Zirkuspferdchen" und „Am-Ort-Geher".

Der Körperabschnitt Becken muss zudem bei variierendem intraabdominellem Druck stabilisiert werden können. Diese Fähigkeit wird benötigt, wenn die Bauchdecke eingezogen wird und dabei die neutrale Position der Lendenwirbelsäule und die Ruheatmung beibehalten werden. Die aktivierte Ausgangsstellung der Übung „Klassischer Vierfüßlerstand" (☐ Abb. 6.16) und die „Rhythmische Atmung" (Spirgi-Gantert 2012) eignen sich zur Überprüfung.

In ☐ Tab. 6.2 sind die koordinativen Fähigkeiten der Muskulatur des Körperabschnitts Becken dargestellt.

KA Brustkorb

Der Körperabschnitt Brustkorb ist – bedingt durch seine knöcherne Struktur – **das dynamisch stabile Element des Körpers**. Er hat die Aufgabe, alle weiterlaufenden Bewegungen* angrenzender Körperabschnitte durch Gegenaktivität zu begrenzen. Er ist durch sein Eigengewicht und als Träger von Arm- und Kopfgewichten effizient, um ihn bei Gleichgewichtsreaktionen* als Gegengewicht einzusetzen.

Tab. 6.1 Fähigkeit der Muskulatur des KA Beine innerhalb des myofaszialen Systems; Test zur Überprüfung dieser Fähigkeit und Zeichen verminderter Koordinationsfähigkeit (Bacha u. Bongartz 2007)

Fähigkeit der Muskulatur	Test/Übung	Verminderte Koordinationsfähigkeit
Muskuläre rotatorische Verschraubung der Beinachsen (Rotationssynergie)	Aktivierter Einbeinstand	– Absinken der Längswölbung bei gleichzeitiger Eversion des Rückfußes – Medialisierung des Kniegelenks (Valgus und/oder Medialrotation der Femurkondylen – Absinken des Beckens auf der Standbeinseite (Inhibition der Abduktoren innerhalb der Rotationssynergie)
Stabilisationsfähigkeit der Hüftgelenke bei wechselnder Belastung (antizipatorische Aktivität)	Am-Ort-Steher	– Translation des Beckens zur Seite – Absinken des Beckens, adduktorisch im Standbeinhüftgelenk – Flexion des Beckens in den Hüftgelenken, da die fallverhindernde Aktivität der Extensoren schwache Abduktoren kompensiert – Hyperextension der Kniegelenke – Valgusstellung und/oder Medialrotation der Femurkondylen
Dynamische Stabilisation der Beine	Standwaage oder Flamingo	– Abweichen der Körperlängsachse zur Seite (damit wird andere Muskulatur rekrutiert) – Medialisierung der Kniegelenke (Valgusstellung und/oder Medialrotation)
Gewichte kontrolliert exzentrisch bewegen	Standwaage In die Hocke gehen	– Absinken des Beckens, adduktorisch im Standbeinhüftgelenk – Medialisierung der Kniegelenke (Valgusstellung und/oder Medialrotation)
Gewichte kontrolliert konzentrisch bewegen	Treppe hinauf gehen	– Absinken des Beckens, adduktorisch im Standbeinhüftgelenk – Medialisierung der Kniegelenke (Valgusstellung und/oder Medialrotation) – Aufsetzen des ganzen Fußes (dabei fehlt die pronatorische Verschraubung des Vorfußes)
Gleichgewichtsreaktion: Veränderung der Unterstützungsfläche	Eckensteher	– Einsetzen von Gegengewichten – + Flexion/+ Extension des Kniegelenks beim Fersenkontakt

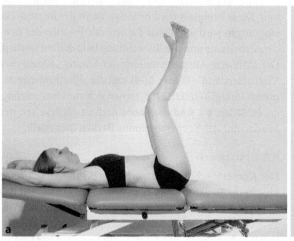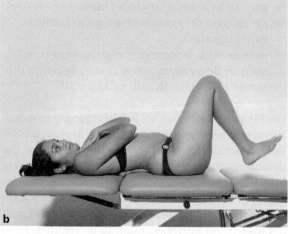

Abb. 6.15a,b Klassischer Frosch. **a** Das Becken wird bei Beinbewegungen stabilisiert, **b** verminderte Koordinationsfähigkeit. (Aus Suppé et al. 2011)

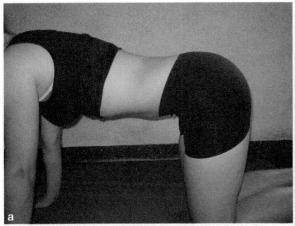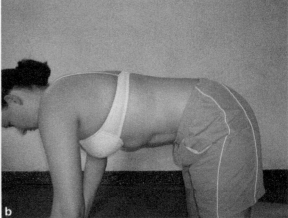

Abb. 6.16a,b Klassischer Vierfüßlerstand. **a** Das Becken wird bei variierendem intraabdominellem Druck stabilisiert, **b** verminderte Koordinationsfähigkeit

Tab. 6.2 Fähigkeit der Muskulatur des KA Becken innerhalb des myofaszialen Systems; Test zur Überprüfung dieser Fähigkeit und Zeichen verminderter Koordinationsfähigkeit (Bacha u. Bongartz 2007)

Fähigkeit der Muskulatur	Test/Übung	Verminderte Koordinationsfähigkeit
Stabilisationsfähigkeit des Beckens bei Beinbewegungen (Rotationssynergie)	Klassischer Frosch Diagonaler Frosch Am-Ort-Geher	– Extension des Beckens in der Lendenwirbelsäule – Translation des Beckens und/oder Brustkorb nach links – Lateralflexion des Beckens in der Lendenwirbelsäule – Rotatorisch auf den Brustkorb weiterlaufende Bewegung
Stabilisationsfähigkeit des Beckens bei variierendem intraabdominellem Druck	Klassischer Vierfüßlerstand Rhythmische Atmung	– Vermehrte Flexion der Lendenwirbelsäule

Bei Armbewegungen bis in die Endstellung ist die weiterlaufende Bewegung auf den Körperabschnitt Brustkorb unbedingt erforderlich. Trotzdem muss bei zielgerichteten Bewegungen der Arme (mit weiterlaufenden Bewegungen auf den Schultergürtel) die Brustwirbelsäule in ihrer Nullstellung stabilisiert werden können. Bei schnellen oder kleinen Armbewegungen muss der Körperabschnitt Brustkorb ebenfalls alle weiterlaufenden Bewegungen aktiv begrenzen.

Bei der normalen Atmung bleibt die Brustwirbelsäule gegen die Rippenbewegungen in ihrer Nullstellung stabilisiert. Nur dadurch wird das erforderliche Volumen geschaffen. Eine funktionelle Fehlatmung* zeigt sich in der flexorischen/extensorischen weiterlaufenden Bewegung bei Aus- und Einatmung. Die therapeutische Übung „Kurz und bündig" und die Beobachtung der normalen Ruheatmung im Sitzen (▶ Abschn. 6.6.7) ermöglichen eine Analyse der Stabilisationsfähigkeit des Brustkorbs (Spirgi-Gantert 2012).

Die in (▪ Abb. 6.17) gezeigte Übung erlaubt eine Aussage über die Stabilisationsfähigkeit des Brustkorbs bei Kopfbewegungen. In der Ausgangsstellung liegt der Pati-

ent auf dem Bauch. Dann soll er den Kopf anheben. Im Idealfall erfolgt die Bewegung mit zervikokranialer Flexion und dorsaltranslatorisch gegen den Brustkorb. Die zervikokraniale Flexion muss erhalten bleiben, wenn sich der Kopf nach rechts und links dreht.

In ▪ Tab. 6.3 sind die die koordinativen Fähigkeiten der Muskulatur des Körperabschnitts Brustkorb dargestellt.

KA Kopf

Am Kopf befinden sich die meisten Sinnesorgane. Um die Funktion Sehen, Hören, Riechen, Schmecken optimal zu benutzen, muss der Kopf leicht beweglich sein. Als distal freies Ende befindet er sich in Spielfunktion und wird leicht als Gegengewicht eingesetzt. Die Stellreaktion bewirkt eine optimale, d. h., horizontale Einstellung der Augen.

Der Körperabschnitt Kopf zeichnet sich durch eine hohe Mobilität und durch die hohe Reaktionsbereitschaft der Muskulatur aus. Das zeigt sich vor allem in der schnellen Reaktion der Muskulatur der oberen Kopfgelenke bei Änderungen der Gleichgewichtssituation. Der Vierfüßler-

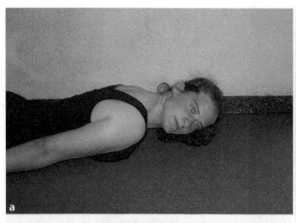
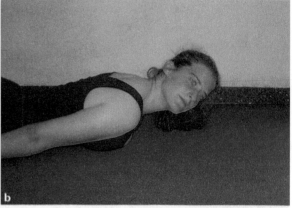

◨ **Abb. 6.17a,b** Stabilisationsfähigkeit des Brustkorbs bei Kopfbewegungen. **a** Gute Stabilisationsfähigkeit, **b** verminderte Koordinationsfähigkeit

◨ **Tab. 6.3** Fähigkeit der Muskulatur des KA Brustkorb innerhalb des myofaszialen Systems; Test zur Überprüfung dieser Fähigkeit und Zeichen verminderter Koordinationsfähigkeit (Bacha u. Bongartz 2007)

Fähigkeit der Muskulatur	Test/Übung	Verminderte Koordinationsfähigkeit
Stabilisation des KA Brustkorb bei Bewegungen der Arme	Kurz und bündig	– Weiterlaufende Bewegung auf den Brustkorb
Stabilisation des KA Brustkorb bei Bewegungen der Rippen	Normale Ruheatmung	– Flexion/Extension in der Lendenwirbelsäule (bei funktioneller Fehlatmung)
Stabilisation des KA Brustkorb bei Bewegungen des Kopfs	Kopf drehen aus Bauchlage	– Extension der Halswirbelsäule

stand oder die Übung „Klötzchenspiel" mit kleiner Bewegungsamplitude eignen sich besonders, um diese Feinregulation zu beurteilen. Mit der Übung „Klassischer Frosch" wird die Fähigkeit untersucht, durch eine zervikokraniale Flexion (CCF) den Kopf als Gegengewicht zum Becken-Bein-Gewicht einzusetzen (◨ Abb. 6.18).

In ◨ Tab. 6.4 sind die koordinativen Fähigkeiten der Muskulatur des Körperabschnitts Kopf dargestellt.

KA Arme

Der Brustkorb bietet dem Schultergürtel eine optimale Basis. Dadurch kann er im Sitzen und Stehen ohne beobachtbare und palpierbare erhöhte Muskelaktivitäten aufliegen. In diesen Ausgangsstellungen kann die Entspannungsfähigkeit palpiert werden.

Durch die gelenkige Verbindung im Sternoklavikulargelenk hat der Körperabschnitt Arme den größten Aktionsradius, wodurch zielgerichtete geradlinige Bewegungen ausgeführt werden können. Die Fähigkeit, die Hand zielgerichtet zu bewegen und dabei den Schultergürtel auf dem Brustkorb zu stabilisieren, ist die eigentliche Funktion des Körperabschnitts Arme. Deshalb eignet sich jede zielgerichtete Bewegung zur Beurteilung der muskulären Koordination* (◨ Abb. 6.19).

Durch die Rotationsverschraubung wird die Fähigkeit der Arme sichergestellt, eine effiziente Belastung der tragenden Gelenke mittels Rotationssynergie* zu gewährleisten, sobald sich der Körperabschnitt in Stützfunktion befindet.

▪ **Kriterien eines optimalen Stützes (◨ Abb. 6.20)**
▬ Nullstellung des Schultergürtels auf dem Brustkorb,
▬ Außenrotation des Humerus im Humeroskapulargelenk,
▬ Pronation und Flexion im Ellenbogengelenk,
▬ Dorsalextension im Handgelenk.

Der Körperabschnitt Arme benötigt zudem die Fähigkeit, bei Zug und variierendem Druck das Schultergelenk zu stabilisieren. Das heißt, die lokalen Stabilisatoren, in diesem Fall die Rotatorenmanschette, müssen die Fähigkeit zur Antizipation haben. Die Trippelphase des Vierfüßlerstands ist die geeignete Übung, um zu beurteilen, ob der Humeruskopf gegen die Cavitas glenoidale antizipatorisch stabilisiert (komprimiert) werden kann.

Die Arme reagieren bei Gleichgewichtsreaktionen* zumeist als Gegengewicht. Nur wenn sie (z.B. beim Fallen) zum Stützen benötigt werden, vergrößern sie die

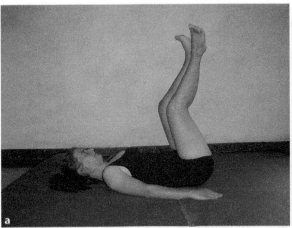
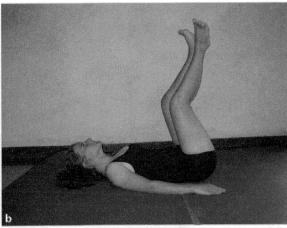

Abb. 6.18a,b Klassischer Frosch. **a** Der Kopf wird als Gegengewicht eingesetzt, **b** verminderte Koordinationsfähigkeit

Tab. 6.4 Fähigkeit der Muskulatur des KA Kopf innerhalb des myofaszialen Systems; Test zur Überprüfung dieser Fähigkeit und Zeichen verminderter Koordinationsfähigkeit (Bacha u. Bongartz 2007)

Fähigkeit der Muskulatur	Test/Übung	Verminderte Koordinationsfähigkeit
Einordnen des KA Kopf in die virtuelle Körperlängsachse	Vierfüßlerstand	– Ventraltranslation des Kopfs
Dynamische Stabilisation des KA Kopf in unterschiedlichen Positionen	Klötzchenspiel	– Steifigkeit, die mit unnötiger erhöhter Aktivität der Hals- und Schulter-Nacken-Muskulatur einhergeht – Ständiges „Kopfwackeln"
Einsetzen des Kopfs als Gegengewicht	Klassischer Frosch	– Ventraltranslation und Extension in der Halswirbelsäule

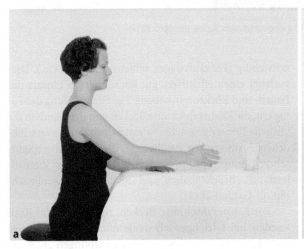
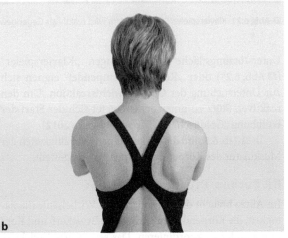

Abb. 6.19a,b Zielgerichtetes Bewegen. **a** Stabilisation des Schultergürtels auf dem Brustkorb, **b** verminderte Koordinationsfähigkeit

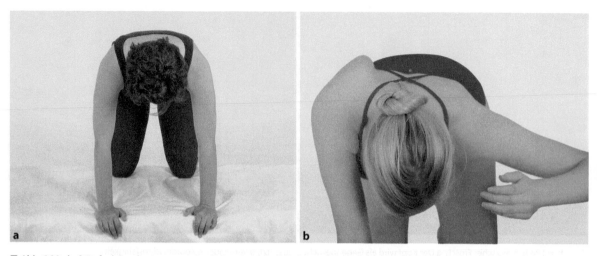

◻ **Abb. 6.20a,b** Stützfunktion der Arme. **a** optimale Rotationssynergie, **b** verminderte Koordinationsfähigkeit. (Aus Suppé, Bongartz 2012)

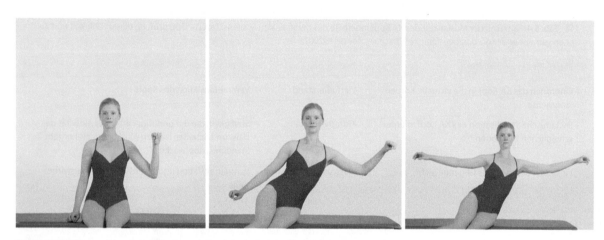

◻ **Abb. 6.21** Klavierspieler: Der rechte Arm wird reaktiv als Gegengewicht eingesetzt. (Aus Suppé, Bongartz 2012)

Unterstützungsfläche*. Die Übungen „Klavierspieler" (◻ Abb. 6.21) oder „Reaktives Armpendel" eignen sich zur Untersuchung der Gleichgewichtsreaktion. Um den reaktiven Stütz zu untersuchen, bietet sich der Start der Ballübung „Goldfisch" an (Suppé, Bongartz 2012).

In ◻ Tab. 6.5 sind die die koordinativen Fähigkeiten der Muskulatur des Körperabschnitts Arme dargestellt.

KA Becken, Brustkorb und Kopf

Im Alltag braucht die Muskulatur der Wirbelsäule die Fähigkeit, die Körperabschnitte Becken, Brustkorb und Kopf miteinander zu koordinieren. Das setzt sowohl selektive Bewegungsfähigkeit und potenzielle Beweglichkeit* als auch dynamische Stabilisation und Bewegungskontrolle* der 3 Körperabschnitte voraus (◻ Abb. 6.22).

Im normalen Bewegungsverhalten ist die lumbothorakale Stabilisation beim Verlassen der vertikalen Position und bei jeder Verbindung des Körpers mit der Umwelt notwendig (Einkaufswagen schieben, Bücken etc.). Dies verlangt einen effektiven, gut koordinierten Einsatz der Bauch- und Rückenmuskulatur. Zur Überprüfung der Fähigkeit, die Körperabschnitte Becken und Brustkorb in die virtuelle Körperlängsachse* einzuordnen und in verschiedenen Positionen zu stabilisieren, dienen die therapeutischen Übungen „Klötzchenspiel", „Klassischer Vierfüßlerstand", „Brückenbauch" und „Seitlicher Brückenbauch" (Spirgi-Gantert 2012).

Die Körperabschnitte Becken, Brustkorb und Kopf werden bei Gleichgewichtsreaktionen* typischerweise als Gegengewicht eingesetzt. Mit den Übungen „Klavierspieler" und „Albatros" lassen sich diese Fähigkeit untersuchen.

In ◻ Tab. 6.6 sind die koordinativen Fähigkeiten der Muskulatur zum Herstellen und Erhalten der Körperlängsachse dargestellt.

□ Tab. 6.5 Fähigkeit der Muskulatur des KA Arme innerhalb des myofaszialen Systems; Test zur Überprüfung dieser Fähigkeit und Zeichen verminderter Koordinationsfähigkeit (Bacha u. Bongartz 2007)

Fähigkeit der Muskulatur	Test/Übung	Verminderte Koordinationsfähigkeit
Zielgerichtetes Bewegen bei gleichzeitiger proximaler dynamischer Stabilisation	Zielgerichtete Bewegung der Hand	– Abweichen des kritischen Distanzpunkts* (z. B. der Hand) aus der Zielrichtung – Skapulavor-/-rücklauf (zu früh oder zu spät einsetzende weiterlaufende Bewegung). – Gegensinniges Bewegen der Skapula zum Arm
Rotationssynergie beim Stützen	Vierfüßlerstand	– Hyperextension des Ellenbogengelenks – Scapula alata – Durchhängen des Brustkorbs – Elevation des Schultergürtels
Stabilisationsfähigkeit des Schultergürtels bei wechselnder Belastung	Trippelphase des Vierfüßlerstands	– Hyperextension des Ellenbogengelenks – Scapula alata – Durchhängen des Brustkorbs – Elevation des Schultergürtels – Absinken des Brustkorbs auf der Gegenseite
Einsetzen der Arme als Gegengewicht	Reaktiver Armpendel Klavierspieler	– Arme werden nicht oder unzureichend als Gegengewicht eingesetzt
Parkierfunktion*	Sitz	– Erhöhte Aktivität der Schulter-Nacken-Muskulatur – Abweichung des Schultergürtels aus der Nullstellung

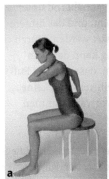
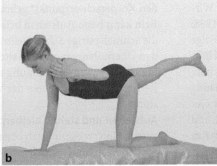
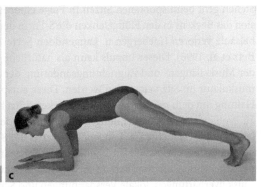

□ Abb. 6.22a–c Stabilisation der Körperlängsachse. **a** Türmchenbauer, **b** Vierfüßlerstand, **c** Brückenbauch. (Aus Suppé, Bongartz 2012)

◼ **Tab. 6.6** Fähigkeit der Muskulatur der KA Becken, Brustkorb und Kopf innerhalb des myofaszialen Systems die Körperlängsachse herzustellen und zu erhalten; Test zur Überprüfung dieser Fähigkeit und Zeichen verminderter Koordinationsfähigkeit (Bacha u. Bongartz 2007)

Fähigkeit der Muskulatur	Test/Übung	Verminderte Koordinationsfähigkeit
Einordnen der KA Becken, Brustkorb und Kopf in die virtuelle Körperlängsachse und Stabilisation in unterschiedlichen Positionen	Klötzchenspiel Vierfüßlerstand Brückenbauch	– Verminderte/vermehrte Lordose der Lendenwirbelsäule – Verminderte/vermehrte Kyphose der Lendenwirbelsäule – Verändertes Timing des Bewegungsablaufs (Becken, Brustkorb oder Kopf sind zu schnell/zu langsam)
Selektive Bewegungsfähigkeit der Körperabschnitte	Hubfreie Mobilisation	– Ruckartiges, unharmonisches Bewegungsverhalten – Zu früh einsetzende weiterlaufende Bewegungen auf angrenzende Körperabschnitte
Verhalten der Körperlängsachse bei Gleichgewichtsreaktionen	Albatros	– Flexion der Wirbelsäule – Translation des Kopfs nach ventral

6.6.4 Ökonomischer Sitz

Sitzen ist ein dynamischer Prozess und abhängig von der Tätigkeit, die dabei geplant oder ausgeführt wird. Die Beurteilung des Sitzverhaltens eines Patienten muss daher dessen Alltag berücksichtigen.

Sitzen ist zur am häufigsten eingenommenen Körperhaltung des täglichen Lebens geworden. Im Gegensatz zum Stehen geht beim spontanen Sitzen in Folge einer Extension des Beckens in den Hüftgelenken die S-Form der Wirbelsäule verloren (Liebergen u. Langendoen-Sertel 1998; Betz et al. 1998). Dieser Impuls kann als natürliche Folge der Muskellängen- und Zugrichtungsänderung der Hüftmuskulatur im Sitz verstanden werden. Diese entspannte Haltung mit dem resultierenden Rundrücken führt häufig zu Problemen wie Überdehnung und Reizungen der Gelenkkapseln (Liebergen u. Langendoen-Sertel 1998) und der supra- und infraspinalen Bänder und Sehnenansätze der Rückenmuskulatur (Betz et al. 1998), die sekundär Muskelverhärtungen, lokale Verspannungen und Schmerzen bewirken können.

Die idealisierte Sitzposition, bei der die Lordose des Standes als Grund- und Ruheposition der Lendenwirbelsäule auch für den Sitz propagiert wird (Bundesverband der deutschen Rückenschulen), ist jedoch mit extrem hohen Muskelaktivitäten verbunden (Betz et al. 1998). Der idealisierte Sitz ist zwar statisch günstig, als Dauerhaltung aber unrealistisch. Er ist zu anstrengend und wird deshalb nicht akzeptiert. Der eigenkorrigierte Sitz kann als statisch günstige, mit kaum erhöhter Kraftanstrengung durchführbare und subjektiv besonders positiv empfundene Sitzhaltung bewertet werden (Betz et al. 1998).

Das Erscheinungsbild „Sitzen" ist u. a. von der geplanten Bewegung aus dem Sitz abhängig und verändert sich dem jeweiligen Ziel entsprechend (Suppé 2007).

Der Therapeut muss das jeweilige Bewegungsverhalten analysieren und evtl. nötige Anpassungen vornehmen. Die folgenden Beispiele verdeutlichen dies anhand einiger Varianten der Bewegung **„Vom Sitzen zum Stehen kommen":**

▪ **Aufstehen und nach vorne gehen:** Die geplante Bewegung geht nach vorne/oben. Die Füße werden in Schrittstellung und möglichst schmalspurig gestellt. Damit wird ein Fuß nach hinten annähernd unter den Körperschwerpunkt* gebracht, und das hintere Bein kann beim Aufstehen belastet werden. Durch die schmalspurige Schrittstellung kann das Bein den Überholvorgang so gestalten, dass sich der Fuß in die Fortbewegungsrichtung einstellt und keine Rechts-links-Bewegungen das Vorwärtskommen stören.

▪ **Aufstehen und stehen bleiben:** Die geplante Bewegung ist überwiegend nach oben gerichtet. Die Füße werden nach hinten annähernd unter den Körperschwerpunkt gebracht. Damit kann sich dieser über der kleinen Unterstützungsfläche* fast nur nach oben bewegen.

▪ **Etwas vom linken/rechten Rand des Schreibtisches holen:** Die geplante Bewegung ist zur Seite gerichtet. Ein Bein wird in die geplante Bewegungsrichtung gestellt, um die Unterstützungsfläche zu vergrößern.

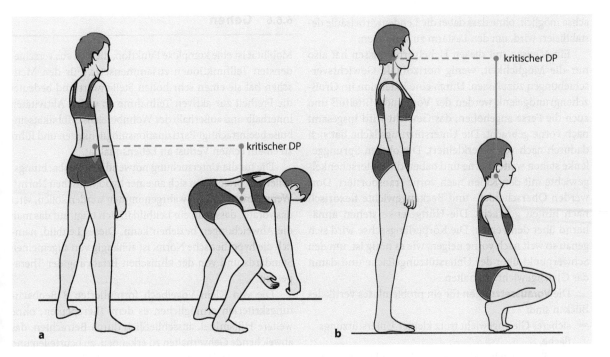

Abb. 6.23a,b Bückverhalten. **a** horizontaler Bücktyp, **b** vertikaler Bücktyp

Ergonomie am Arbeitsplatz

Insbesondere am Bildschirmarbeitsplatz sollten die einzelnen Elemente wie Bürostuhl, Tisch und Arbeitshöhe und der Bewegungsraum aufeinander abgestimmt sein. Der Bürostuhl sollte die Wirbelsäule stützen und wechselnde Arbeitshaltungen ermöglichen. Die Sitzhöhe entspricht der Unterschenkellänge, sodass die Füße bequem auf dem Boden stehen können (evtl. einen Fußhocker nutzen). Die Sitzfläche ist leicht geneigt, sodass in Hüft- und Kniegelenken ein < 90°Winkel entsteht. Tastatur und Maus befinden sich in einer Ebene mit den Unterarmen und den Handflächen. Die Armauflage ist so hoch eingestellt, dass bei aufrechtem Sitz die Unterarme bis zum Ellenbogen bequem horizontal aufliegen können. Die Wirbelsäule wird bis zu den Schulterblättern unterstützt, und die Lendenlordose ist unterpolstert. Der Monitor ist oben etwas nach hinten geneigt und sollte mindestens 50 cm entfernt, parallel zum Fenster stehen. Die oberste Bildschirmzeile sollte unterhalb der horizontalen Sehachse liegen.

6.6.5   Bückverhalten

Der Mensch arbeitet in gebückter Haltung oder bückt sich, weil er etwas nach unten oder von unten nach oben brin-

gen will. Bei einem physiologischen Bückverhalten müssen die Körperabschnitte Becken, Brustkorb und Kopf in die Körperlängsachse eingeordnet bleiben. Je mehr sich die Körperlängsachse bis zur Horizontalen nach vorne neigt, umso größer muss die muskuläre, extensorische, lumbosakrale Verankerung sein. Um die räumliche Höhe zu überwinden, müssen in den Gelenken der Beine Gewichte nach vorne und hinten gebracht werden. Das geschieht, je nach Konstitution*, auf sehr unterschiedliche Weise.

Generell kann zwischen horizontalem und vertikalemBücktyp unterschieden werden (■ Abb. 6.23). Da die Neigung der Körperlängsachse nicht immer eindeutig horizontal oder vertikal ist, entsteht ein sog. „Mischtyp". Bei diesem „neutralen Bücktyp" ist die Körperlängsachse zwischen 30° und 60° geneigt. Mit der Neigung der Körperlängsachse wächst die lumbosakrale Belastung, während diejenige der Kniegelenke abnimmt und umgekehrt.

Vertikaler Bücktyp

Beim vertikalen Bücktyp neigt sich die Körperlängsachse* bis ca. 30° nach vorn. Für diesen Bücktyp ist eine konstitutionelle ++ Oberlänge und die Verteilung der Hauptgewichte auf Brustkorb und Schultergürtel charakteristisch. Ein Mensch mit dieser Konstitution bringt schon bei leichter Neigung der Körperlängsachse viel Gewicht nach vorne. Wenn sich die nach vorne ziehenden Gewichte und das des Beckens, das als Gegengewicht benötigt wird, die Waage halten, ist keine weitere Neigung der Körperlängsachse möglich, ohne dass dabei die Lendenwirbelsäule destabilisiert wird, um den Lastarm zu verkürzen.

Ein Mensch mit diesen Hebelverhältnissen hat also nur die Möglichkeit, wenig horizontale Gewichtsverschiebungen zuzulassen. Durch eine Extension im Großzehengrundgelenk werden der Vor- und Mittelfuß und auch die Ferse angehoben, das Gewicht wird insgesamt nach vorne gebracht. Die Unterstützungsfläche hat sich dadurch nach vorne verkleinert. Die oberen Sprunggelenke stehen weiter vorne und haben die Unterschenkelgewichte mit den Knien nach vorne transportiert. Dort werden Oberschenkel- und Beckengewichte flexorisch nach hinten gebracht. Die Hüftgelenke stehen annähernd über den Fersen. Die Körperlängsachse wird sich genau so weit nach vorne neigen, wie es nötig ist, um den Schwerpunkt über der Unterstützungsfläche und damit das Gleichgewicht* zu halten.

Die **Voraussetzungen** für ein problemloses vertikales Bücken sind:
- sicheres Gleichgewicht trotz kleiner Unterstützungsfläche,
- gute Beweglichkeit der Knie-, Hüft- und Großzehengrundgelenke und
- kräftige Muskulatur (v. a. M. quadriceps).

Horizontaler Bücktyp

Beim horizontalen Bücktyp neigt sich die Körperlängsachse* zwischen 60° und 90° nach vorne. Ein Mensch mit ++ Unterlänge, + Oberschenkellänge und/oder viel Gewicht an Becken und Bauch bückt sich auf diese Art und Weise. Die langen Oberschenkel bringen das Becken weit nach hinten. Aus diesem Grund muss sich die Körperlängsachse als Gegengewicht nach vorne neigen. Je größer dieses Gewicht ist, desto mehr nähert sich die Neigung der Horizontalen. Dabei kommt es zur Dorsalextension der Unterschenkel in den oberen Sprunggelenken. Dort werden die Gewichte der Unterschenkel nach vorne gebracht. Die Unterstützungsfläche bleibt gleich groß. In den Kniegelenken werden die Gewichte von Oberschenkeln und Beckennach hinten gebracht. Durch die Neigung der Körperlängsachse in den Hüftgelenken wird Gewicht nach vorne gebracht.

Die **Voraussetzungen** für ein problemloses horizontales Bücken sind:
- gute muskuläre lumbosakrale Verankerung,
- optimal gedehnte Ischiokruralmuskulatur,
- gute flexorische Beweglichkeit in den Hüftgelenken.

> Es ist nicht möglich, den Bücktyp zu verändern, wenn er durch die Konstitution bestimmt wird.

6.6.6 Gehen

Mobilität ist eine komplexe Funktion, die sich aus verschiedensten Teilfunktionen zusammensetzt. Für den Menschen hat sie einen sehr hohen Stellenwert und bedeutet die Freiheit zur aktiven Teilnahme an vielen Aktivitäten innerhalb und außerhalb des Wohnbereichs. Mobilitätseinbuße beeinträchtigt Partizipationsmöglichkeiten und führt zu einem echten Verlust an Lebensqualität.

Die für die Untersuchung notwendigen Beobachtungskriterien* orientieren sich an einer hypothetischen Norm*. Wenn Abweichungen wahrgenommen werden sollen, setzt das voraus, dass man ein Leitbild in sich trägt, auf das man die Abweichungen beziehen kann. Dieses Leitbild, nämlich die hypothetische Norm, ist abhängig von allgemeinen Standards und von der klinischen Erfahrung der Therapeuten.

Die von Klein-Vogelbach formulierten 8 Beobachtungskriterien ermöglichen es dem Therapeuten, ohne weitere Hilfsmittel, ausschließlich durch Betrachten, das abweichende Gehverhalten zu erkennen, zu beurteilen und zu analysieren (Klein-Vogelbach 1995). Diese Beobachtungskriterien sind keine Durchschnittswerte, die an den Gangbildern verschiedener Menschen ermittelt wurden, sondern charakteristische Merkmale des Leitbilds des normalen Gangs:

Die **8 Beobachtungskriterien für den Gang** (Suppé, Bongartz 2013) sind:
- Vorwärtstransport des Körpers
- Schrittfrequenz
- Körperlängsachse
- Spurbreite
- Schrittlänge
- Beinachsen und Abrollen des Fußes
- Gehbewegungen der Körperabschnitte Becken und Beine
- Armbewegungen

Vorwärtstransport des Körpers

Normalerweise startet der Mensch zum Gehen spontan und ohne Überlegung. Er hat ein bestimmtes Ziel vor Augen, und der Körper reagiert mit Schritten auf den Wunsch, nach vorne zu kommen. Diese **Zielsehnsucht** bringt die Gewichte von Brustkorb und Kopf weiter nach vorne und verändert damit den Schwerpunkt über der Unterstützungsfläche in Richtung des Ziels.

Wenn eine Masse einmal geradlinig in eine bestimmte Richtung beschleunigt wird, verharrt sie in dieser Bewegung und Richtung (Gesetz der „Trägheit der Masse"). Für den normalen Gang ist es also bedeutsam, dass es gelingt, die Masse der Körperabschnitte Brustkorb und Kopf permanent so nach vorne zu transportieren, dass als Reaktion Schritte erfolgen. Dazu muss der Körperabschnitt Brustkorb dynamisch stabilisiert sein, damit keine unwuchtigen Gewichte den Vorwärtstransport beeinträchtigen.

> Der Körperabschnitt Becken gehört beim Gehen funktionell zum Körperabschnitt Beine und wird von dessen Bewegungen weiterlaufend erfasst. Wenn der frontotransversale Brustkorbdurchmesser immer rechtwinklig zur Gehrichtung bleibt, wird gewährleistet, dass er seine Aufgabe im Bewegungsverhalten erfüllen kann. Er ist stabil und bietet dadurch dem Kopf die Möglichkeit, sich im Raum zu orientieren.

Durch folgende Faktoren entsteht der „**drive**" (**Antrieb, Schwung**), der den Gehautomatismus aufrechterhält:
- die Zielsehnsucht,
- das permanente Überwiegen der vorderen Gewichte,
- die Trägheit der Masse der Körperabschnitte Brustkorb und Kopf (einmal beschleunigt, strebt sie immer in diese Richtung).

Im Idealfall werden Brustkorb und Kopf gemeinsam nach vorne transportiert. Dabei bleiben die frontotransversalen Durchmesser von Brustkorb und Kopf horizontal und rechtwinklig zur Gehrichtung (◘ Abb. 6.24).

Nur bei stabilisiertem Brustkorb ist es dem Körperabschnitt Arme möglich, auf die Gehbewegungen der Beine und des Beckens zu reagieren. Wenn also der Brustkorb gegen das Becken dreht, werden Schultergürtel und Arm mit nach vorne und hinten transportiert, und die reaktiven Armbewegungen (Bewegungen im Humeroskapulargelenk) hören auf. Da durch die Rotation eine Rückwärtsbewegung erfolgt, steht ein Teil des Brustkorbgewichts nicht mehr für die Beschleunigung nach vorne zur Verfügung.

Wenn der Brustkorb sich mit dem Becken in die gleiche Richtung dreht, liegt häufig eine Verschiebung des Rotationsniveaus nach kranial vor. Ursachen dafür können lange Schritte oder fehlende Rotation in der unteren Brustwirbelsäule sein. Im Extremfall laufen die Gehbewegungen der Beine und des Beckens bis in die Halswirbelsäule weiter.

Schrittfrequenz

Die Schrittfrequenz ist eine Konstante und beträgt in der hypothetischen Norm* 108–120 Schritte pro Minute.

Wenn die Schrittfrequenz auf mehr als 140 Schritte pro Minute ansteigt, wird der Gang hyperaktiv und der Armpendel aktiv. Die Schritte verlieren an Ökonomie und Reaktivität, d. h., die Ermüdung tritt früher ein, die Schritte werden kürzer, und auf Dauer wird die zurückgelegte Wegstrecke geringer. Schnelles Gehen kann als Konditionstraining genutzt werden. Geht der Mensch langsamer, erfolgen die Schritte nicht mehr reaktiv, sondern jeder Schritt muss neu angesetzt werden. Je langsamer die Schrittfrequenz,

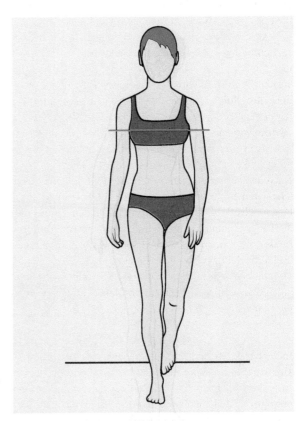

◘ **Abb. 6.24** Horizontale und frontotransversale Einstellung von Brustkorb und Kopf beim Gehen

desto deutlicher beobachtet man das Einsetzen von Gegengewichten.

Die meisten Patienten tendieren zur Verlangsamung der Kadenz. Sinkt die Schrittzahl auf 80 oder weniger Schritte pro Minute, werden die Armbewegungen symmetrisch, und man beobachtet, dass die Vorwärtsbewegung des Körpers zugunsten von Rechts-links-Bewegungen abnimmt.

Körperlängsachse

„'Warum soll ich nicht beim Gehen', sprach er, 'in die Ferne sehen, schön ist es auch anderswo, und hier bin ich sowieso'", sagte Wilhelm Busch sehr treffend.

Das „In-die-Ferne-Sehen" gehört zum aufrechten Gang. Hinzu kommt ein ökonomischer Aspekt: Die Bewegungsbereitschaft der Körperabschnitte Kopf und Becken bleibt erhalten, weil in den lordotischen Wirbelsäulenabschnitten keine überwiegend fallverhindernde Muskelarbeit stattfinden muss. Die Brustwirbelsäule ist extensorisch stabilisiert und bietet dem Schultergürtel eine stabile Unterlage.

Jede Abweichung der vertikalen Stellung der Wirbelsäule bringt Gleichgewichtsreaktionen* mit sich, die entweder ungünstig beschleunigend oder bremsend auf das Tempo des Bewegungsablaufs wirken.

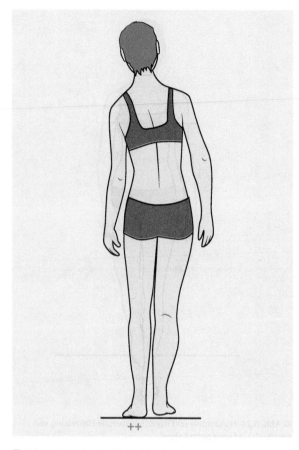

◧ **Abb. 6.25** Duchenne-Hinkmechanismus

Im Idealfall bleiben die Körperabschnitte Becken, Brustkorb und Kopf vertikal. Wenn die Körperlängsachse nach vorne geneigt ist, kann es entweder zu Ausfallschritten durch das Zuviel an vorderen Gewichten kommen, oder der Körper reagiert, indem er das Becken als Gegengewicht einsetzt. Damit wirkt aber jeder Schritt so, als ginge der Mensch bergauf. Diese Art der Gleichgewichtsreaktion hat jedoch eher das Ziel, die Unterstützungsfläche* nicht zu verändern. Bei Rückneigung der Körperlängsachse müssen die Beine aktive Schritte machen, während sie normalerweise auf die vorlastigen Gewichte des Brustkorbs und des Kopfes reagieren. Wenn der Mensch ein Bein anhebt, sind Primärbewegung und Reaktion vertauscht. Das angehängte Bein ist gleichbedeutend mit dem Anhängen eines vorderen Gewichts an das Spielbeinhüftgelenk. Als Gleichgewichtsreaktion kommt es zu einer Gewichtsverlagerung nach hinten. Dies ist ein Hinkmechanismus.

Beobachtet der Therapeut eine Lateralflexion oder Translation oder des Brustkorbs zur Seite oder neigt sich die gesamte Körperlängsachse zu Seite, bezeichnet man diesen Ausweichmechanismus* als „Duchenne-Hinken" (◧ Abb. 6.25). Er ist eine häufige Reaktion auf eine vergrößerte Spurbreite, z. B. durch Bewegungseinschränkungen in den Hüftgelenken oder eine Schwäche der Abduktoren des Standbeinhüftgelenks. Das „Duchenne-Hinken" kann auch dem Schutz des Knorpels des Hüftgelenks dienen: Um die Strukturen zu schützen, werden Hüftkopf und Pfanne in eine andere Position zueinander gebracht (Entlastungshinken). In beiden Fällen (Reaktion auf + Spurbreite und Schutz des Knorpels) versucht der Körper, seinen Schwerpunkt über die Unterstützungsfläche zu transportieren mit dem Erfolg, dass die Rechts-links-Bewegungen das Vorwärtskommen verlangsamen und der Bewegungsablauf unökonomisch wird.

Bewegungseinschränkungen im Hüftgelenk führen zu muskulären Anpassungsreaktionen und deutlichen Hinkmechanismen. Oft kann nicht einmal die Nullstellung eingenommen werden. Wenn durch eine Beugekontraktur der Hüftgelenke die Muskulatur der Lendenwirbelsäule ständig fallverhindernd arbeiten muss, fehlt dem Körperabschnitt Becken die potenzielle Beweglichkeit*. Bei jedem Schritt wird nun das Becken extensorisch in der Lendenwirbelsäule mitbewegt.

Spurbreite

Um die normale Gangspur darzustellen, projiziert man die Fortbewegungsrichtung als gerade Linie auf den Boden. Dann legt man im Abstand normaler Schrittlänge die Fußabdrücke mit den funktionellen Fußlängsachsen parallel dazu so auf den Boden, dass jeweils der mediale Teil der Ferse die Symmetrieebene tangiert (◧ Abb. 6.26). Die Spurbreite beim Gehen ist durch den Abstand der funktionellen Fußlängsachsen definiert. Sie ist eine Konstante und so groß, dass das überholende Spielbein sich ohne Behinderung am Standbein vorbei bewegen kann. Sie ist schmaler als die Spurbreite beim Stehen, da sich in der Fortbewegung das Becken in den Hüftgelenken und in der Wirbelsäule dreht und damit der auf den Boden projizierte Hüftgelenkabstand ebenfalls verkleinert wird.

Zur Untersuchung beobachtet der Therapeut den Patienten von hinten und achtet darauf, dass der mediale Teil der Spielbeinferse beim Überholen den Standbeininnenknöchel gerade nicht berührt. Die ideale Spurbreite kann dem Patienten instruiert werden. Er muss selber darauf achten, dass der Fuß, der das Standbein überholt, mit dem inneren Teil der Ferse den Knöchel des Standfußes beinahe berührt! Damit wird das Gangbild oft spontan verbessert. Zudem bewirkt man mit dieser Korrektur, dass die Ferse des Spielbeins automatisch mit ihrer lateralen Seite am Boden ankommt. Damit ist eine wichtige Voraussetzung für ein normales Abrollen des Fußes am Boden über die funktionelle Fußlängsachse erfüllt.

Beim **Breitspurgang** geht ein Teil des Weges zugunsten von rechts-links-Bewegungen verloren, was die Schrittlänge verkürzt. Die Längsachse des Standbeins ist, entsprechend der Spurverbreiterung, nach innen geneigt,

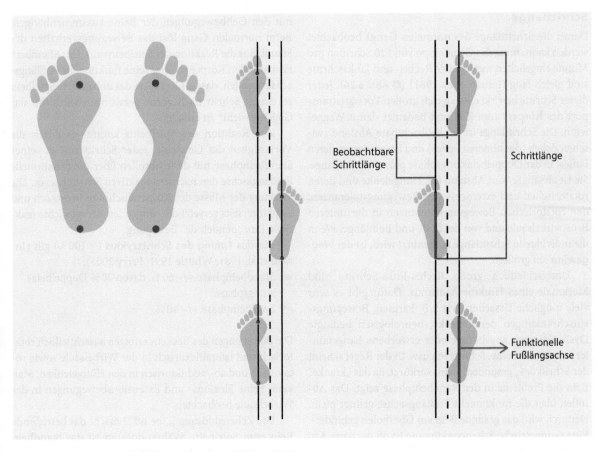

Abb. 6.26 Spurbreite und Schrittlänge. (Aus Suppé, Bongartz 2013)

und die Schritte sind nicht mehr reaktiv. Zur Erhaltung des Gleichgewichts* geschieht entweder eine Translation oder Lateralflexion des Brustkorbs nach rechts und links, oder die Körperlängsachse* neigt sich abduktorisch im Standbeinhüftgelenk zur Seite (Duchenne). Das Gangtempo verlangsamt sich, und es entsteht der Eindruck, als schwanke der Patient wie ein „Seemann auf einem Schiff". Viele Patienten streben einen Breitspurgang an, weil dieser ihnen (scheinbar) ein Gefühl von Sicherheit gibt. Diese Sicherheit ist trügerisch, und der Patient trainiert einen chronischen Hinkmechanismus. In der Folge verliert er die muskuläre Kondition, die er für normales Gehen benötigt. Zusätzlich kommt es zu unterschiedlich ausgeprägten, konstitutionsabhängigen Überbelastungen der Fuß-, Knie-, Hüft- und Lendenwirbelgelenke.

> Nur im Fall bestehender Schäden, die normales Gehen unmöglich machen, z. B. bei Paresen der Beinmuskulatur, wenn die notwendigen fallverhindernden muskulären Aktivitäten nicht mehr vorhanden sind, muss das Breitspurgehen toleriert werden.

Beim **Nullspurgang** geht man auf einer Linie. Beim Versuch, mit nach vorne gerichteter funktioneller Fußlängs-

achse vorwärts zu gehen, stehen die Füße einander im Weg, und das Spielbein muss zum Überholen einen Umweg machen. Damit ist das Gehen nicht mehr reaktiv, die Schritte werden kürzer, das Gangtempo wird verlangsamt, und die Gleichgewichtslage ist sehr labil.

Dass sich beim Gehen die Füße überkreuzen, kommt selten vor. Wenn es sporadisch vorkommt, ist es oft die Ursache für Stolpern. Auch beim sog. **„Kreuzgang"** ist das Gehen aktiv, die Schrittlänge verkürzt sich, und das Tempo nimmt ab. In der Standbeinphase steht das Kniegelenk immer lateral vom medialen Fußrand, und der Vastus medialis des M. quadriceps wird zwangsläufig fallverhindernd aktiviert. Aus diesem Grund kann der Kreuzgang den therapeutischen Zweck erfüllen, eine günstige Belastung des Kniegelenks zu erzielen.

> Bei den Abweichungen von der normalen Gangspur nimmt der Weggewinn ab. Das Verhältnis von Primärbewegung und Reaktion wird vertauscht. Wenn man das Gangbild eines Patienten normalisieren möchte, muss man von Anfang an darauf achten, dass er die normale Gangspur einübt.

Schrittlänge

Damit die Schrittlänge des normalen Gangs beobachtet werden kann, muss das Gangtempo von 120 Schritten pro Minute eingehalten werden. Die Rechts- und Linksschritte sind gleich lang (Inman et al. 1981) (◘ Abb. 6.26). Jeder dieser Schritte bewirkt einen gleich großen Vorwärtstransport des Körpers zum Ziel und bedeutet damit Weggewinn. Die Schrittlänge ist der beobachtbare Abstand zwischen Zehen (des hinteren Fußes) und Ferse (des vorderen Fußes) in der Doppelbelastungsphase plus einer Fußlänge. Sie ist abhängig vom Abstand der Hüftgelenke und deren rotatorischen und extensorischen Bewegungstoleranzen, den rotatorischen Bewegungstoleranzen in der unteren Brustwirbelsäule und von der Fuß- und Beinlänge. Wenn die individuelle Schrittlänge ausgenutzt wird, ist der **Weggewinn** am größten.

Unterschiedlich große Rechts-links-Schritte sind Merkmale eines Hinkmechanismus. Dafür gibt es sehr viele mögliche Ursachen, wie z. B. Paresen, Bewegungseinschränkungen der Gelenke, neurologisch bedingte Dysfunktionen, angeborene oder erworbene Längenunterschiede der Beine, Schmerzen usw. In der Regel scheint der Schritt des „gesunden" Beins verkürzt, da das „kranke" Bein die Probleme in der Standbeinphase zeigt. Das Abrollen über die funktionelle Fußlängsachse gelingt nicht. Dadurch wird das gesunde Bein am Überholen gehindert. Eine symmetrische Schrittverkürzung ist oft die beste Art, einen Hinkmechanismus zu vermeiden.

Beinachsen und Abrollen des Fußes

Um beim Gehen den größten Weggewinn zu erzielen, müssen sich die Beuge-Streck-Achsen von Hüft-, Knie- und Großzehengrundgelenken parallel und rechtwinklig zur Fortbewegungsrichtung einstellen lassen (▶ Abschn. 6.6.1). Abweichungen führen typischerweise zur Überlastung der passiven Strukturen des Kniegelenks.

Bei + Divergenz der funktionellen Fußlängsachse geschieht das Abrollen über die Inversions- und Eversionsachse des Fußes. Dadurch ist der Abrollweg verkürzt und die Längswölbung wird allmählich zerstört. Bei + Konvergenz der funktionellen Fußlängsachse rollt der Fuß über die Kleinzehenkante ab, und der Abrollweg ist verkürzt.

Wenn die Beuge-Streck-Achse des Kniegelenks durch Medial- oder Lateralrotation der Femurkondylen nicht rechtwinklig zur Fortbewegungsrichtung steht, überlastet dies die passiven Strukturen des Kniegelenks.

Gehbewegungen der Körperabschnitte Becken und Beine

Die Gehbewegungen der Körperabschnitte Becken und Beine laufen automatisch ab. Das Becken muss in Bezug auf den Brustkorb permanent minimale Stellungsänderungen in der Wirbelsäule durchführen, die untrennbar mit den Gehbewegungen der Beine zusammenhängen. Beim normalen Gang löst das Bewegungsverhalten des Standbeins die Reaktion des Spielbeins aus. Das Standbein lässt also den Körper so über seine funktionelle Fußlängsachse abrollen, dass als Reaktion das unbelastete Spielbein zu einem Schritt nach vorne gezwungen wird, um das Gleichgewicht* zu erhalten.

Zur Reaktion des Spielbeins kommt es durch die Vorlastigkeit der Gewichte. Jeder Schritt ruft in seiner Standbeinphase mit dem Abrollen über die funktionelle Fußlängsachse den nächsten reaktiven Schritt hervor. Die Wirkung der Masse der Körperabschnitte Brustkorb und Kopf ihrerseits versetzt die hängenden Armgewichte reaktiv in ihre „pendelnde" Bewegung.

Für das **Timing des Schrittzyklus** (= 100 %) gilt (Inman et al. 1981; Whittle 1991; Perry 2003):

- Standbeinphase +/– 60 %, davon 20 % Doppelbelastungsphase.
- Spielbeinphase +/– 40 %.

Die Bewegungen des Beckens erfolgen ausschließlich rotatorisch und lateralflexorisch in der Wirbelsäule sowie rotatorisch und ab-/adduktorisch in den Hüftgelenken. Man kann keine Flexions- und Extensionsbewegungen in der Wirbelsäule beobachten.

Die Zehenablösung („toe off") macht das betreffende Bein zum Spielbein. Währenddessen ist das Standbein nach hinten geneigt. In der mittleren Schwungphase („mid swing") überholt zuerst das Knie das annähernd vertikal stehende Standbein. Die Vorwärtsrichtung des Spielbeins muss durch koordinierte Muskelarbeit flexorisch und außenrotatorisch im Hüftgelenk des Spielbeins gesichert werden. Weiterlaufend wird das Becken auf die Spielbeinseite mitgenommen, es bewegt sich innenrotatorisch im Standbeinhüftgelenk. Im Standbein kommt es zur Fersenablösung („heel off"), und das Standbein neigt sich zunehmend nach vorne. Mit der Ablösungsphase der Zehen („terminal stance") endet die Standbeinphase.

Das Spielbein hat den Überholvorgang so gestaltet, dass die Ferse den medialen Malleolus überholt und sich die funktionelle Fußlängsachse in Fortbewegungsrichtung einstellt. Während der Flexions- und Extensionsbewegungen in den Kniegelenken kommt es automatisch wegen der Form der Femurkondylen zu Rotationsbewegungen im Kniegelenk. Bei der Flexion geschieht eine Innenrotation und bei der Extension eine Außenrotation.

Bewegt sich der Unterschenkel in Spielfunktion extensorisch im Kniegelenk, wie es beim Überholvorgang geschieht, dreht sich der Tibiakopf unter den Femurkondylen nach lateral, sodass im Kniegelenk eine Außenrotation stattfindet. Bei der flexorischen Bewegung dreht der Tibiakopf unter den Femurkondylen nach medial, entsprechend findet im Kniegelenk eine Innenrotation statt. Befindet sich das Bein in Stützfunktion, findet die Extension vom proximalen Gelenkpartner aus statt, weil der Unterschenkel durch den Stütz fixiert ist. Dabei drehen sich die Femurkondylen auf dem Tibiaplateau nach medial, im Kniegelenk findet eine Außenrotation statt. Beim Gehen ist das in der Standbeinphase der Fall, wenn der Oberschenkel den Unterschenkel überholt und sich die Beinlängsachse nach vorne neigt.

Nach Inman et al. (1981) finden die höchsten Muskelaktivitäten zu Beginn und am Ende der Standbeinphase statt. In der Mitte der Standbeinphase sind zwar große Bewegungsausschläge zu beobachten, die muskulären Aktivitäten sind jedoch eher gering. Dies lässt den Schluss zu, dass diese Bewegungen durch die bestehende Vorlastigkeit der Körperabschnitte Brustkorb und Kopf und die Trägheit ihrer Masse unterhalten werden.

Wenn die Koordination von Fuß-, Knie- und Hüftgelenksicherung versagt, muss sich die Körperlängsachse nach vorne neigen, um das Gleichgewicht zu erhalten.

Beim normalen Gehen drückt sich der Fuß nicht vom Boden ab, sondern er rollt über die funktionelle Fußlängsachse ab. Nur wenn die Ferse in normaler Spurbreite auf dem Boden aufkommt, die Richtung nach vorne strikt eingehalten wird und die Fallverhinderung gut funktioniert, geschieht das Abrollen reaktiv. Beim Laufen und für den Absprung vom Boden ist der Abdruck jedoch notwendig.

Beobachtet man in der mittleren Spielbeinphase eine Zirkumduktion durch Anheben des Beckens, reichen möglicherweise die flexorischen Bewegungstoleranzen des Spielbeins nicht aus oder werden nicht genutzt, um das Bein optimal funktionell zu verkürzen. Das seitlich und dann vorne angehängte Beingewicht veranlasst den Körper, ein Gegengewicht zu bilden. Häufig wird dazu außer den Körperabschnitten Becken, Brustkorb und Kopf auch noch der Arm der Gegenseite genutzt.

Fehlt die ausreichende Extension im Standbeinhüftgelenk, kann der Körper diese Bewegungseinschränkung unterschiedlich kompensieren. Die **Flexionsstellung im Hüftgelenk** bleibt gleich,

- wenn am Ende der Standbeinphase eine Zunahme der Lordose (+ Extension des Beckens in der Lendenwirbelsäule) und/oder eine Vorneigung der Körperlängsachse geschieht,
- wenn die Fersenablösung zu früh erfolgt und dadurch auch die Flexionsstellungen im Kniegelenk erhalten bleibt. Die Oberschenkellängsachse bleibt dabei möglicherweise immer nach hinten geneigt,
- wenn der Patient die Schrittlänge des überholenden Beins deutlich verkürzt,
- wenn die Fersenablösung zu spät geschieht und sich dadurch das Becken auf der Standbeinseite nach hinten dreht,

- wenn der Fuß auf dem Boden nach außen dreht (dies kann auch bei fehlender Innenrotation beobachtet werden), wird auch das Becken weiterlaufend mit nach hinten gedreht und das Hüftgelenk überholt das Standbeinkniegelenk nicht.

> Für alle Hinkmechanismen gilt: Wenn ein Hinkmechanismus über längere Zeit bestanden hat, verliert der Patient die muskuläre Kondition und Koordination*, die beim normalen Gehen permanent trainiert wird. Sind keine irreversiblen Schäden vorhanden, kann der Hinkmechanismus überwunden werden.

Armbewegungen

Im aufrechten Stand hängen die Arme am Schultergürtel. Daher reagieren sie bei standortkonstanten Bewegungsabläufen wie **hängende Pendel**, indem sie in 2 Richtungen hin und her schwingen. Beim Gehen wird der Standort verändert, und dabei wird aus dem hängenden Pendel ein **stehendes Pendel**, ähnlich einem Metronom. Ein Zurückpendeln des Arms würde Gewichte aus der Bewegungsrichtung bringen und wäre damit unökonomisch.

Die Arme sind das Gewicht des Körpers, das am besten reagieren kann. Durch die Gehbewegungen des Beckens und der Beine entsteht ein Ungleichgewicht zwischen rechts und links und zwischen vorne und hinten. Das zwingt die Arme, die entsprechenden Gleichgewichtsreaktionen* auszuführen, die bei normaler Spurbreite, optimaler Schrittlänge und idealem Gangtempo von ca. 120 Schritten pro Minute am deutlichsten in Erscheinung treten. Wenn beim Gehen die Hände auf dem Brustkorb überkreuzt werden, kann man eine reaktive Gegendrehung zur Beckenbewegung beobachten.

Gangtypische Bewegungen bringen das Gewicht der Arme und des Schultergürtels nach vorne in die Bewegungsrichtung. Voraussetzung dafür ist, dass die Gehbewegungen der Beine automatisch ablaufen, der Schultergürtel auf dem Brustkorb abgelegt werden kann, die Arme reaktionsbereit neben dem Körper hängen und sich der Schultergürtel auf dem Brustkorb bewegen kann.

Reihenfolge des Bewegungsablaufs

Die Bewegungen des Standbeins und des Gegenarms (= Standarm) geschehen zeitgleich. Am Standarm beginnt die Bewegung proximal. Der Brustkorb wird in die Gelenke des Schultergürtels dorsalduktorisch (= Schulterblattadduktion) hinein transportiert. Weiterlaufend bewegt sich der Schultergürtel extensorisch im Humeroskapulargelenk. Am Spielarm beginnt die Bewegung distal. Während der Arm nach vorne schwingt, bewegt er sich flexorisch/außenrotatorisch im Humeroskapulargelenk und nimmt den Schultergürtel weiterlaufend ventralduktorisch (Schulterblattabduktion) mit. Die Hand steht dann räumlich in gleicher Höhe wie der Fuß.

> Bei optimalen gangtypischen reaktiven Bewegungen der Arme bewegt sich der Schultergürtel gegenläufig zum Becken.

Kleiner Gangtest

Steht dem Beobachter keine geeignete Gehstrecke zur Verfügung, kann er mit Hilfe des sog. „Kleinen Gangtests" (Klein-Vogelbach 1995; Suppé u. Bongartz 2013) während eines standortkonstanten Bewegungsablaufs – dem „Auf-der-Stelle-Gehen" – verschiedene wichtige Parameter erfassen.

- Die Gewichtsverschiebung nach rechts und links ist gering und abhängig von der Konstitution*. Ein kleiner Hüftgelenksabstand und ein breites Becken lassen nur geringe seitliche Gewichtsverschiebungen zu. Der Therapeut beobachtet, ob sich der Trochanterpunkt nur nach lateral verschiebt.
  - Typische Abweichung: Der Trochanterpunkt auf der Spielbeinseite wird nach hinten gedreht.
- Der Tonus der lumbalen Rückenmuskulatur erhöht sich auf der Spielbeinseite fallverhindernd und senkt sich auf der Standbeinseite. Der Therapeut palpiert paravertebral die lumbalen Rückenstrecker.
  - Typische Abweichung: Der Tonus der Muskulatur persistiert auch in der Belastungsphase.
- Abduktorische Verankerung des Beckens am Standbeinhüftgelenk. Der Therapeut beobachtet, ob die Verbindungslinie der Spinae horizontal bleibt.
  - Typische Abweichung: Die Verbindungslinie der Spinae hebt oder senkt sich zur Spielbeinseite hin.
- Die Beinachsen sind in der Standbeinphase optimal stabilisiert. Der Therapeut beobachtet, ob die Beuge-Streck-Achsen von Hüft-, Knie- und Großzehengrundgelenk frontotransversal und im rechten Winkel zur funktionellen Fußlängsachse stehen.
  - Typische Abweichung: medialer Kollaps.
- Die Längswölbung des Fußes wird unter Belastung gehalten. Der Therapeut beobachtet, ob unter Belastung der Rückfuß inversorisch stabilisiert wird.
  - Typische Abweichung: Absinken der Längswölbung.

6.6.7   Atmung

Beim Einatmen heben sich die Rippen in den Costovertebralgelenken an, und das Zwerchfell senkt sich nach unten. Frontotransversaler und sagittotransversaler Brustkorbdurchmesser vergrößern sich, und der epigastrische Winkel wird weiter. Da die Lunge an der Brustkorbwand fest anliegt, folgen die elastischen Lungenflügel dieser Ausweitung des Raumes und dehnen sich aus. Der Bauchinhalt wird durch die Abflachung des Zwerchfells nach unten verlagert und drängt die Bauchwand nach vorn.

Die **funktionelle Fehlatmung** ist eine häufige Folge statischer Insuffizienz. Zwar heben sich die Rippen beim Einatmen, weiterlaufend wird jedoch die Brustwirbelsäule in Extension mitbewegt, und dadurch kommt es nur in geringem Maße zu einer Vergrößerung des Volumens. Bei der Ausatmung senken sich die Rippen, und die Brustwirbelsäule verformt sich weiterlaufend flexorisch. Bei einer funktionellen Fehlatmung muss der Körper auch schon bei wenig Belastung die Atemfrequenz erhöhen, weil sich das Volumen nicht vergrößert.

Wenn die dynamische Stabilisierung der Brustwirbelsäule in ihrer Nullstellung verloren gegangen ist, hat sie auch ihre Trägerfunktion für den Brustkorb verloren. Die Folge ist eine Störung der normalen kostalen Atembewegungen. Das Gewicht des Brustkorbs hängt vermehrt an den Mm. scaleni, und der Kopf steht in Bezug zum Brustkorb zu weit vorn. Daraus ergeben sich weitere Tonusveränderungen der Muskulatur. Die Schulter-Nacken-Muskulatur ist reaktiv auf das vorn stehende Kopfgewicht hyperton. Durch die Überlastung der Skaleni kann es sekundär zu einem Outlet-Syndrom in der Skalenuspassage kommen. Wenn die Mm. scaleni bereits in Ruheatmung hyperaktiv sind, weil der Brustkorb „en bloc" von ihnen gehalten werden muss, reduzieren sich die kostalen Atembewegungen. Die Exkursion des Zwerchfells ist verändert, weil die inspiratorische Erweiterung der unteren Thoraxapertur unterbleibt. Man beobachtet bei der Einatmung ein übermäßiges Vorwölben des Unterbauchs.

Wenn die Schultergürtelmuskulatur benutzt wird, um eine vermeintlich bessere Haltung herzustellen (militärische „Hab-acht-Stellung"), behindert diese die kostovertebralen Atembewegungen und schränkt gleichzeitig den Aktionsradius der Arme ein.

> Eine einmal angewöhnte Fehlatmung funktioniert ebenso automatisch wie die normale Ruheatmung. Die Folgen einer funktionellen Fehlatmung sind häufig weitreichender, als bisher angenommen wurde. Beim Atmen sind ersatzweise Muskeln beteiligt, deren eigentliche Aufgabe einerseits darin besteht, die Bewegungen der Arme und Hände differenziert und ökonomisch zu gestalten und andererseits Kopf und Becken in potenzieller Bewegungsbereitschaft zu halten.

6.7   Untersuchung der Haltung im Stehen (Statik)

Bei der Beurteilung der Statik wird untersucht, welchen Einfluss die Haltung des Patienten auf sein Bewegungs-

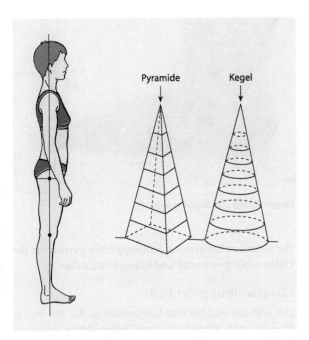

Abb. 6.27 Hypothetische Norm der aufrechten Haltung im Stand

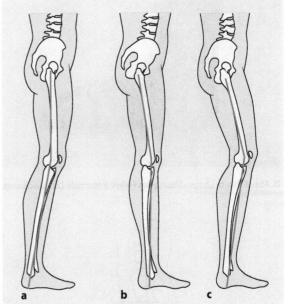

Abb. 6.28a–c Statik bei unterschiedlichen Flexionsstellungen im Kniegelenk. **a** Flexion des Unterschenkels im Kniegelenk, **b** Flexion des Oberschenkels im Kniegelenk, **c** Flexion im Kniegelenk (durch Drehpunktverschiebung)

system hat, sei es in Form von muskulärer Belastung oder in Form von Belastung passiver Strukturen. Die grundlegende Untersuchung bezieht sich auf die Gleichgewichtslage des aufrechten Stands.

Um die funktionelle Bedeutung des Begriffs „Haltung" zu verstehen, kann man sich die Frage stellen, „was von wem gehalten werden muss". Was geschieht, wenn die passiven Strukturen, durch die die Körperteile verbunden sind, und die Muskeln, die diese Körperteile am Fallen hindern, ihren Aufgaben nicht nachkommen können?

Die **hypothetische Norm*** der aufrechten Haltung wird in der Auseinandersetzung mit der Schwerkraft als eine Stellung definiert, in der die Körperabschnitte* optimal gegen die Schwerkraft und übereinander ausgerichtet sind (■ Abb. 6.27). Sie ist durch Ökonomie, minimalen Energieverbrauch und maximale Effizienz charakterisiert. Die Norm orientiert sich an der anatomischen Nullstellung der Gelenke im Stand. Körperabschnitte, die genau übereinander stehen, strapazieren die verbindenden Strukturen am wenigsten. Diese Eigenschaft haben Pyramiden oder Kegel, da jeweils die untere horizontal stehende Fläche größer ist als die darüber liegende.

– Der Körperabschnitt Beine muss im Stand einen stabilen und selektiv mobilen Unterbau für die Wirbelsäule herstellen. Dies gelingt, wenn Ober- und Unterschenkel genau übereinander stehen und das Körpergewicht über dem Os naviculare ausgerichtet ist.

– Das Becken balanciert im Stand auf den kugeligen Gelenkköpfen der Oberschenkel. Dementsprechend definieren wir keine optimale Beckenstellung, sondern den Zustand der potenziellen Beweglichkeit*.

– Die Wirbelsäule erfüllt diese Bedingungen in ihrem dreifach gekrümmten Verlauf in ökonomischer Weise. Sie hat nur in der Brustwirbelsäule einer konstanten Falltendenz entgegenzuwirken, weil dort die Beuge-Streck-Achsen weit dorsal liegen und die ventralen Gewichte des Brustkorbs überwiegen. In den lordotischen Wirbelsäulenabschnitten befinden sich die jeweils darüber liegenden Gewichte annähernd im Gleichgewicht*, weshalb die Muskulatur in der Lenden- und Halswirbelsäule in der aufrechten Haltung nur geringe fallverhindernde Arbeit leisten muss.

Bei der **Beurteilung der Haltung** im Stand prüfen wir unter Angabe der jeweiligen Seite von unten nach oben jedes Bewegungsniveau in Bezug auf Abweichungen, die ggf. notiert werden. Dabei ist es wichtig zu differenzieren, ob eine Abweichung durch **Drehpunktverschiebung** oder durch **Stellungsänderung** des proximalen oder distalen Gelenkpartners hervorgerufen wird (▶ Kap. 1), da sich daraus unterschiedliche Muskelaktivitäten, Gleichgewichtsreaktionen* und Stellungen darüber liegender Gelenke und damit andere Belastungen ergeben (■ Abb. 6.28).

Das **Ausmaß der Abweichungen** wird folgendermaßen angegeben:

– +/ – etwas abweichend,

– ++/ – – deutlich abweichend,

– +++/ – – – übermäßig abweichend.

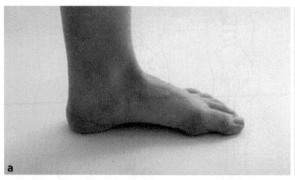
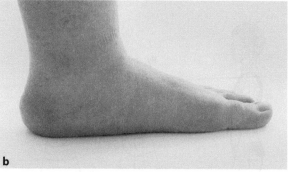

◻ Abb. 6.29a,b Längswölbung des Fußes. **a** Normale Längswölbung, **b** – Längswölbung. (Aus Suppé et al. 2011)

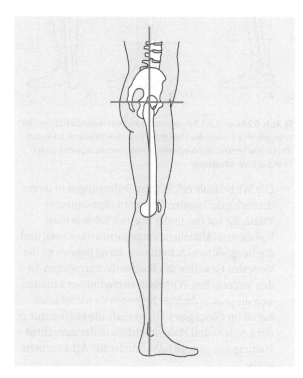

◻ Abb. 6.30 Optimale Stellung des Beckens in den Hüftgelenken

6.7.1 Beurteilung der Haltung von der Seite

Folgende **Bewegungsniveaus** werden untersucht und beurteilt:

- Fuß/Boden: +/– Längswölbung der Füße,
- Fuß/Unterschenkel: oberes Sprunggelenk (+ Plantarflexion/+ Dorsalextension),
- Unterschenkel/Oberschenkel: Kniegelenk (+ Flexion/+ Extension),
- Oberschenkel/Becken: Gelenkstellungen im Hüftgelenk (+ Flexion/+ Extension),
- Becken/Brustkorb/Kopf: Wirbelsäule (+/– Lordose; +/– Kyphose; + Translation nach ventral/dorsal).

Die Gelenkstellungen des Schultergürtels werden bei der Untersuchung von vorn und hinten beschrieben.

Längswölbung der Füße

Der normale Fuß hat eine Längswölbung, die den Innenrand um etwa Fingerbreite vom Boden abhebt, sodass in der Fußmitte nur das laterale Drittel Bodenkontakt hat. Nach Frisch (1995) beträgt der Abstand vom Boden zum Os naviculare ca. 17 mm (◻ Abb. 6.29).

Oberes Sprunggelenk

Die Längsachse der Fibula steht vertikal. Damit ergibt sich ein 90° Winkel im oberen Sprunggelenk, der als Nullstellung definiert ist.

Kniegelenk

Die Beinlängsachse steht vertikal. Der Trochanterpunkt, die Mitte des Kniegelenks und das Os naviculare stehen übereinander.

Hüftgelenk

Bei aufrechter Haltung ist das Becken so ausgerichtet, dass die vertikal stehenden Beinachsen ihm einen optimalen Unterbau bieten. Die Wirbelsäule ist so in den Beckengürtel eingebaut, dass sich charakteristische Winkel ergeben. Um die Nullstellung des Beckens zu beurteilen, kann sich der Therapeut nicht auf die knöchernen anatomischen Winkel beziehen, da sich diese seiner Beobachtung weitestgehend entziehen. Der Beckenneigungswinkel ist z. B. von der Form der Wirbelsäule und vom Geschlecht abhängig (bei Frauen ist der Beckenneigungswinkel normalerweise größer als bei Männern (Rauber u. Kopsch 1987)). Bei einer idealen Haltung steht die SIAS (Spina iliaca anterior superior) etwas weiter kaudal als die SIPS (Spina iliaca posterior superior) (◻ Abb. 6.30).

> Funktionell bedeutsam ist, ob das Becken in Hüft- und Lendenwirbelgelenken potenziell beweglich ist. Das ist gegeben, wenn im Zweibeinstand flexorische

und extensorische Bewegungstoleranzen in den Gelenken von Hüfte und Lendenwirbelsäule vorhanden sind und die Gewichte der darüber liegenden Körperabschnitte übereinander zentrisch eingeordnet bleiben.

Wirbelsäule

Abweichungen werden in Bezug auf die physiologischen Krümmungen der Wirbelsäule beschrieben. Hit Hilfe der Computeranalyse wurde die ideale Krümmungsform ermittelt (Hochschild 1998). Das **Schwerpunktlot** schneidet bei aufrechter Haltung das Tuberculum anterius atlantis, den 6. Halswirbel, den 9. Brustwirbel, den 3. Sakrumwirbel und die Spitze des Os coccygeum. Man notiert außerdem die Stellung der Körperabschnitte* zueinander und (bei deutlicher Auffälligkeit) die Höhe der Segmente, in denen die Abweichungen sichtbar sind. Normalerweise sind die Körperabschnitte Becken, Brustkorb und Kopf in eine gemeinsame Körperlängsachse* eingeordnet und die Wirbelsäulenabschnitte der Lenden- und Halswirbelsäule lordotisch, die der Brustwirbelsäule kyphotisch eingestellt.

6.7.2 Beurteilung der Haltung von vorne/ hinten

Bei der Analyse der Statik von vorne und hinten werden in jedem Niveau die Abweichungen in der Frontalebene* (Abduktion, Adduktion, Lateralflexion) und in der Transversalebene (Rotation) erfasst. Folgende **Bewegungsniveaus** werden untersucht und beurteilt:

- Fuß/Boden: Querwölbung (+/– Querwölbung), Gewichtsverteilung (+ Belastung rechts/links), Zehenfehlstellungen (Hammerzehen, Krallenzehen, Hallux valgus, Stellung der Füße auf dem Boden (+ Konvergenz/+ Divergenz der funktionellen Fußlängsachse; + Fußvorstand/+ Fußrückstand),
- Fuß/Unterschenkel: unteres Sprunggelenk (+ Inversion/+ Eversion),
- Unterschenkel/Oberschenkel: Kniegelenk (+ Valgus/+ Varus im Kniegelenk; Abweichung der Patella nach medial/lateral),
- Oberschenkel/Becken: Gelenkstellungen im Hüftgelenk (+ Abduktion/+ Adduktion im Hüftgelenk; + Beckenhochstand/+ Beckentiefstand; + Innenrotation/+ Außenrotation im Hüftgelenk; + Medialrotation/+ Lateralrotation der Femurkondylen),
- Becken/Brustkorb/Kopf: Wirbelsäule (+ Lateralflexion nach rechts/links; + Translation nach rechts/ links),
- Brustkorb/Schultergürtel/Oberarm: Acromionclaviculargelenk (ACG) und Sternoclaviculargelenk (SCG) (+ Elevation/+ Depression; + Protraktion/+ Retraktion; + Ventralrotation/+ Dorsalrotation) und Schultergelenk (+ Innenrotation/+ Außenrotation, + Abduktion/+ Adduktion, + Flexion/ Extension).

Fuß/Boden: Fußstellung, Fuß- und Zehengelenke

Normalerweise werden beide Füße gleichmäßig rechts/ links und vorn/hinten belastet. Die funktionellen Fußlängsachsen zeigen nach vorne und stehen parallel zueinander. Damit divergiert die anatomische Fußlängsachse (vom 2. Metatarsale zur Mitte des Kalkaneus) um ca. 11° von der Symmetrieebene und steht 90° zur Flexions-/Extensionsachse des oberen Sprunggelenks. Die Spurbreite im Stand sollte dem Hüftgelenkabstand (oder etwas breiter) entsprechen. Im Rahmen der Norm kann sie auch dem Abstand der Trochanterpunkte entsprechen. Die Beinlängsachsen stehen folglich vertikal. Das gute Quergewölbe ist bei einer Prominenz der Metatarsalköpfchen 1–5 sichtbar.

Fuß/Unterschenkel: unteres Sprunggelenk

Der Kalkaneus steht in Verlängerung der Achillessehne (Pes rectus). Damit ist er in Bezug auf Inversion und Eversion in Neutralstellung.

Unterschenkel/Oberschenkel: Kniegelenk, Femuropatellargelenk

Ober- und Unterschenkel bilden eine gemeinsame Längsachse. Dabei stehen Hüftgelenke, Kniegelenke und die Mitte der oberen Sprunggelenke übereinander (Mikulicz-Linie).

> ❯ Rotationsfehlstellungen bei Flexions-/Extensions-Nullstellung im Kniegelenk sind bereits ein pathologischer Befund.

Oberschenkel/Becken: Hüftgelenk

Bei horizontaler Einstellung der SIAS und vertikaler Einstellung der Oberschenkellängsachse ergibt sich im Hüftgelenk ein 90°-Winkel, der als Nullstellung in Bezug auf Ab- und Adduktion definiert ist. Die um ca. 12° medialrotierten Femurkondylen sind der sichtbare Ausdruck der Antetorsion des Schenkelhalses (◻ Abb. 6.31).

Wirbelsäule

In der Idealstellung stehen die frontotransversalen und sagittotransversalen Durchmesser der Körperabschnitte Becken, Brustkorb und Kopf horizontal. Die Körperabschnitte stehen genau übereinander und zeigen in die gleiche Richtung. Im Zweibeinstand steht der Kopf über der Mitte der Unterstützungsfläche* und über den Füßen. Bei Einbeinbelastung steht er über dem belasteten Bein.

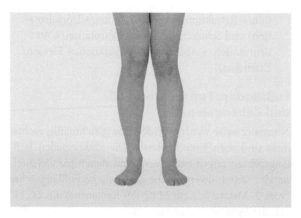

◘ Abb. 6.31 Antetorsion des Schenkelhalses. (Aus Suppé, Bongartz 2013)

Da der Kopf das am weitesten oben befindliche Gewicht ist, kann über ihm keine Gewichtsverschiebung mehr stattfinden. Sein Abweichen aus der Körperlängsachse muss zwangsläufig eine reaktive Hyperaktivität* in darunter liegenden Niveaus hervorrufen. Um die Haltung zu verbessern, kann man also veranlassen, dass sich die Körperabschnitte reaktiv über der Unterstützungsfläche einordnen.

Sterno- und Akromioklavikulargelenk, Humeroskapulargelenk

In der hypothetischen Norm* stehen die Längsachsen der Klavikula symmetrisch und sind leicht geneigt. Dabei steht das Akromion in Bezug zum Sternoklavikulargelenk weiter lateral/kranial/dorsal in der mittleren Frontalebene*. Der AC-Winkel zwischen Skapula und Klavikula beträgt 60°, und die Skapula ist ca. 30° zur Frontalebene geneigt sowie ca 3° gedreht. Damit stehen die Margines mediales annähernd parallel im gleichen Abstand zur Wirbelsäule. Die Kondylen des Humerus folgen der Cavitas glenoidale und sind dadurch 30° zur Frontalebene nach medial gedreht.

6.7.3 Klinische Interpretation der Haltungsabweichungen

Jede Bewegung verändert die Anordnung der Körperabschnitte* zueinander sowohl im Raum als auch innerhalb des Körpers und über der Unterstützungsfläche. Um das Gleichgewicht* zu halten, werden Muskeln aktiviert, die die Haltung sichern. Dabei ist es unerheblich, ob diese Haltung gut oder schlecht ist. Die Lage des Lotes in Bezug zum Gelenk ist klinisch relevant für die Analyse der Haltung. Je näher sich das Gelenkzentrum zum Lot befindet, desto weniger Drehmoment herrscht im Gelenk. Die Interpretation der Haltung in Bezug auf Drehmomente und damit der Falltendenz verdeutlicht, welche Muskeln dauerhaft gegen

die Schwerkraft aktiviert sind. Diese können mit der Lokalisation der Beschwerden im Stand korrelieren.

Auf abweichende Gelenkstellungen reagiert der Körper in unterschiedlicher Weise. Es kommt zu einer veränderten Verteilung der Gewichte und folglich zu einer muskulären Dysbalance*. Wenn der Spannungszustand der Muskulatur nicht ausreicht, um die Gewichte am Fallen zu hindern, entstehen Belastungen auf der passiven Struktur des Bewegungssystems.

Eine Abweichung der Haltung verschiebt die Balance der Muskulatur (▶ Abschn. 2.4) – sie adaptiert an die neue, gewohnte Position. Das bedeutet, dass die Muskeln in der jeweiligen Stellung ihre maximale Kraft erzeugen. Gleichzeitig verschiebt sich das Verhältnis zwischen Bindegewebe und Muskelfaser bei der angenäherten Muskulatur zugunsten der nicht kontraktilen Anteile. Der Muskel wird fester und zeigt einen erhöhten Widerstand bei Verlängerung. Diese Anpassung der Muskulatur zeigt sich vor allem im Bewegungsverhalten, weil weiterlaufende Bewegungen* immer nach dem Prinzip des geringsten Widerstandes erfolgen. Die veränderte Muskelfestigkeit führt dazu, dass sich manche Gelenke weniger und andere dafür umso mehr bewegen. Daher ist bei der Interpretation der Haltung auch die **Muskellänge** von Interesse. Befindet sich der Muskel in einer verlängerten oder in einer angenäherten Stellung (Kendall u. McCreary 1983), und wie wirkt der Muskel auf das jeweilige Gelenk?

Veränderte Gewichtsverteilung innerhalb des Körpers

Die abweichenden Gelenkstellungen haben eine andere Verteilung der Gewichte zur Folge (und umgekehrt). Diese Gewichte müssen von Muskeln gehalten werden, die normalerweise nicht dafür bestimmt sind. Die erhöhte Aktivität entsteht also reaktiv auf ein Gewicht und muss demnach durch Abnahme bzw. Einordnung der verursachenden Gewichte wieder normalisiert werden. Die Gewichtsverschiebungen werden in Bezug auf die mittlere Frontalebene* betrachtet, um zu erkennen, welche Gewichte sich zu weit nach vorn bzw. nach hinten verschoben haben, und in Bezug auf die Symmetrieebene, um zu sehen, welche Gewichte sich zu weit nach rechts bzw. nach links verschoben haben (◘ Abb. 6.32).

Wenn die Gewichte nicht oder – je nach Dauer der Einwirkung – nicht mehr gehalten werden können, werden passive Strukturen zur Bewahrung der Haltung beansprucht, die jedoch für diese Aufgabe nicht geeignet sind (Scherbelastung). Diese Strukturen erfüllen normalerweise eine Schutzfunktion im Bewegungssystem.

Scherbelastungen an passiven Strukturen

Als Scherung wird die Art der Verformung eines Körpers bezeichnet, bei der die Kraft auf parallelen Flächen wirkt.

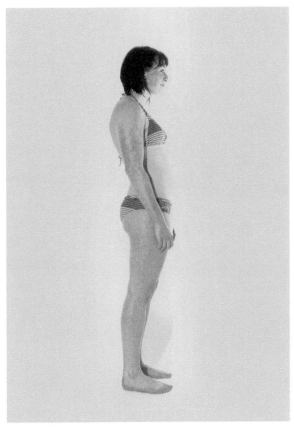

Abb. 6.32 Veränderte Gewichtsverteilung in Bezug auf die mittlere Frontalebene. (Aus Suppé et al. 2011)

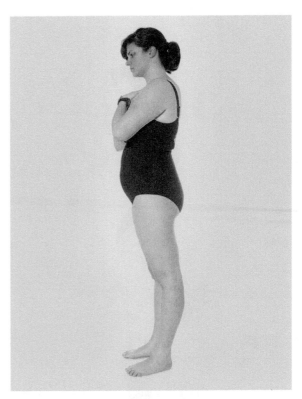

Abb. 6.33 Scherbelastungen. (Aus Suppé et al. 2011)

Diese Flächen werden relativ zueinander verschoben (Abb. 6.33). Man kann sich zur Veranschaulichung ein Buch vorstellen: Verschiebt man die Buchdeckel parallel gegeneinander, bilden Buchrücken und Seitenstapel einen Winkel ungleich 90°. Scherbelastungen an passiven Strukturen (Ligament, Knorpel, Knochen, Periost, Faszie*, Kapsel, Nerven, Bandscheibe) sind oft Ursache von Schmerzen (Periost-, Dystrophie-, Kompressions-, radikuläre oder pseudoradikuläre Symptome). Sie entstehen an der Stelle der größten Beweglichkeit, wenn zwei Gewichte in entgegengesetzter Richtung aus der normalen Statik abweichen, und strapazieren die passiven Strukturen des Bewegungssystems, wenn die Muskulatur ihre Haltearbeit aufgibt. Je steiler (vertikaler) die Gelenkflächen stehen, desto mehr Scherbelastung kann entstehen.

Bei der **Notation** der Scherbelastungen nennt man
- den Ort, an dem die Belastung auftritt,
- ein oder mehrere Gewichte unterhalb bzw. oberhalb des Scherniveaus und
- die Richtung, in die Scherkraft wirkt.

Reaktive Hyperaktivität der Muskulatur

Die veränderte Gewichtsverteilung kann auch zu einer reaktiven Hyperaktivität führen. Diese entsteht, wenn

Muskeln, die bei normaler Haltung keine gegen die Schwerkraft gerichtete Aktivität benötigen, dauernd fallverhindernd arbeiten müssen. Die Muskulatur, die bei normaler Statik der Fallverhinderung dient und durch eine schlechte Haltung inhibiert ist, ist reaktiv hypoton (Abb. 6.34). Eine reaktive Dauerhyperaktivität für die Haltung nicht prädestinierter Muskulatur zeigt sich in ischämischen Schmerzen. Um zu erkennen, ob der Spannungszustand der Muskulatur reaktiv auf ein Gewicht oder aus anderen Gründen entsteht, muss der Therapeut die verantwortlichen Gewichte übernehmen, ohne die Haltung des Patienten zu verändern. Andere Gründe für eine erhöhte Muskelaktivität können hohe Sympathikusaktivität, Schmerzen, Emotionen, Kälte, Temposteigerungen etc. sein.

Eine ungleiche Beanspruchung der Muskulatur geht einerseits mit einer Atrophie der weniger beanspruchten Bereiche, andererseits mit Verspannungen anderer Muskelregionen einher. Diese muskulären Verspannungen, die sich über die gesamte Muskelkette ausbreiten können, führen wiederum zu Schmerzen, die in der Folge den Spannungszustand der Muskulatur weiter erhöhen. Es ist zu vermuten, dass die dauerhaften Muskelkontraktionen eine Reizung schmerzsensibler Nervenfasern auslösen, die für eine Generalisierung der Muskelverspannung verantwortlich ist.

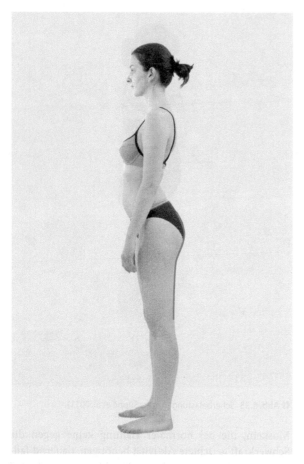

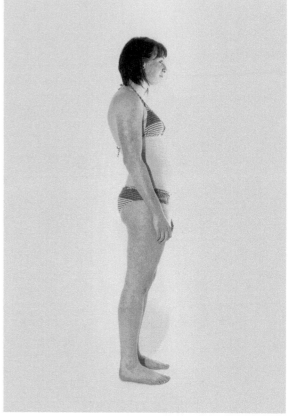

Abb. 6.35 Typische Abweichung: Sway-back-Typ mit thorakaler Kyphose. (Aus Suppé et al. 2011)

Abb. 6.34 Reaktive Hyperaktivität, + LWS-Lordose. (Aus Suppé et al. 2011)

> Scherbelastungen der passiven Strukturen sind oft Ursache von Schmerzen (Periost-, Dystrophie-, Kompressions- oder radikuläre Symptome). Schmerzen verursacht aber auch die reaktive Hyperaktivität der hierfür nicht prädestinierten Muskulatur. Dabei handelt es sich um einen ischämischen Schmerz.

Typische Abweichungen: Zusammenfassung

Die folgenden Beispiele sind eine Zusammenfassung und Interpretation typischer Haltungsabweichungen.

■ **Sway-back-Typ mit thorakaler Kyphose**

Bei dieser häufigen Abweichung steht der Brustkorb hinter dem Lot, sodass der M. rectus abdominis fallverhindernd aktiviert wird (■ Abb. 6.35). Die Rückenmuskulatur ist nicht aktiviert und trägt somit nicht zur anterioren Beckenkippung bei. Man kann annehmen, dass die Spannung der Hüftflexoren größer ist als diejenige der Bauchmuskulatur, die sonst das Becken wieder nach posterior bewegen könnten. Der Iliopsoas ist ständig angenähert und verliert auf Dauer seine exzentrische Nachlassfähig-

keit. Die Abdominalmuskulatur hat einen hohen Spannungszustand reaktiv auf das Brustkorbgewicht und trägt somit zur Kyphose der Brustwirbelsäule bei. Die Rückenmuskeln werden in dieser Haltung nicht benötigt und sind daher häufig atrophiert.

■ **+ LWS-Lordose**

Die Haltung lässt vermuten, dass sich das Becken in den Hüftgelenken nicht bis in Nullstellung extendieren lässt (■ Abb. 6.34). Die ischiocrurale Muskulatur arbeitet extensorisch fallverhindernd in den Hüftgelenken. Durch ihren Ansatz am Tuber ischiadicum halten die Muskeln das Ilium zurück, während das Sakrum durch das Gewicht des Oberkörpers weiter in Nutation sinkt. Dadurch stehen die unteren Gelenkfacetten der Lendenwirbelsäule in Konvergenz und erfahren, wie auch die Bandscheiben, eine einseitige Druckbelastung. In der Lendenwirbelsäule entstehen Scherbelastungen auf den passiven Strukturen, weil die Becken-Bauch-Gewichte nach vorn/unten ziehen. Die untere Bauchmuskulatur ist überdehnt. Zudem wird das Diaphragma pelvis insuffizient, weil die lokalen Stabilisatoren durch die Fehlstellung und die daraus resultierende Noziozeption der Gelenke inhibiert werden.

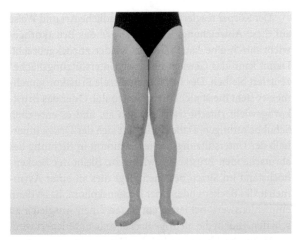

Abb. 6.37 + Medialrotation der Femurkondylen. (Aus Suppé, Bongartz 2013)

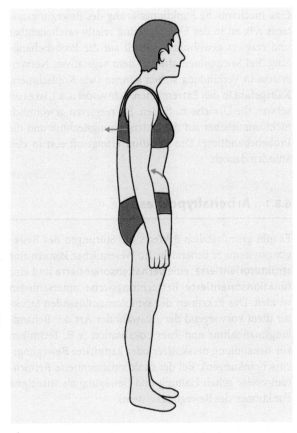

Abb. 6.36 Extension des Beckens in den Hüftgelenken

■ **Extension des Beckens in den Hüftgelenken**

Bei dieser Haltung sind die ischiocrurale Muskulatur und die Glutealmuskulatur proximal angenähert. Aufgrund der fehlenden Haltungs- oder Aktivitätsreize kommt es in der Folge zur Inhibition, auf Dauer zu Atrophie und Verlust der Elastizität (Dehnbarkeit). Durch die Extension des Beckens in den Hüftgelenken ist die lumbale Lordose vermindert und der Brustkorb nach hinten translatiert. Dabei hält die Abdominalmuskulatur den Brustkorb gegen die Schwerkraft (■ Abb. 6.36). Die hyperaktive Bauchmuskulatur in Verbindung mit einer evtl. verminderten passiven Dehnfähigkeit bedeutet für die Rückenmuskeln einen enormen Kraftaufwand, um die Haltung zu korrigieren, da die Bauchmuskulatur den Rückenmuskeln einen Widerstand bietet.

■ **+ Medialrotation der Femurkondylen**

Die mangelnde Stützfunktion des Beins zeigt sich hier an der Medialrotation der Femurkondylen (■ Abb. 6.37), die mit Eversionsstellung im unteren Sprunggelenk und einem abgesunkenen Längsgewölbe einhergeht. Diese Fehlstellung begünstigt eine Inhibition der Außenrotatatoren und Abduktoren des Hüftgelenks sowie der Extensoren und Innenrotatoren des Kniegelenks (v. a. Vastus medi-

alis). Der Femur steht in Bezug zur Patella zu weit medial. Retropatellar entsteht dadurch lateral eine erhöhte Belastung. Zudem ist der M. tensor fascia latae angenähert und neigt auf Dauer zu Verkürzung. Die Medialrotation der Femurkondylen führt zu einer Druckzunahme lateral und zur Zugbelastung medial. Aufgrund des Absinkens des Längsgewölbes werden die Mm. flexor hallucis longus und M. digitorum longus überlastet. Der M. tibialis posterior ist stark verlängert und hat dadurch schlechte Arbeitsbedingungen, um sich zu verkürzen. Die Muskeln, die das Fußgewölbe stabilisieren, werden durch das Absinken insuffizient und können demnach bei der Aufrichtung nicht helfen.

■ **Beinlängendifferenzen**

Bei unterschiedlichen Beinlängen kann es zum Beckenhochstand auf der längeren Seite kommen. Dabei muss unterschieden werden, ob es sich um eine anatomische oder eine funktionelle Beinlängendifferenz handelt.

Ursachen **anatomischer Beinlängendifferenz** können u. a. einseitige Längenunterschiede der Ober- oder Unterschenkel (durch Frakturen der Diaphysen, Operationen oder anlagebedingt). oder auch einseitige knöcherne Abweichungen wie Crus varus, Crus recurvatum oder eine Asymmetrie des Beckens sein.

Eine **funktionelle Beinlängendifferenz** sollte, wenn überhaupt, nur vorübergehend durch eine Schuherhöhung korrigiert werden. Sie muss vielmehr durch eine Verbesserung der Haltung ausgeglichen werden, sobald die Bewegungstoleranzen vorhanden sind. Viele Faktoren können für eine funktionelle Beinlängendifferenz verantwortlich sein, wie z. B. die verminderte Längswölbung eines Fußes, einseitige Eversion im unteren Sprunggelenk, Flexion oder Extension eines Kniegelenks oder Hüftgelenks oder Abduktion oder Adduktion eines Hüftgelenks.

Der Körper reagiert auf unterschiedliche Art und Weise auf diese Abweichung. Entweder wird das Brustkorbgewicht durch eine Lateralflexion wieder zurückgebracht. Damit kann das Gewicht über der Unterstützungsfläche* zentriert bleiben. Der frontotransversale Brustkorbdurchmesser steht meist nicht mehr horizontal. Oder das Brustkorbgewicht rutscht translatorisch ab, und es entstehen Schubbelastungen. Dabei verändert sich der Druck innerhalb der Unterstützungsfläche. Er nimmt in Richtung des abrutschenden Brustkorbgewichts zu. Bleibt der Beckenhochstand im Sitzen bestehen, liegt dies an einer Asymmetrie des Beckens oder einer Beckenskoliose. Es ist dann empfehlenswert, bei längerem Sitzen einen Ausgleich zu schaffen, indem die niedrige Beckenseite unterlagert wird.

Wenn der Therapeut bei der Untersuchung im Stand von vorne und hinten unterschiedliche Höhen des Beckens palpiert, handelt es sich um eine sog. Beckenverwringung, die dann als solche notiert werden muss. Dabei stehen die jeweils diagonal gegenüberliegenden SIAS (Spina iliaca anterior superior rechts) und die SIPS (Spina iliaca posterior superior links) tiefer als die der anderen Diagonale.

6.8   Bewegungsdiagnose und Behandlungsplan

Nachdem der Therapeut die relevanten Untersuchungen durchgeführt hat, formuliert er die physiotherapeutische Diagnose. Die ärztliche Diagnose gibt dem Physiotherapeuten einen bestimmten Rahmen vor. Ihre Bedeutung muss jedoch im Zusammenhang mit dem funktionellen Problem* deutlich formuliert werden, z. B. die Belastbarkeit einer Struktur, eines rheumatischen Gelenks, der Atmung oder des Kreislaufs.

> Die physiotherapeutische Diagnose unterscheidet sich wesentlich von der ärztlichen Diagnose und benennt keine Pathologie, sondern beschreibt vielmehr die Mechanismen, die dazu beitragen, die Funktionsstörungen aufrecht zu erhalten oder zu verursachen.

Die physiotherapeutische Diagnose kann auch als Bewegungsdiagnose umschrieben werden, da sie die wahrscheinlich symptomauslösende Funktionsstörung am Bewegungsapparat angibt sowie ihre Auswirkungen auf den Organismus und das Leben des Patienten beschreibt. Diese Aussage gilt als **Arbeitshypothese** und muss durch die sog. **Probebehandlung** überprüft werden. Diese besteht aus einer einzigen Behandlungsmaßnahme, die gezielt bzw. betont nur auf den vermuteten pathogenen Faktor einwirkt. Der Vergleich der Beschwerden/Funktionsstörungen vor und nach dieser Behandlungsmaßnahme vervollständigt die Probebehandlung, die mit zur Untersuchung gehört.

Eine mechanische Funktionsstörung des Bewegungssystems z. B. ist in der Untersuchung relativ rasch sichtbar und reagiert gewöhnlich schnell auf die Probebehandlung. Bei Symptomen, die mit dem vegetativen Nervensystem in Verbindung stehen können (wie Kopfschmerz, Kältegefühl in den Extremitäten, Schwindel u. a.), ist es oft schwer, die Ursache zu finden. Sie reagieren gewöhnlich nicht unmittelbar auf die Untersuchungstechnik und die Probebehandlung. Die Reaktion erfolgt oft erst in den Stunden danach.

6.8.1   Arbeitshypothese

Es gibt grundsätzlich 3 Wege, die Störungen des Bewegungssystems zu behandeln. Im Wesentlichen können eine **strukturorientierte**, eine **verhaltensorientierte** und eine **funktionsorientierte** Betrachtungsweise unterschieden werden. Das Erkennen der symptomauslösenden Struktur dient vorwiegend der Auswahl der Art der Behandlungsmaßnahme und ihrer Lokalisation (z. B. Techniken zur Behandlung muskulärer oder kapsulärer Bewegungseinschränkungen). Bei der funktionsorientierte Betrachtungsweise gelten Haltung und Bewegung als wichtigste Funktionen des Bewegungssystems.

> In der Arbeitshypothese wird der Einfluss erklärt, den die Abweichungen von der Idealvorstellung der Aktivität auf die Beschwerden des Patienten haben.

6.8.2   Therapieplanung und Wahl der Intervention

Die Therapieplanung ist ein Ausdruck höchst komplexer Denkprozesse. Die vereinbarten Ziele und die gewählten Interventionen müssen im Sinne des Clinical Reasoning* verglichen und überprüft werden. Entsprechend den Zielen wird ein Gerüst entworfen, innerhalb dessen sich der Behandlungsprozess entwickeln soll und an dem der Patient aktiv beteiligt werden muss. Im Dialog entwickeln Therapeut und Patient das Lernziel der Behandlung. Der Therapeut wählt aus der Vielfalt der Techniken und therapeutischen Übungen diejenigen aus, die die Idealvorstellung der Aktivität üben, und berücksichtigt dabei die Kontextfaktoren des Patienten. Hauptaufgabe der Physiotherapie ist es, die Symptome des Patienten über eine Änderung der Bewegung bzw. Haltung zu verbessern. Wenn sich die Beschwerden nicht durch Bewegungs- bzw. Haltungsänderung deutlich verbessern, stellt das eine fehlende Indikation bzw. gar Kontraindikation für die Physiotherapie dar. Eine Rückweisung an den Arzt ist erforderlich.

Die Therapieplanung sollte folgende Faktoren berücksichtigen:

- Ziele der Behandlung,
- Kontraindikationen für bestimmte Interventionen,
- Wahl der Intervention und ihrer Alternativen,
- Festlegung der Ausgangswerte, um gezielte Erfolgskontrollen durchführen zu können,
- Prognose, welche Resultate in welcher Zeitspanne erreicht werden können (kurz-, mittel-, langfristig).

6.8.3 Zielformulierung

„Wer nicht weiß, wohin er will, braucht sich nicht zu wundern, wenn er ganz woanders ankommt" (Mager 1972).

Lehrende und Lernende haben häufig unterschiedliche Erwartungen. Je mehr Verständigung über diese Erwartungen stattfindet, desto geringer ist die Gefahr von Enttäuschungen. Das Lernziel ergibt sich aus dem funktionellen Problem, das durch die Untersuchung des Patienten gefunden und formuliert worden ist. Es wird gemeinsam mit dem Patienten formuliert und beschreibt das Bewegungsergebnis. Ein solches Vorgehen nimmt die Mündigkeit des Patienten ernst und soll verhindern, dass er in die Schülerrolle zurückfällt. Gleichzeitig erleichtert ihm die strukturierende Vorgabe die Orientierung.

Literatur

Bacha S, Bongartz M (2007) Untersuchung der Muskulatur. In: Spirgi-Gantert I, Suppé B (2007) FBL Klein-Vogelbach Functional Kinetics. Die Grundlagen, 6. Aufl. Springer, Heidelberg

Betz U, Hopf C, Bodem F (1998) Vergleichende Untersuchung zu verschiedenen mittleren Sitzhaltungen – eine prospektive kontrollierte Studie. Krankengymnastik, Zeitschrift für Physiotherapeuten 50(11):1871–1882

Brügger A (1986) Die Erkrankungen des Bewegungsapparates und seines Nervensystems, 2. Aufl. Fischer, Stuttgart

Butler D, Moseley LG (2005) Schmerzen verstehen. Springer, Berlin Heidelberg

Celegin Z (1982) Thoracic outlet syndrome; what does it mean to physiotherapists. In: Proceedings IXth Congress World Confederation for Physical Therapy Stockholm. S 825–832

Dahmers J (2006) Anamnese und Befund: Die symptomorientierte Patientenuntersuchung als Grundlage klinischer Diagnostik, 10. Aufl. Thieme, Stuttgart

Debrunner HU (1971) AO-Gelenkmessung. Neutral-0-Methode. Dokumentation der DGOT. Verlag Bern, Tübingen

Frisch H (1995) Programmierte Untersuchung des Bewegungsapparates, 6. Aufl. Springer, Heidelberg

Gifford L (1998) Topical issues in pain. NOI, Falmouth Adelaide

Hochschild J (1998) Strukturen und Funktionen begreifen Bd. 1. Thieme, Stuttgart

Inman VT, Ralston HJ, Todd F (1981) Human walking. Williams & Wilkies, London

Janda V (1979) Muskelfunktionsdiagnostik. Aco, Leuven

Kendall FP, McCreary EK (1983) Muscles. Testing and function, 3. Aufl. Williams & Wilkins, Baltimore, MD

Klein-Vogelbach S (1976) Funktionelle Bewegungslehre. Springer, Berlin Heidelberg

Klein-Vogelbach S (1990) Funktionelle Bewegungslehre, 4. Aufl. Springer, Berlin Heidelberg

Klein-Vogelbach S (1995) Gangschulung zur Funktionellen Bewegungslehre. Springer, Berlin Heidelberg

Kollmann J (1901) Plastische Anatomie für Künstler. Veit, Leipzig

von Lanz T, Wachsmuth W (1959) Praktische Anatomie. Springer, Berlin Heidelberg

van Liebergen B, Langendoen-Sertel J (1998) Neuro-vaskuläre Passagesyndrome im Nacken-Schulter-Bereich – eine aktualisierte Übersicht des Thoracic Outlet Syndroms Manuelle Therapie, Bd. 2. Thieme, Stuttgart, S 67–78

Machleder HI (1994) Thoracic outlet syndromes: new concepts from a century of discovery. Cardiovascular Surgery 2:137–145

Mager R (1972) Motivation und Lernerfolg. Beltz, Weinheim

Merskey H, Bogduk N (Hrsg) (1994) Pain terms. A current list with definitions and notes on usage, 2. Aufl. Classification of chronic pain, Bd. III. IASP, Seattle

Pape D, Lorbach O, Steimer O (2007) Analyse der Deformität und präoperative Planung einer knienahen Osteotomie. Atrthroskopie 20(4):277–290 (Online publiziert am 3. Oktober 2007)

Perry J (2003) Ganganalyse. Norm und Pathologie des Gehens. Urban & Fischer/Elsevier, München

Price DD (2000) Psychological and neural mechanisms of the affective dimension of pain. Science 288(5472):1769–1772

Rauber, Kopsch (1987) In: Leonhardt H, Tillmann B, Töndury G, Zilles K (Hrsg) Bewegungsapparat. Anatomie des Menschen, Bd. I. Thieme, Stuttgart

Rehfisch HP, Basler HD, Seemann H (1989) Psychologische Schmerzbehandlung bei Rheuma. Springer, Berlin Heidelberg

Rentsch HP, Bucher PO (2006) ICF in der Rehabilitation: praktische Anwendung der internationalen Klassifikation der Funktionsfähigkeit, Behinderung und Gesundheit im Rehabilitationsalltag, 2. Aufl. Schulz-Kirchner, Idstein

Sahrmann S et al (2011) Movement system impairment syndromes of the extremities, cervical and thoracic spines. Elsevier/Mosby, St. Louis, MO

Schüßler G (1993) Bewältigung chronischer Krankheiten. Vandenhoeck & Ruprecht, Göttingen

Siegrist J (2005) Medizinische Soziologie, 6. Aufl. Urban & Fischer/Elsevier, München

Spirgi-Gantert I (2012) Therapeutische Übungen. In: Spirgi-Gantert I, Suppé B (Hrsg) FBL Klein-Vogelbach Functional Kinetics. Therapeutische Übungen. Springer, Berlin Heidelberg

Suppé B (2007) Die Grundlagen. In: Suppé B, Spirgi-Gantert I (Hrsg) FBL Klein-Vogelbach Functional Kinetics. Die Grundlagen, 6. Aufl. Springer, Berlin Heidelberg

Suppé B, Bongartz M (Hrsg) (2012) FBL Klein-Vogelbach Functional Kinetics – praktisch angewandt. Brustkorb, Arme und Kopf untersuchen und behandeln. Springer, Berlin Heidelberg

Suppé B, Bongartz M (Hrsg) (2013) FBL Klein-Vogelbach Functional Kinetics – praktisch angewandt. Gehen – Analyse und Intervention. Springer, Berlin Heidelberg

Suppé B, Bacha S, Bongartz M (Hrsg) (2011) FBL Klein-Vogelbach Functional Kinetics – praktisch angewandt. Becken und Beine untersuchen und behandeln. Springer, Berlin Heidelberg

Whittle M (1991) Gait analysis: an introduction. Butterworth-Heinemann, Oxford

Intervention

Barbara Suppé

I. Spirgi-Gantert, B. Suppé (Hrsg.), *FBL Klein-Vogelbach Functional Kinetics – Die Grundlagen*,
DOI 10.1007/978-3-642-41901-0_7, © Springer-Verlag Berlin Heidelberg 2014

Die Anwendung der Bewegungstherapie, ihrer Techniken und ständig angepasster Instruktionen schöpft aus einem Angebot vielfältiger therapeutischer Übungen, durch die der Patient lernen kann, funktionelle Probleme* zu beheben und ein ökonomisches Bewegungsverhalten wiederzuerlangen.

Durch die sorgfältige Untersuchung hat der Therapeut bereits ein Verständnis für die Probleme des Patienten bekommen. Er bestimmt auf Grund der gefundenen Defizite und Ressourcen des Patienten, welche Anforderungen er in Form von Belastung der Muskulatur, der Koordinationsfähigkeit und der Beweglichkeit der Gelenke dem Patienten zumuten kann und will. Auch während der Behandlung wird konsequent überprüft, ob die Behandlungsziele erreicht werden oder ob unerwünschte Nebeneffekte auftreten.

Physiotherapeuten steht eine nahezu endlose Palette therapeutischer Mittel zur Verfügung. Die Maßnahmen werden durchgeführt und modifiziert, um (mit Zustimmung des Patienten) die festgelegten Ziele zu erreichen. Die optimale Intervention gibt es jedoch nicht. Vielmehr können mehrere Möglichkeiten zum selben Ziel führen. Als optimal erweist sich oft die kontinuierlich reflektierte Improvisation. Physiotherapeuten sollten in der Lage sein, aus mehreren Methoden ein maßgeschneidertes Behandlungsprogramm zusammenzustellen, das immer die Verbesserung des Aktivitäten- und Partizipierungsniveaus des Patienten vor Augen hat. Allen Behandlungstechniken der FBL Functional Kinetics („widerlagernde Mobilisation" der Gelenke, „mobilisierende Massage" und Feinmobilisation bei der „hubfreien Mobilisation") (Spirgi-Gantert et al. 2009) liegt ein gemeinsames Konzept zugrunde, das aus perzeptiven, manipulativen und didaktischen Elementen besteht. Die Techniken betonen jeweils einzelne Strukturen, wirken aber in der Bewegungsfunktion übergreifend. Oft ist der Übergang von einer Technik zur anderen fließend.

Eine Behandlung ist jedoch sehr viel mehr als das Anwenden von Behandlungstechniken und Übungen. Während das medizinische Denkmodell „Behinderung" als Problem einer Person betrachtet, das unmittelbar von einer Krankheit, einem Trauma oder einem anderen Gesundheitsproblem verursacht wird, beurteilt das bio-psycho-sozio-ökologische Modell (Hüter-Becker 2004) den gesamten Lebenskontext eines Menschen.

Damit unterscheiden sich auch die grundsätzlichen **Behandlungsansätze:**

— Die **kurative Medizin** ist ursächlich ausgerichtet. Der Patient ist häufig passiv, er wird behandelt. Der Arzt bestimmt die Behandlung mit dem Ziel, den Gesundheitsschaden zu beheben oder zu stabilisieren. Im medizinischen Modell wird demnach die Krankheit behandelt, die einen nachweisbaren Auslöser hat.

— In der Behandlungsstrategie der **rehabilitativen Medizin** ist der Patient aktiv und eigenverantwortlich. Er muss die Leistungen, die zum Fortschritt führen, selbst erbringen. Das erfordert ein vernetztes, multikausales Denken. Der Therapeut ist Koordinator und Berater und verfolgt das Ziel, das Verhalten des Patienten zu verändern. Damit muss die Aufmerksamkeit des Therapeuten in gleichem Maß auf das Ergebnis einer Behandlung wie auf den Prozess gerichtet sein, der zu einem Ergebnis hinführen soll.

> Grundlage und Leitmotiv des physiotherapeutischen Handelns aus Sicht der FBL-Functional Kinetics ist Bewegung (Klein-Vogelbach 1984).

Die **Aufgabe des Therapeuten** besteht demnach darin, den Patienten zu Bewegungen zu veranlassen, die seiner momentanen Belastbarkeit angepasst sind und der funktionellen Beanspruchung im Alltag entsprechen. Eine zu frühe oder zu hohe Belastung nach einer Verletzung stört den Heilungsverlauf. Sie würde im ungünstigsten Fall die Traumatisierung weiter verstärken. Dagegen fehlen bei einer Immobilisation die für den Heilungsprozess notwendigen Bewegungsreize, wodurch sich die Körperwahrnehmung des Patienten verschlechtert. Das hat zur Folge, dass bei einer Wiederaufnahme der Bewegung das Bewegungsverhalten des Patienten undifferenzierter ist und die lokale Belastung erhöht wird. Um den Alltagsbelastungen gewachsen zu sein, benötigt der Körper formative Bildungsreize, die den späteren funktionellen Beanspruchungen entsprechen.

Physiotherapeuten sind auch immer Bewegungslehrer, sobald sie zu einer „Hands-off-Strategie" greifen, um den Patienten eigenständig und unabhängig von Therapie zu machen. Zu den Aufgaben des Therapeuten in seiner Funktion als Bewegungslehrer gehört das Beobachten, Analysieren und Bewerten einer Bewegung, aber auch das Planen einer therapeutischen Übung.

Die in der FBL angewandten **Beobachtungsverfahren** liefern Daten über die Harmonie einer Bewegung, die Koordination*, den Rhythmus, das Bewegungsausmaß usw. Sie sind äußerst praxisrelevant und schließen die Fähigkeit des Therapeuten ein, räumliche und zeitliche Qualitäten der Bewegung intuitiv zu erfassen. Durch die systematische Beobachtung von Menschen in Ruhe und Bewegung wird ersichtlich, dass der Körper in einer ständigen Auseinandersetzung mit der Schwerkraft steht. Das bedingt einen ständigen Umgang mit den Gewichten und erfordert entsprechende Gleichgewichtsreaktionen*.

Auf Grund dieser Erkenntnis wurden die **therapeutischen Übungen** der Funktionellen Bewegungslehre erarbeitet. Vor allem die Ballübungen sind überwiegend auf dem Prinzip des **reaktiven Übens** aufgebaut (Bürge

2012). Es besteht darin, dass dank geschickt gelenkter Bewegung ein therapeutisch angestrebtes Detail eines natürlichen Bewegungsablaufes automatisch und zwangsläufig in Erscheinung tritt. Mit der entsprechenden Anzahl von Wiederholungen wird dieses Detail geübt und schließlich in das Bewegungsverhalten integriert.

Die **Leitgedanken für die Intervention** aus Sicht der FBL-Functional Kinetics stellen sich wie folgt dar:

- Der Therapeut ist sich stets der Wirkung der Auseinandersetzung des Bewegungssystems mit der Schwerkraft bewusst.
- Er schließt aus der Richtung der Bewegung und aus der Lage der Bewegungsachsen auf die geforderten Muskelaktivitäten.
- Er ist sich stets bewusst, dass das Bewegungsverhalten von Gleichgewichtsreaktionen geprägt ist.

Eine Veränderung des Bewegungsverhaltens kann nur durch die aktive Mitarbeit des Patienten erreicht werden. Funktionsschulung bedeutet auch immer ein Wahrnehmungstraining für den Patienten, wobei sein Bewegungsempfinden, die Kinästhetik, verbessert wird. Das perzeptiv-manipulativ-didaktische Konzept stellt dabei eine wesentliche Grundlage für das Bewegungslernen dar. Der Therapeut begleitet und unterstützt den Patienten so lange, bis dieser selbständig zu einem physiologischen Bewegungsverhalten zurückfindet.

Die Instruktionen in **Patientensprache** dienen dazu, die Orientierung am eigenen Körper und vom eigenen Körper aus zu verbessern. So wird es möglich, selektive Bewegungen auszuführen und die Kontrolle über das Bewegungsverhalten zu erhalten (Suppé 2007).

7.1   Zugrunde liegende Prinzipien

Durch unmittelbare Bewegungsbeobachtung und die anschließende Auswertung wird die jeweilige Therapieform gewählt, die sich am normalen Bewegungsverhalten des gesunden Menschen orientiert. Die Anwendung der Bewegungstherapie, ihrer Techniken und ständig angepasster Instruktionen schöpft aus einem Angebot vielfältiger therapeutischer Übungen, durch die der Patient lernen kann, funktionelle Probleme* zu beheben und ein ökonomisches Bewegungsverhalten wiederzuerlangen.

7.1.1   Motorisches Lernen

Das Bewegungslernen steht im Vordergrund der Behandlung. Dazu nutzt der Therapeut die **Instruktion**, die sowohl verbal als auch manipulativ sein kann. Nach dem Prinzip der FBL-Functional Kinetics soll das Therapieziel in der

Reaktion auf eine Bewegung und die dadurch entstehende Gewichtsverschiebung liegen. Die aus dem Bewegungsauftrag folgenden Reaktionen werden dem Patienten nicht bewusst. Der Therapeut aber sieht sie voraus und plant sie als eigentliches Therapieziel ein.

Die Veränderung der statischen Abweichungen und der Kondition* des Patienten während der Therapie bedingt eine ständige Anpassung der Übungen.

> Die automatischen Gleichgewichtsreaktionen sind das beabsichtigte Lernziel in einer therapeutischen Übung. Das garantiert eine spontane Bewegung, die zur richtigen Zeit mit adäquater Muskelaktivität einsetzt und nicht willentlich gesteuert ist.

7.1.2   Entlastungsstellungen

Bei Veränderungen der Statik reagiert der Körper mit reaktiver Hyperaktivität* der Muskulatur oder mit Scherbelastungen* auf passiven Strukturen. Daher muss der Therapeut bei der Untersuchung des Bewegungsverhaltens und der Funktion einzelner Körperabschnitte*/Körpersegmente genau herausfinden, was für die Probleme verantwortlich gemacht werden kann, um dann die entsprechende Maßnahme zu ergreifen. Zur klassischen therapeutischen Intervention gehört es, die gestressten Strukturen vom Gewicht zu befreien, d. h., dem Patienten müssen Entlastungsstellungen gezeigt und erklärt werden. Das sollte beim ersten Kontakt mit dem Patienten erfolgen.

Wichtig ist, dass die Entlastungsstellungen sofort mit Einsetzen der Beschwerden eingenommen werden. Sie sollten möglichst einfach sein, damit sie auch im Alltag eingenommen werden können. Durch entsprechende Lagerungen oder durch das Anleiten von bestimmten Positionen wird die Intensität der muskulären Aktivitäten zwischen einzelnen Körperabschnitten oder Teilen davon gezielt reduziert. Um z. B. die Lendenwirbelsäule im Sitzen zu entlasten, kann sich der Patient am Tisch oder einem umgedrehten Stuhl anlehnen. Dabei werden die Gewichte von Armen und Brustkorb abgegeben, und das Becken bleibt potenziell beweglich. Die Hüftgelenke werden z. B. im hohen Sitz entlastet, da sich das Becken wieder frei in den Hüftgelenken bewegen kann (s. Spirgi-Gantert 2012).

7.1.3   Beweglichkeit

Hyper- und Hypomobilitäten und Instabilitäten bedingen sich gegenseitig und können Ursache oder Folge von Haltungsabweichungen sein. Einseitige Belastungen kommen ebenfalls als Verursacher von veränderter Beweglichkeit in Frage. Der für den Körperabschnitt* typische **Aktivi-**

tätszustand verändert sich, was zu **muskulären Dysbalancen*** führt. Diese zeigen sich in übermäßiger Aktivierung bestimmter Muskeln, während andere inhibiert werden. Das Verbessern der Beweglichkeit hypomobiler Abschnitte entlastet hypermobile Bereiche. Die Stabilisationsfähigkeit der hypermobilen Abschnitte muss gleichzeitig erfolgen. Da Ausweichmechanismen nach einiger Zeit zum normalen Bewegungsrepertoire des Patienten gehören, sind das Bewusstmachen des Ausweichmechanismus* und das Umlernen des Bewegungsverhaltens wichtige therapeutische Ziele.

Bei Hypomobilitäten, die eine optimale Anordnung der Körpersegmente behindern, muss die Beweglichkeit wieder hergestellt werden, und der Patient sollte lernen, seine Haltung selbstständig zu korrigieren und zu kontrollieren. Hyper- und Hypomobilitäten bedingen sich oft gegenseitig. Hypermobilitäten sind oft Ursache schlechter Statik*. In der Folge entstehen in der Wirbelsäule häufig Teilsteifigkeiten. Diese können jedoch auch die primäre Ursache statischer Abweichungen sein. Teilsteifigkeiten entstehen oft durch eine Gewohnheitshaltung, z. B. durch einen zusammengesunkenen Flachrücken, der in der unteren Brustwirbelsäule flektiert wird. Diese Teilsteifigkeiten muss man mit aller Sorgfalt zu beseitigen versuchen. Nur dann ist eine aktive Haltungskorrektur möglich und sinnvoll. So lässt sich z. B. der Kopf – auch bei vorhandener Bewegungseinschränkung in Extension im cervicothorakalen Übergang (CTÜ) – oft in die Körperlängsachse* einordnen – allerdings findet die Bewegung dann in der mittleren Halswirbelsäule statt. Deshalb sollte insbesondere der Kopf während der Therapie nicht einfach „gerade gerückt" werden. Der therapeutische Erfolg lässt dabei oft lange auf sich warten. In der Zwischenzeit müssen Entlastungsstellungen helfen.

7.1.4   Haltung

Um die Haltung zu beeinflussen und damit auch die Statik zu verbessern, muss der Patient die Fehlstellung und ihre Korrektur wahrnehmen können. Er muss nicht nur die angestrebte Haltung spüren, sondern auch den Weg des Zurücksinkens in die unerwünschte Gewohnheitshaltung. Behandlungsziel ist es, dass der Patient seine Haltung korrigieren und muskulär kontrollieren kann. Wenn keine Teilsteifigkeiten hindernd im Weg stehen, ist dies während der physiotherapeutischen Behandlung schnell und unproblematisch zu erreichen.

Die **Haltungskorrektur** hebt die Schubbelastungen und die reaktive Hyperaktivität der Muskulatur auf, geht aber mit Hyperaktivität einher, die oft von einer funktionellen Fehlatmung begleitet wird. Diese Hyperaktivität muss nach Einnehmen der korrigierten Stellung abgebaut

werden. Haltungskorrekturen im Stehen nimmt man unter Beibehalten der gleichmäßigen Belastung von Vor- und Rückfuß vor. Da der Kopf bereits am richtigen Ort über den Füßen steht, muss sich die Haltungsveränderung durch Gewichtsverschiebung zwischen Hüftgelenken und Halswirbelsäule vollziehen. Der Therapeut veranlasst möglichst nur eine Gewichtsverschiebung, die dann automatisch ein Gegengewicht in Gang setzt, weil die Belastung auf den Füßen nicht verändert werden darf.

7.1.5   Neuromuskuläre Kontrolle

Bei muskulären Dysbalancen* verändern sich die typischen Aktivitätszustände* der Körperabschnitte – sie weichen vom Ideal ab und werden damit weniger ökonomisch. Außerdem verändert sich die Qualität der Muskelrekrutierung (Suppé et al. 2011) So werden z. B. bestimmte Muskeln inhibiert und damit verspätet aktiviert, und anderseits sind manche Muskeln in ihrer Nachlassfähigkeit gestört. Um die neuromuskuläre Kontrolle zu fördern, müssen die **Nachlassfähigkeit,** die **Kontraktionsfähigkeit** und die **Haltefähigkeit** der Muskulatur verbessert werden. Dies geschieht durch die Auswahl von therapeutischen Übungen, die die Aktivität des Körperabschnitts im Alltag üben. Dies geschieht auch durch die Auswahl entsprechender Behandlungstechniken der FBL Functional Kinetics.

Verbessern der Kontraktionsfähigkeit

Eine häufige Folge von statischer Abweichung ist die Störung der Kontraktionsfähigkeit von Muskulatur. Die Muskulatur adaptiert an die Funktion, und der Muskel verändert sich so, dass er in dieser Länge auch seine maximale Kraft entfalten kann. Diese aktive Insuffizienz* im normalen Bewegungsverhalten führt z. B. dazu, dass ein Patient beim Anheben des Beins nicht genügend Kraft in dieser Länge entwickeln kann. In der Folge wird das Bein nicht gut am Becken verankert. Um die (vom Muskel gewünschte) Länge wieder herzustellen, zeigt sich ein typischer Ausweichmechanismus*: Das Becken wird nach hinten gekippt, flexorisch in der Lendenwirbelsäule. Um die Kontraktionsfähigkeit der Flexoren zu verbessern, muss also in maximaler Annäherung der Muskulatur trainiert werden. Zum Üben wird eine Ausgangsstellung gewählt, in der die Muskulatur unter Hubbelastung* gerade noch gut arbeiten kann.

Verbessern der Nachlassfähigkeit

Eine gestörte Nachlassfähigkeit ist ebenfalls eine Folge der Adaption an die Haltung. Zur Verbesserung der Exzentrik werden sowohl Behandlungstechniken als auch therapeutische Übungen genutzt. Die Technik der mobilisierenden Massage muss entsprechend angepasst werden. Die Muskulatur wird, um dieses Ziel zu erreichen, während der **Verlängerung** bearbeitet. Den gleichen Effekt hat z. B. eine Anpassung der Übung „Rosinchen," bei der diese Nachlassfähigkeit aktiv geübt wird, indem der Patient die Druckaktivität des Standbeinfußes verstärkt (s. Suppé u. Bongartz 2012). Dadurch kommt es weiterlaufend zur Extension des Beins im Hüftgelenk. Diese Bewegung erfolgt durch extensorische Aktivität – die Flexoren werden inhibiert. Eine gleichzeitig durchgeführte weiterlaufende Bewegung (z. B. über vermehrte Flexion des Beins im Hüftgelenk oder über aktive Dehnung der Ischiocruralen) verstärkt diesen Effekt.

Verbessern der Haltefähigkeit

Damit die Muskulatur ein Gelenk stabilisieren kann, muss sie tonische Kontraktionen über längere Zeit halten und so koordiniert arbeiten, dass sie die translatorischen Bewegungen innerhalb der neutralen Zone kontrollieren kann. Damit bleiben die Gelenkflächen während der Bewegung optimal zueinander angeordnet. Der Therapeut nutzt die muskulären Aktivitäten, die sich zwingend durch die räumliche Lage der Körperabschnitte und ihrer Verbindung mit der Umwelt ergeben. Bei schwerer Hubleistung müssen die Körperabschnitte stabilisiert werden. Stabilisation bedeutet für den Körperabschnitt Becken, dass er die neutrale Stellung beim Bücken, Bewegungen angrenzender Körperabschnitte und vor allem beim Heben von Gewichten halten kann. Diese Stabilisationsfähigkeit wird auch **Fallverhinderung** genannt. Veränderungen am Körperabschnitt Becken/Beine zeigen sich z. B. in einem medialen Kollaps beim Einbeinstand. Die fallverhindernde rotatorische und abduktorische Aktivität ist vermindert. Um die Haltefähigkeit zu verbessern, gibt der Therapeut Widerstände **als Lernhilfe,** um die Außenrotatoren und Abduktoren gezielt zu aktivieren. Eine therapeutische Übung, bei denen die Fallverhinderung geübt wird, ist z. B. der „Am-Ort-Steher" in jeder Gangposition.

7.2   Selektives Muskeltraining

Unter selektivem Muskeltraining versteht die FBL Functional Kinetics neben der Auswahl bestimmter Muskeln oder Muskelgruppen vor allem die Art und Weise von deren Beanspruchung. Ein selektives Muskeltraining setzt die Koordination muskulärer Aktivitäten voraus, d. h., die bei einer Bewegung involvierten Muskeln müssen harmonisch zusammenwirken. Die Selektion kann einen bestimmten Muskel, aber auch eine Muskelgruppe betreffen. Bewegungsanalytisch ist es wichtig zu wissen, in welcher Art und Weise die Muskeln aktiviert werden. Der Therapeut

entscheidet je nach Ziel und erlaubter Belastung darüber, ob und wie Muskulatur arbeiten soll.

Die **Wahl der Ausgangsstellung** entscheidet über die Belastung der Muskulatur bei einem Bewegungsablauf in vielfältiger Hinsicht. Dabei zeichnen sich die von Klein-Vogelbach konzipierten therapeutischen Übungen dadurch aus, dass der Körper nicht mit Fremdgewichten belastet wird. Durch die Variabilität der Ausgangsstellungen werden jeweils unterschiedliche Muskelgruppen mit ihrem Eigengewicht beansprucht und in ihrem Zusammenspiel verbessert. Durch die Wahl der Ausgangsstellung wird auch die Entscheidung getroffen, ob die Muskulatur im offenen oder geschlossenen System trainiert werden soll. Auch die Lage der Bewegungsachsen ist ein Resultat der gewählten Ausgangsstellung. Wenn die Bewegungsachsen vertikal stehen und sich die Gelenkpartner oder Körperabschnitte* auf einer horizontalen Ebene bewegen, ist die Belastung hubfrei (▶ Abschn. 2.4.3), da keine Gewichte gehoben oder bremsend nach unten bewegt werden. Mit zunehmender Neigung der Bewegungsachse in eine horizontale Richtung steigt die Hubbelastung für die Muskulatur. Damit wird die Entscheidung gefällt, ob die Muskulatur dynamisch konzentrisch Gewichte nach oben heben soll oder ob sie dynamisch exzentrisch Gewichten nach unten absenken soll.

> ❯ Durch die Ausgangsstellung entscheidet sich, welcher Hubbelastung die Muskulatur ausgesetzt wird, in welcher Form der Körper mit seinen eigenen Gewichten umgehen muss und ob die Muskulatur in offener oder geschlossener Kette arbeitet.

In erster Linie wird die Muskulatur entsprechend ihren **Aufgaben im normalen Bewegungsverhalten** trainiert. Das ökonomische Prinzip zeigt z. B., dass mehrgelenkige Muskeln über dem proximalen Drehpunkt* verlängert wird, wenn sie sich über dem distalen Drehpunkt verkürzen soll (z. B. der M. biceps brachii beim Anheben einer Tasche), oder der Muskel bleibt über einem Drehpunkt längenstabil, während er sich im anderen Drehpunkt verkürzt. Die therapeutische Übung „Klassischer Frosch" veranschaulicht das funktionelle Training der Bauchmuskulatur. Für eine physiologische Verkürzung der Bauchmuskulatur und im Interesse einer ökonomischen Haltung und Atmung müssen bei einem selektiven Muskeltraining die kaudalen Anteile des M. rectus abdominis verkürzt werden, während die kranialen Anteile ihre Länge beibehalten sollen. Nur so kann der M. transversus mit den Mm. obliquii die optimale Spannung aufbauen (Spirgi-Gantert 2012). Die Kenntnis von den Aufgaben der Körperabschnitte* im Alltag hilft außerdem dabei zu entscheiden, ob die Muskulatur vorwiegend stabilisierend oder mobilisierend trainiert werden soll (Suppé, Bongartz 2012).

❯ Die Aufgabe im normalen Bewegungsverhalten entscheidet darüber, wie mehrgelenkige Muskulatur trainiert werden soll und ob stabilisierende oder mobilisierende Komponenten bei der Auswahl der Übung überwiegen. Durch Beschleunigungen kann ein Bewegungsablauf erleichtert werden, durch Bremsung kann man ihn erschweren.

Eine gute Möglichkeit, gezielt bestimmte Muskelgruppen anzusprechen, ist die Vorstellung, einen Körperabschnitt gegen einen imaginären Widerstand zu bewegen oder ein imaginäres Gewicht zu halten. Durch die Vorstellung von nicht existenten Gewichten oder Widerständen wird die gelenkumgebende Muskulatur im Sinne einer Kokontraktion innerviert und das Gelenk somit stabilisiert. Diese Form der Aktivierung ist hilfreich, wenn Körperabschnitte z. B. nach einer Operation noch nicht bewegungs- oder belastungsstabil sind.

Mit Hilfe von Temposteigerung kann man gezielt bestimmte Muskelgruppen entlasten und/oder Insuffizienzen überspielen. Durch eine Temposteigerung kann man eine Leistungssteigerung für bestimmte Muskelgruppen bewirken.

7.3   Konzeption einer Bewegungsschulung

Voraussetzung für erfolgreiches therapeutisches Üben und damit für die Veränderung des Bewegungsverhaltens ist die Wahl einer geeigneten Übung. In der FBL gibt es keine „Übungsprogramme" für bestimmte Krankheitsbilder. Die Auswahl der therapeutischen Übungen orientiert sich am funktionellen Status des Patienten und dem daraus formulierten funktionellen Problem*. Das Leitbild, das diesem Konzept zugrunde liegt, ist das normale Bewegungsverhalten eines gesunden Menschen. Alle Bestrebungen, Bewegung therapeutisch zu nutzen, enden in der Erkenntnis, dass die Annäherung an das Gesunde und Normale der **Erziehung zur Ökonomie** gleichkommt. Im Umgang mit dem Patienten ist der Therapeut immer auf der Suche nach dem gerade noch Möglichen – dort setzt das hilfreiche Üben ein. Daher ist der Unterschied zwischen einer therapeutischen Übung und einer Gebrauchs- oder Alltagsbewegung bzw. natürlichen Bewegung willkürlich, da alle Bewegungsübungen mit Patienten einem therapeutischen Zweck dienen.

Jeder bewegungsgesunde Mensch kann sich aus eigener Kraft mühelos fortbewegen. Er kann seine Hände im Rahmen der zur Selbsterhaltung notwendigen Aktivitäten gebrauchen. Er kann Geschicklichkeit erlernen, seine Umwelt sehend, hörend, riechend, tastend erfassen und sich durch Sprache ohne Mühe mit Gleichsprechenden ver-

ständigen. Um den Vitalitätszustand eines Menschen zu verbessern, muss der Therapeut beachten, dass sich natürliche Bewegung automatisch vollzieht. Willkürlich können Zielsetzung, Vorsatz und Planen der Bewegung sein.

Um ein **bewusstes Bewegungsziel** zu erreichen, bedient sich der Therapeut ausgewählter automatischer Bewegungsabläufe. Bewusst werden Bewegungsabläufe aus verschiedenen Gründen:
= bei Ermüdung,
= wenn man das Bewegungsgeschehen nicht oder noch nicht beherrscht,
= wenn uns Bewegung ungewohnte Anstrengungen abverlangt,
= wenn wir Bewegung benutzen, um uns verständlich zu machen oder etwas auszudrücken.

Wenn ein Bewegungsablauf, der im täglichen Leben immer wieder vorkommt, durch Ausweichmechanismen gestört ist, muss der Therapeut das fehlerhafte Detail herausfinden und dieses als Übung aufbereiten. Eine solche Übung muss die defizitäre Funktion unter vereinfachten Bedingungen übbar machen. Das normale Bewegungsverhalten ist dabei immer Leitbild und Ziel der Bewegungstherapie. Der Therapeut bestimmt aufgrund der gefundenen Defizite und Ressourcen, welche Anforderungen er in Form von Belastung der Muskulatur, Koordinationsfähigkeit und Beweglichkeit der Gelenke dem Patienten zumuten kann und will. Die automatischen Gleichgewichtsreaktionen sollen das beabsichtigte Lernziel einer therapeutischen Übung sein. Das garantiert eine spontane Bewegung, die zur richtigen Zeit mit adäquater Muskelaktivität eingesetzt und nicht willentlich gesteuert ist.

Mittels einer **therapeutischen Übung** versucht der Therapeut, funktionelle Defizite auf reaktivem Weg zu überwinden und differenzierte Bewegungsabläufe zu lehren und zu schulen. Durch die **Bestimmung des Lernzieles** werden bestimmte Funktionen benannt, die mit der Übung hauptsächlich angesprochen werden sollen. Es handelt sich dabei immer um komplexe Bewegungen, die sehr viel Koordination* und Reaktionen vom ganzen Bewegungssystem verlangen. Die in der FBL Functional Kinetics beschriebenen Modellübungen können als Grundlage zur Erfindung eigener, individuell angepasster Übungen dienen. Nicht alle Menschen verfügen über das gleiche Bewegungsrepertoire. Es ist abhängig von Veranlagung, Umweltfaktoren und Wiederholung, mit anderen Worten von Übung. Auch Fehlbewegungen und Hinkmechanismen können automatisch werden. Ihnen fehlt aber das Merkmal natürlicher Bewegung. Sie sind nicht ökonomisch.

❯ Eine Bewegung ist ökonomisch, wenn ihr Erfolg und ihre Leistung bei minimalem Kraftaufwand und Materialverschleiß maximal sind.

Voraussetzung für ein erfolgreiches therapeutisches Üben ist daher die Wahl oder die Erfindung einer geeigneten Übung. Die therapeutischen Übungen (Spirgi-Gantert u. Suppé 2012) bieten dem Therapeuten eine große Auswahl an Möglichkeiten, den Übenden aktiv teilhaben zu lassen, um so dessen Bewegungsverhalten zu verbessern.

Die **Funktionsanalyse** ist die Auseinandersetzung des Therapeuten mit der Übung. Durch sie erkennt er die vielfältigen Aspekte dieses Bewegungsablaufs. Diese sind für die Instruktion der Übung wichtig. Indem der Therapeut sie erkennt, auseinanderhält und ordnet, bekommt er die spezifischen Informationen, die ihn befähigen, die notwendigen Lernschritte individuell zu handhaben.

Durch die Anwendung des **Analysenkonzepts*** kann der Therapeut einen Bewegungsablauf aufschlüsseln, Einzelpunkte herausstellen und dementsprechend an den Patienten anpassen. Der Therapeut lernt dadurch einen Bewegungsablauf so genau kennen, dass er ihn verbal und manipulativ instruieren und die notwendigen Lernschritte individuell handhaben kann. Über das Perzeptionspotenzial des Patienten wird die Wahrnehmung auf seine Fähigkeiten gelenkt, und er kann verloren gegangene Bewegungsmuster wieder in sein Bewegungsverhalten integrieren. Perzeptionen sind primär unbewusste Prozesse der Wahrnehmungsverarbeitung. Von außen kommende Informationen werden in das erfahrungsbedingte Weltverständnis eingeordnet, gedeutet und strukturiert. Sie sind demnach selektiv-subjektive Bestandsaufnahmen, die als objektiv empfunden werden. Perzeption beschreibt jedoch nicht nur das rein subjektive Ergebnis des Wahrnehmungsvorgangs, sondern auch die diesem zugrunde liegenden neurophysiologischen Prozesse.

> ❯ Das Analysenkonzept* gibt dem Therapeuten eine übersichtlich gegliederte Orientierungshilfe und ist ein Hilfsmittel zum Verständnis einer therapeutischen Übung. Sämtliche Übungen werden nach dem gleichen Prinzip analysiert, um dem Therapeuten die Beobachtung und Interpretation der Bewegungsabläufe zu erleichtern. Die einzelnen Schritte des Analysenkonzepts ermöglichen ein systematisches Vorgehen bei der Planung und Anpassung einer therapeutischen Übung an den Patienten.

Die einzelnen Schritte des Analysenkonzepts werden im Folgenden dargestellt.

7.3.1 Name und Planung einer therapeutischen Übung

Eine Übung, die sich bewährt hat, braucht einen Namen, der sich gut einprägt. Dieser kann sich auf das funktionelle Problem* beziehen, das die Übung lösen möchte. Es hat sich jedoch gezeigt, dass sich solche Namen weder beim Therapeuten und schon gar nicht beim Patienten einprägen. Phantasienamen ergeben sich hingegen ganz von selbst – als Beispiel mögen die Namen der Asanas (Körperübungen) beim Yoga dienen. Oft ist es der Patient, der eine Übung „tauft". Phantasienamen bleiben auch ohne ersichtlichen Zusammenhang mit der Übung gut im Gedächtnis haften. Phantasienamen und Bilder enthalten emotionale Potenziale und lösen – mehr als verbale Informationen – Gefühle aus. Sie sind nicht nur schön oder hässlich, sondern auch witzig, komisch, „verfremdend" oder provozierend und motivieren dadurch zum Lernen.

Die **Konzeption** ist eigentlich die „Erfindung" der Übung. „Wenn ein Bewegungsablauf, der im täglichen Leben immer wieder vorkommt, durch Ausweichmechanismen gestört ist, muss der Therapeut das fehlerhafte Detail herausfinden und dieses als Übung aufbereiten. Eine solche Übung muss die defizitäre Funktion unter vereinfachten Bedingungen übbar machen" (Klein-Vogelbach 1984). Die eingeschränkte Aktivität des Patienten leitet den Physiotherapeuten sowohl in der Untersuchung als auch in der Behandlung. Es ist die Aufgabe von Physiotherapeuten, Veränderungen im Bewegungsverhalten des Patienten zu bewirken, um ihn zunehmend eigenständig und unabhängig von Therapie zu machen (Suppé 2007). Das setzt voraus, dass das Bewegungsverhalten bei jeder beliebigen Aktivität analysiert werden kann. Dazu benötigt der Therapeut ein Referenzbild der jeweiligen Aktivität und Kenntnisse über die Funktion einzelner Körperabschnitte*, da die Voraussetzung für sicheres Bewegen eine dynamische Haltungskontrolle bei jeglicher Veränderung der Körperposition ist. Ohne diese dynamische Stabilität fehlt die Sicherheit beim Gehen und bei anderen Veränderungen der Körperlage (sich drehen, aus dem Bett aufstehen usw.). Diese wichtigen Funktionen setzen eine kontrollierte Haltung und freie Beweglichkeit von Kopf und Rumpf voraus. Dasselbe gilt auch für die erfolgreiche Ausübung von anderen motorischen (auch feinmotorischen) Tätigkeiten.

Jede Aktivität setzt sich aus dem Zusammenspiel vieler einzelner Funktionen mehrerer (oder auch aller) Körperabschnitte zusammen. Dieses theoretische Wissen über die Aufgaben des Körperabschnitts im Bewegungsverhalten bildet die Grundlage für die Konzeption der therapeutischen Übung.

Beim strategischen Vorgehen, eine Übung zu planen, werden die wichtigsten Zusammenhänge dargestellt. Zudem wird begründet, warum eine bestimmte Übungsanordnung/-ausführung gewählt wird. Erklärt werden folgende Punkte:

- die Wahl der geeigneten **Ausgangsstellung**, die das Ziel ermöglicht. Dabei ist zu beachten, dass die

Position der Ausgangsstellung zu einem ganz bestimmten Umgehen mit den Gewichten des Körpers zwingt,

— wie und wo die Bewegung in Gang gesetzt wird, um das Lernziel möglichst mühelos zu erreichen. Die Richtungskomponente der geplanten **Primärbewegung** erlaubt die Aussage, in welchen Gelenken ausgiebige Bewegungstoleranzen vorhanden sind,

— welche **Reaktionen** spontan auftreten, sei es in Form von Veränderung der Unterstützungsfläche*, Einsatz von Gegengewichten oder stabilisierenden Muskelaktivitäten. Die räumliche Anordnung der Körperabschnitte und ihre Kontakte zur Umwelt geben uns Aufschluss über die Aktivitätszustände* der Muskulatur, die das in sich bewegliche System des Körpers zusammenhält und stabilisiert. Der Therapeut entscheidet in der Konzeption der Übung, ob die Bewegung standortkonstant oder standortverändernd durchgeführt wird. Bei überwiegend horizontaler Richtungskomponente der Primärbewegung sind deutliche Gleichgewichtsreaktionen* zu erwarten. Standortkonstante Bewegungsabläufe verlangen das Einsetzen von Gegengewichten während standortverändernde Bewegungsabläufe weiterlaufende Bewegungen* provozieren.

Wenn der Therapeut z. B. bei der Ganganalyse festgestellt hat, dass das Abrollen über die funktionelle Fußlängsachse gestört ist, wird dieser Bewegungsablauf im Stand vereinfacht geübt, indem er symmetrisch und simultan geübt wird. Auf den nachfolgenden Schritt wird verzichtet, die Übung wird standortkonstant gemacht. Das Abrollen soll alternierend nach vorn und nach hinten stattfinden. Das Lernziel wird in den reaktiven Bereich verlegt, indem als Primärbewegung ein symmetrischer, paralleler Armpendel nach hinten bzw. vorn angeleitet wird.

7.3.2   Anleitung in Patientensprache

Wie bereits in ▸ Kap. 5 beschrieben, ist das Anleiten eines komplexen Bewegungsablaufs eine große Herausforderung für den Therapeuten. In den Lernphasen besteht eine Wechselwirkung zwischen Therapeut und Patient, indem die Instruktion einem Dialog zwischen Lernendem und Lehrendem gleich kommt. Die Reaktion des Patienten auf die gewählte Instruktion bestimmt das weitere Vorgehen und auch den nächsten Bewegungs- oder Wahrnehmungsauftrag.

Die Instruktionen, die von Klein-Vogelbach als „**Instruktionsrezept in Patientensprache**" beschrieben wurden, appellieren an die Orientierungsfähigkeit des Patienten an seinem eigenen Körper, an der Schwerkraft und vom eigenen Körper aus (Klein-Vogelbach 1984). Das Ziel der Übungsanleitung ist daher immer die Verbesserung der Wahrnehmung und damit der Bewegungskompetenzen* des Patienten. Eine wichtige Aufgabe des Therapeuten ist es, zum richtigen Zeitpunkt die richtigen Worte finden. Da eine verbale Instruktion zumeist manipulativ-didaktisch unterstützt wird, bedeutet das, dass die Hände des Therapeuten zur rechten Zeit am rechten Ort liegen, um gezielt taktile Stimuli setzen zu können.

> ❯ Die Primärbewegung ist ein Teil der Instruktion und der Teil eines Bewegungsablaufs, der bewusst ausgeführt undinstruiert wird. Sie hat weiterlaufende Bewegungen und spontane Gleichgewichtsreaktionen zur Folge. Diese Reaktion ist vom Therapeuten geplant und sein Therapieziel. Er versucht dadurch, Ausweichmechanismen erst gar nicht zu starten.

Durch Bewegung ändert sich ständig die Wahrnehmung der Umgebung, in der sich der Mensch befindet. Er muss dann entscheiden, ob diese Wahrnehmungsänderung durch die Bewegung entstanden ist oder ob die Umgebung sich geändert hat. Hat sich die Umgebung geändert, muss sich das Lebewesen der neuen Umgebung anpassen. Häufig geschieht es dann, dass neue Bewegungen ausgeführt werden müssen, um den Körper wieder zu stabilisieren. Der Patient muss also in der Lage sein, ständig neue Bewegungen zu lernen. Aber auch der Organismus selbst verändert sich – Heranwachsen, Reifen, Altern –, Veränderungen treten auch durch neue Belastungen und Erfahrungen – Beruf, Sport –, aber auch durch veränderte Ernährung auf. Auch an diese Veränderungen muss sich der Organismus mit seinen Bewegungen anpassen.

Beide Anpassungsformen werden auch als Lernen bezeichnet. Bewegungslernen findet daher ständig und nicht nur im Kindesalter statt. Zu dem Zeitpunkt ist der Lernprozess besonders auffällig und wichtig, weil zu diesem Zeitpunkt auch die Grundlagen der Vernetzung der Zellen im Gehirn stattfindet, die später auch für kognitive Leistungen notwendig sind.

> ❯ Die Aufgabe des Physiotherapeuten als Bewegungslehrer ist es, Lernprozesse zu analysieren, zu begleiten und zu optimieren sowie Lehrprozesse zu entwickeln und zu überprüfen.

7.3.3   Reaktionen und Bedingungen

Um ein bewusstes Bewegungsziel zu erreichen, nutzt der Mensch automatische Bewegungsabläufe – er kennt das Ziel, und der Weg vollzieht sich reaktiv. Das Bewegungsgeschehen kommt uns immer nur dann zu Bewusstsein, wenn wir ermüden, die Bewegung ungewohnte Anstrengungen verlangt oder wir sie noch nicht beherrschen.

Die **Actio** ist derjenige Teil eines Bewegungsablaufs, der bewusst ausgeführt wird, aber immer auf verschiedene Weise ausgeführt werden kann. Die angeleitete Primärbewegung setzt voraus, dass der Therapeut den kritischen Distanzpunkt* benennt, dessen räumlicher Weg die Bewegungsrichtung am eindeutigsten verwirklicht, wie z. B. die Ellenbogen bei der Übung „Klassischer Frosch". Dadurch entsteht eine gewünschte weiterlaufende Bewegung, die ebenfalls Gewichte in diese Richtung bringt.

Die **Reactio** ist also eine beabsichtigte Gleichgewichtsreaktion, die entweder in Form von Veränderung der Unterstützungsfläche* oder des Einsetzens von Gegengewichten erfolgen kann. Der Therapeut beobachtet, ob Gewichte von der Unterlage abgehoben werden (die Unterstützungsfläche verkleinert sich) oder ob in Richtung der Primärbewegung eine neue Unterstützungsfläche entsteht. Dann hat man es mit einem standortverändernden Bewegungsablauf zu tun. Wenn Gewichte in die entgegengesetzte Richtung der Primärbewegung gebracht werden, wirken sie bremsend auf den Bewegungsablauf. Wenn sich die Gewichte auf beiden Seiten der Trennebene* die Waage halten, verändert sich die Unterstützungsfläche nicht, und der Bewegungsablauf ist standortkonstant.

Die stehende bzw. sich in die Bewegungsrichtung mit verschiebende **Trennebene** erlaubt eine genaue analytische Unterscheidung zwischen der einen Form der Reactio, die als das Einsetzen von Gegengewichten definiert wird, und der Reactio, welche die Veränderung der Unterstützungsfläche bewirkt, um in der Folge fehlenden Gegengewichts einen Sturz in die Bewegungsrichtung zu vermeiden.

Ein Bewegungsablauf kann auf die vielfältigste Art und Weise zustande kommen. Wenn z. B. im Sitzen der Auftrag lautet: „Bewegen Sie den rechten Zeigefinger so weit wie möglich nach vorn", kann das Ergebnis auf viele verschiedene Arten zustande kommen. Der Patient bewegt nur seinen Finger, oder er bewegt den Arm im Schultergelenk. Vielleicht nimmt er den Schultergürtel mit in Protraktion und dreht seinen Brustkorb mit in die gleiche Richtung. Wenn er sich in den Hüftgelenken nach vorn neigt, kommt er noch weiter nach vorn. Oder er steht auf und geht bis ans Ende des Raums.

Der Körper hat demnach unzählige Möglichkeiten, einen Bewegungsauftrag auszuführen. Ohne das Einhalten von Bedingungen sind Ausweichbewegungen vorprogrammiert, weil der Patient einen Bewegungsauftrag in der für ihn bequemsten Form erfüllt. Wenn der Therapeut die typischen Varianten eines Bewegungsablaufs kennt, findet er auch die Mittel, diese einzugrenzen.

❯ Um die Auswahl der Möglichkeiten zu begrenzen, wird der Bewegungsauftrag mit Bedingungen verknüpft. Der Bewegungsauftrag, der die gewünschte Bewegung hervorruft, lautet: „Wenn …, dann …"

Der Therapeut instruiert die **Primärbewegung** und bestimmt die Bedingungen in Form von
- gleich bleibenden Abständen zwischen körpereigenen Punkten,
- gleich bleibenden Abständen zwischen Körperpunkten/-achsen/-ebenen und der Umwelt,
- räumlichen Fixpunkten,
- Tempo.

Die Begrenzungen müssen vom Therapeuten geplant werden. Er weiß, dass der Körper weiterlaufende Bewegungen* durch Stabilisierung verhindert und auf horizontal verschobene Gewichte mit dem Einsatz von Gegengewichten reagiert.

Für das o. g. Beispiel könnten die Bedingungen folgendermaßen lauten (in umgekehrter Reihenfolge), um das jeweilige vorherige Bewegungsergebnis zu erzielen:
- Die Füße bleiben an Ort und Stelle.
- Der Druck unter den Füßen bleibt immer gleich.
- Becken, Brustkorb und Kopf zeigen immer in dieselbe Richtung.

Der letzte Ort (kritischer Drehpunkt*) der weiterlaufenden Bewegung wäre dann der Schultergürtel auf dem Brustkorb, der sich protraktorisch mit dem Arm nach vorn bewegt hat.

❯ Die Formulierung der Bedingungen verlangt vom Therapeuten, dass er die Varianten kennt, in denen eine Primärbewegung verwirklicht werden kann.

7.3.4 Anpassungen

Die in der FBL Functional Kinetics beschriebenen Übungen sind Modellübungen, die sorgfältig an den Patienten angepasst werden müssen. Diese Anpassung ist von größter Wichtigkeit. Eine Grobanpassung geschieht bereits in der Konzeption der Übung, da vom Patienten ein funktioneller Status (Befund) vorliegt, der den Therapeuten informiert, was er im gegenwärtigen Zeitpunkt vom Patienten verlangen kann und mit welchen konstitutionellen unveränderlichen Größen er zu rechnen hat.

Anpassungen an Körperbau und Proportionen

Durch die Unterschiede von Längen, Breiten, Tiefen und Gewichtsverteilung sind Bewegungen für den einen Patienten leicht durchführbar und für den anderen Patienten unmöglich erlernbar. Vor allem, wenn eine Primärbewegung vorwiegend horizontale Richtungskomponenten aufweist, muss der Therapeut auf die unveränderlichen Werte der Konstitution* des Patienten Rücksicht nehmen. Aus den Verhältnissen von Längen, Breiten, Tiefen und der Gewichtsverteilung kann er vorhersagbare Aussagen über das Bewegungsverhalten machen und daher die Übungen entsprechend planen.

Anpassung an die Kondition in Bezug auf Geschicklichkeit, Kraft und Ausdauer

Die Kondition* verändert sich mit der Zeit, und der Therapeut muss ständig überprüfen, ob die Anforderungen an den Übenden gesteigert werden kann, um ihn an seine Leistungsgrenze heranzuführen. Bei Übungen auftretende Schmerzen, besonders wenn sie unmittelbar im Anschluss an die betreffende Bewegung persistieren, sind eine Kontraindikation für diese Übung. Schwäche und Reaktionsträgheit der Muskulatur verlangen Geduld und als Anpassung eine Minderung der Hubbelastung*, ggf. auch des Bewegungsausmaßes. Das Bewegungstempo muss mit viel Überlegung gewählt werden.

Anpassung an die Beweglichkeit

Bewegungseinschränkungen einerseits und Hypermobilitäten andererseits verlangen viel Kontrolle und selektive Bewegungsfähigkeit. Bei der Auswahl der Übungen muss bei den Hypermobilitäten versucht werden, die Gelenkstellungen vor den endgradigen Möglichkeiten zu stabilisieren. Bewegungseinschränkungen können mit Gegenaktivitäten (aktive Widerlagerung*) oft erfolgreich gemindert werden. Treten Schmerzen auf, die auch unmittelbar im Anschluss an die betreffende Bewegung persistieren, ist diese Übung ungeeignet. Schwäche und Reaktionsträgheit der Muskulatur verlangen Geduld und als Anpassung eine Verminderung der Hubbelastung, ggf. auch des Bewegungsausmaßes. Wenn diese Faktoren keine neurologische Ursache haben, kann mit Geschicklichkeitstraining sehr viel erreicht werden. Vor allem Übungen mit einem beschleunigenden Faktor sind hier hilfreich.

Bei zentralnervösen Störungen müssen auf dem Weg von der Grob- zur Feinkoordination mehr Übungsaufwand und größere manipulative Hilfe eingeplant werden.

7.3.5   Türmchenbauer (Klötzchenspiel)

An der therapeutischen Übung „Türmchenbauer" soll die Konzeption einer Bewegungsschulung verdeutlicht werden.

Das Leitbild, das dieser Übung zugrunde liegt, ist die Fähigkeit des gesunden Körpers, seine Körperabschnitte Becken, Brustkorb und Kopf selektiv bewegen zu können und sie in eine gemeinsame Körperlängsachse einordnen und dort auch bei Vor- und Rückneigung stabilisieren zu können. Im Alltag müssen diese 3 Körperabschnitte

miteinander koordiniert werden. Das setzt sowohl die potenzielle Beweglichkeit* der Körperabschnitte Becken und Kopf als auch die dynamische Stabilisation und Bewegungskontrolle* des Körperabschnitts Brustkorb voraus.

Defizite in der Stabilisationsfähigkeit der Wirbelsäule erkennt der Therapeut daran, dass die Brustwirbelsäule bei Bewegungen angrenzender Körperabschnitte nicht extensorisch stabilisiert werden kann. Auch eine Destabilisation der Lendenwirbelsäule beim Bücken gibt Hinweise auf eine gestörte neuromuskuläre Kontrolle oder auf Bewegungsdefizite.

Der Name der Übung soll den Patienten an einen Turm aus den 3 Bausteinen Becken, Brustkorb und Kopf erinnern, die im Idealfall genau übereinander stehen.

- Lernziel

Der Patient soll lernen,

- die Körperabschnitte Becken, Brustkorb und Kopf in die vertikal stehende Körperlängsachse einzuordnen,
- durch Selbstpalpation das Gefühl für eine ökonomische Haltung wieder zu finden,
- die Körperlängsachse auch dann zu erhalten, wenn sie sich aus der Vertikalen neigt.

Konzeption der Übung

Um die Körperabschnitte Becken, Brustkorb und Kopf in die vertikal stehende Körperlängsachse* einordnen zu können, soll der Patient über Eck auf einer Kiste oder einem Hocker sitzen (◻ Abb. 7.1). Dann haben die dorsalen Seiten der Oberschenkel keinen Kontakt mit der Sitzfläche, und der Körperabschnitt Becken ist in den Hüft- und Lendenwirbelsäulengelenken potenziell beweglich. Wenn sich die 3 Körperabschnitte gemeinsam nach vorne und hinten, flexorisch und extensorisch in den Hüftgelenken bewegen, muss die Muskulatur die Körperlängsachse dynamisch stabilisieren. Wenn der Blick weiter nach vorne gerichtet bleiben soll, sind minimale Bewegungen in den oberen Kopfgelenken erforderlich. Um bei Bewegungen nach hinten Abscherbelastungen im lumbosakralen Übergang zu vermeiden, müssen dort ebenfalls minimale Gelenkstellungsänderungen im Sinne einer Flexion geschehen.

Anleitung in Patientensprache, taktile und manipulative Hilfen

- Ausgangsstellung

„Setzen Sie sich über Eck auf eine Kiste. Die Fersen stehen unter den Kniegelenken, und die Oberschenkel und die Füße schauen ein wenig nach außen."

- Aktivierung der Ausgangsstellung

„Wenn Sie das Becken abwechselnd nach vorne und nach hinten bewegen, spüren Sie, wie Sie größer und kleiner

werden und einmal vor und einmal hinter den Sitzknochen (Sitzbeinen, Sitzhöckern) sitzen. Wenn Sie hinter den
Sitzknochen sitzen, sinkt auch der Brustkorb ein wenig
nach unten. Wenn Sie weiterhin nach vorne blicken, wird
der Hals vorne lang. Wenn Sie sich wieder davor setzen,
hebt sich der Brustkorb, und der Nacken wird hinten lang.
Immer dann, wenn Sie genau auf den Sitzknochen sitzen,
sind Sie am größten. Das ist die richtige Position für die
3 Klötzchen Becken, Brustkorb und Kopf."

■ **Vor- und Rückneigen der Körperlängsachse**
„Eine Hand fasst mit Daumen und Mittelfinger den Abstand vom Bauchnabel zum Schambein und die andere
den Abstand vom Bauchnabel zur Brustbeinspitze. Wenn
sich das Türmchen nach vorne bewegt, müssen die Abstände immer gleich groß bleiben. Wenn es sich nach hinten neigt, darf der Unterbauch etwas kürzer werden. Nun
legt sich eine Hand auf den Bauch, die andere auf den Rücken (◻ Abb. 7.2). Immer, wenn sich das Türmchen nach
vorne neigt, nimmt der Druck unter den Füßen zu, bei der
Rückneigung nimmt er ab. Wenn die Muskeln am Rücken
fester werden, sagen Sie ‚Schnipp', und wenn sie am Bauch
anspringen, sagen Sie ‚Schnapp'. Jetzt wird die Bewegung
immer kleiner, dafür schneller. Zwischen der Hin- und
Herbewegung gibt es einen Moment, in dem die Muskeln
am Rücken und am Bauch gleich wenig arbeiten müssen.
Dann ist das Türmchen senkrecht, und Sie sitzen gerade."

■ **Taktile und manipulative Hilfen**
Der Therapeut kann das Brustkorbgewicht teilweise übernehmen. Damit reduziert sich in der Ausgangsstellung
die stabilisierende Aktivität der Extensoren der Brustwirbelsäule und bei der Vor- und Rückneigung diejenige der
Bauch- und Rückenmuskulatur.

Um flexorische und extensorische oder translatorische
Bewegungen in der Wirbelsäule zu verhindern, kann der
Therapeut Brustkorb und Becken „schienen" und das Ausmaß der Bewegung begrenzen. Das ist vor allem dann der
Fall, wenn die Primärbewegung vom Brustkorb eingeleitet
wird und die Abstände am eigenen Körper nicht beibehalten werden.

Der Therapeut kann dann die Primärbewegung vom
Becken aus instruieren und manipulieren („Wenn sich das
Steißbein zum Boden bewegt, nimmt das Becken den Brust-
korb mit nach hinten," oder: „Das Becken hat ein wenig
Vorsprung und nimmt den Brustkorb mit nach vorne.").

Die Translation des Kopfs nach vorne und hinten
kann der Patient vermeiden, indem er mit einer Hand
den Abstand der Incisura jugularis zum Kinn prüft. Ein
Stab, vom Patienten selbst entlang der Wirbelsäule an den
Rücken gehalten, eignet sich nicht, um den Bewegungsablauf zu lehren. Zum einen erfassen die weiterlaufenden

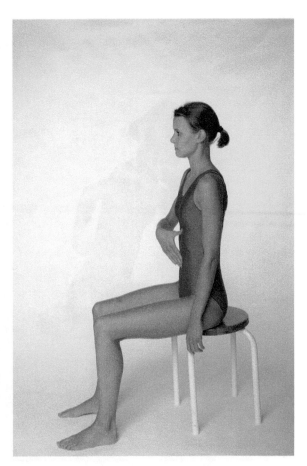

◻ **Abb. 7.1** Ausgangsstellung „Türmchenbauer". (Aus Suppé, Bongartz 2012)

Bewegungen* der Arme die Wirbelsäule (flexorisch und
lateralflexorisch), und der Patient kann die „Klötzchen"
nicht in die Körperlängsachse* einordnen. Die erforder-
lichen minimalen Gelenkstellungsänderungen werden
in den Kopf- und Lendenwirbelgelenken begrenzt. Die
Wahrnehmung wird auf einen Gegenstand außerhalb des
Körpers gelenkt. Der Patient erhält also keinerlei Informationen, was er an seinem eigenen Körper verändern
oder beibehalten muss. Er kann weder Abstände tasten
noch die Anspannung der Bauch- und Rückenmuskulatur palpieren. Oft muss außerdem die Nullstellung der
Lendenwirbelsäule zugunsten einer vermehrten Lordose
aufgegeben werden, weil sonst die Hand dort den Stab
nicht umgreifen kann.

Ein Spiegel kann bei deutlichen Ausweichbewegungen hilfreich sein. Allerdings muss dem Therapeuten
bewusst sein, dass die Augenkontrolle (zudem seiten-
verkehrt) eine geringe Lernhilfe bedeutet. Sowie die optische Kontrolle fehlt, müssen andere Wahrnehmungs-
mechanismen, z. B. sich am eigenen Körper orientieren,
an deren Stelle treten.

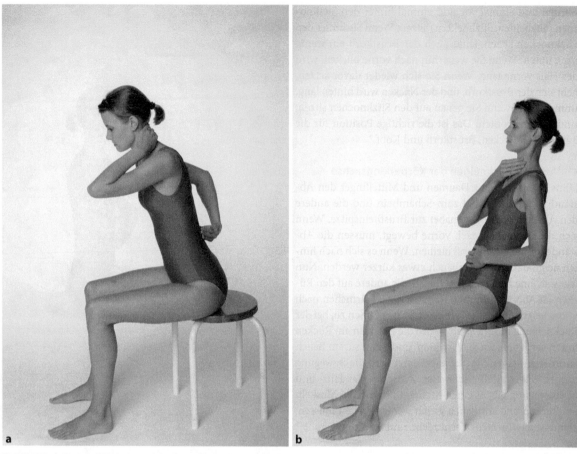

◘ Abb. 7.2a,b Vor- und Rückneigung der Körperlängsachse. **a** Palpation der Rückenmuskelaktivität bei der Vorneigung, **b** Palpation der Bauch-muskelaktivität bei der Rückneigung. (Aus Suppé, Bongartz 2012)

Analyse des Bewegungsablaufs

- Analyse der Gelenkstellungen und Muskelaktivitäten

In der Ausgangsstellung steht die Körperlängsachse* verti-kal. Die Hüftgelenke befinden sich in ca. 90° Flexion/trans-versaler Abduktion, die Kniegelenke in 90° Flexion. Die Gewichte der Körperabschnitte Becken, Brustkorb, Kopf und Arme lasten auf der Sitzfläche. Die Beine stehen mit ihrem Eigengewicht auf dem Boden. Die Unterstützungs-fläche* wird von den Kontaktstellen der Füße mit dem Bo-den und der Kontaktstelle des Gesäßes mit der Sitzfläche gebildet. Der Körperschwerpunkt* befindet sich über der Sitzfläche.

Die Beine müssen gegen die Tendenzen, nach innen und/oder außen zu fallen, stabilisiert werden. Die Inten-sität dieser Aktivität ist sehr gering. Der Körperabschnitt Becken ist in Hüft- und Lendenwirbelsäulengelenken potenziell beweglich. Es müssen keine hohen Aktivitäten aufgebracht werden, um die Balance zu halten. Am Kör-perabschnitt Brustkorb ist die Brustwirbelsäule in Null-stellung dynamisch stabilisiert. Der Körperabschnitt Kopf

balanciert über dem Brustkorb und ist potenziell beweg-lich. Am Körperabschnitt Arme ist der Schultergürtel auf dem Brustkorb abgelegt. Die Hände liegen auf den Ober-schenkeln.

- Analyse des Bewegungsablaufs

Bei der Vorneigung bewegt sich der kritische Distanz-punkt* der Primärbewegung, Incisura jugularis, nach vorne/unten, flexorisch in den Hüftgelenken. Bei der Rückneigung bewegt er sich zuerst nach hinten/oben, dann nach hinten/unten, extensorisch in den Hüftgelen-ken.

Reaktionen und Bedingungen

Durch die horizontale Komponente der Primärbewegung kommt es zu deutlichen Gleichgewichtsreaktionen*. Bei der Rückneigung hängt sich das Gewicht der Beine flexo-risch in den Hüftgelenken an das Becken und wirkt brem-send auf den Bewegungsablauf. Dabei kommt es gleich-zeitig zu einer minimalen Vergrößerung der Kontaktstelle des Körpers mit der Sitzfläche. Bei der Vorneigung wandert der Schwerpunkt innerhalb der Unterstützungsfläche in Richtung der Füße.

Damit sich die Abstände am Körper nicht verändern, muss sich die Wirbelsäule in ihrer Nullstellung dynamisch stabilisieren; bei der Vorneigung mit zunehmender Intensität der ökonomischen Aktivität extensorisch, bei der Rückneigung flexorisch. In den Hüftgelenken stabilisieren die transversalen Ab- und Adduktoren den Abstand zwischen den Knien.

Wenn die Reaktionen nicht in der gewünschten Form erfolgen, kann der Therapeut folgende Bedingungen stellen: Die Abstände zwischen Bauchnabel und Symphyse, Bauchnabel und Processus ensiformis, Incisura jugularis und Kinnspitze sowie rechter und linker Patella bleiben gleich. Die Füße bleiben auf dem Boden und das Gesäß auf der Sitzfläche. Bei der Rückneigung bleibt der Blick nach vorn gerichtet. Eine Vor- und Rückneigung dauert etwa 2 Sekunden.

Anpassungen

Das „Klötzchenspiel" ist eine Modellübung, die sorgfältig an Körperbau und Proportionen des Patienten, an dessen Kondition* und an seine Beweglichkeit angepasst werden muss.

Ein **Flexionsdefizit der Hüftgelenke** kann die Ursache sein, wenn es bei der Vorneigung zu einer Flexion von Lenden- und Brustwirbelsäule kommt. Dann muss die Sitzhöhe entsprechend angepasst werden.

Bei einer **Insuffizienz der Bauchmuskulatur** beobachtet man häufig, dass bei der Rückneigung die extensorische Bewegung des Beckens in den Hüftgelenken gestoppt wird und stattdessen eine dorsaltranslatorische Ausweichbewegung im lumbothorakalen Übergang stattfindet, während der Kopf nach ventral translatiert (◼ Abb. 7.3). Das Bewegungsausmaß nach hinten muss dann verringert werden, damit die Übung noch gelingt.

Freies Bewegen der Hände während des Klötzchenspiels ist der Übergang zum normalen Bewegungsverhalten. Die weiterlaufenden Bewegungen der Arme auf die Brustwirbelsäule müssen begrenzt werden. Asymmetrische Armbewegungen zur Seite erfordern dynamische stabilisierende Aktivitäten der Wirbelsäulenrotatoren. Armbewegungen nach kranial verlängern den Lastarm; die Aktivität der Bauch- und Rückenmuskeln nimmt zu.

Wenn die Bewegung klein gehalten wird, ist es einfacher, die **Körperlängsachse zu stabilisieren.**

Wenn die Bewegung ausgeweitet wird, sodass einmal die Füße und einmal das Gesäß den Kontakt zur Unterlage verlieren, ist das eine **Vorbereitung zum funktionellen Beinachsentraining.** Der Therapeut muss je nach Oberschenkellänge zulassen, dass die Füße weiter nach hinten gestellt werden.

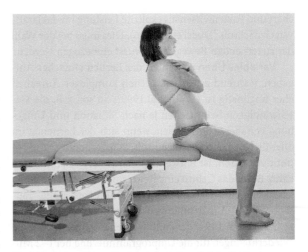

◻ **Abb. 7.3** Insuffizienz der Bauchmuskulatur bei der Rückneigung. (Aus Suppé et al. 2011)

7.4 Üben

Als Übung bezeichnet man den Vorgang, bei dem erworbene, aber noch unsichere erste Lernstrukturen durch mehrfache Wiederholungen stabilisiert werden sollen. Durch Üben kann das Erlernte weiter perfektioniert oder vor dem Verlernen bewahrt werden. Durch Üben werden Gedächtnisinhalte, gefestigt.

Das **Ziel** des Übens soll immer sein, die Übungsbedingungen so zu konzipieren, dass sie mit höchster Wahrscheinlichkeit die erfolgreiche Ausführung in der entsprechend benötigten Alltagssituation ermöglichen werden (Magill 2001). Alle Beteiligten sind daran interessiert, dass die Trainingsresultate in den Alltag transferierbar sind. Unter anderem wurden Variabilität, repetitives Üben und Üben von Teilen oder des Ganzen erforscht.

> Die Übertragung von Lerneffekten ist der zentrale Punkt für motorisches Lernen.

Beim motorischen Lernen geht es um die **Verknüpfung von sensorischer Wahrnehmung und motorischer Aktion**, um neuronale Netze zu bilden. Nervenzellen sind untereinander mit Synapsen verbunden; deshalb wird davon ausgegangen, dass Lernen v. a. auf der synaptischen Ebene stattfindet. An jede Nervenzelle koppeln Tausende von Synapsen. Je häufiger bestimmte Verbindungen verwendet werden, umso verlässlicher ist die Impulsübertragung und umso automatischer die Bewegungsausführung. Dem Sprichwort „Use it or lose it" wird damit Rechnung getragen. Ob und welche Nervenzellverbindungen gebildet werden, ist u. a. abhängig von der Kapazität und Art der Gedächtnisleistung. So werden z. B. motorische Muster im prozeduralen Gedächtnis als implizite Leistung abgespeichert und Faktenwissen als explizite Leistung im deklarativen Gedächtnis (Dudel et al. 1996). Dies muss bei der Wahl der zu lernenden Bewegung bewusst einbezogen werden.

Variables Üben erleichtert das Lernen einfacher Aufgaben, während es für das Lernen komplexer Aufgaben eher ungünstig ist (Wulf et al.1999). So soll z.B. die Geschwindigkeit beim Gehen je nach Situation und Umgebung variabel geübt werden, wenn sich der Lernende im öffentlichen Leben bewegen soll. Wiederholung, also **repetitives Üben**, ist notwendig, damit Lernen stattfinden kann. Bevor das Gehirn eine Bewegung umprogrammieren kann, sind eine Vielzahl von Wiederholungen nötig. Tausende dieser Wiederholungen werden bei Bernstein (Latash u. Latash 1994) genannt, während Spitzer (2003) die Wiederholungen für die Umprogrammierung bei 1–2 Millionen vermutet. Die Anzahl der Wiederholungen allein ist jedoch kein Qualitätsmerkmal. Sicher ist, dass sich durch repetitives Üben die Geschwindigkeit der Bewegung und die Kraft verbessern. Ein stereotypes Wiederholen einer Bewegung ist jedoch für das Bewegungslernen nicht hilfreich. Es erleichtert zwar, stabile motorische Programme zu bilden, diese sind aber in dieser Form nicht ohne Weiteres in den Alltag übertragbar.

„Patienten brauchen die Gelegenheit zum Üben, um ihre Anpassungsfähigkeit anhand unterschiedlicher Aufgaben und unter verschiedenen und motivierenden Bedingungen zu verbessern." (Carr u. Shepherd 2008). Die Übungspraxis bezieht sich auch auf das sog. mentale Üben* (▶ Abschn. 5.1.2), auch **mentales Training** genannt, das im Sport in Kombination mit körperlichen Übungen bereits seit Jahrzehnten praktiziert wird. In verschiedenen Studien konnten Muskelaktivitäten allein durch das Vorstellen einer Bewegung nachgewiesen werden. Mentales Üben scheint am effektivsten zu sein, wenn der Patient ein grundsätzliches Verständnis für die Bewegung hat und wenn es mit aktiven Übungen kombiniert wird. Bereits das Beobachten einer Bewegung kann für das eigene Vorstellungsvermögen hilfreich sein.

❯ Mentales Üben ist die Vorstellung einer Bewegung, ohne die Bewegung selbst auszuführen.

Als grundsätzliche Regel gilt, dass die zu lernende Bewegung im Ganzen geübt werden muss, da neuromotorische und biomechanische Mechanismen nur im Ganzen funktionieren und jede Einzelkomponente von der jeweils vorangestellten Komponente abhängt.

7.5   Behandlungstechniken

Jede funktionelle oder strukturelle Beeinträchtigung des Bewegungssystems verändert das **Bewegungsverhalten**.

Diese Veränderungen sind Anpassungen an Störungen und in vielerlei Hinsicht sogar nützlich. Sie dienen dem **Schutz** einer gestörten Struktur im Sinne einer teilweisen oder kompletten „Functio-Laesa-Reaktion". Dabei setzen veränderte Bewegungsmuster bereits ein, bevor die Störung dem Menschen bewusst wird (Brügger 1986). Das klassische Beispiel ist das Hinken, wenn der Schuh drückt: Dadurch wird die Haut an der Stelle, an der sich eine Blase bilden würde, wird geschützt. Das veränderte Bewegungsverhalten dient dazu, **Schmerzen zu vermeiden,** und ermöglicht dadurch, dass **Ziele erreicht** werden, auch wenn die eigentliche Bewegung zur Zielverwirklichung nicht möglich ist.

Laien können die veränderten Bewegungsmuster genauso gut erkennen wie Physiotherapeuten. Der Mensch ist mit seinem „artgerechten" Bewegen vertraut (Klein-Vogelbach 1990). Die Beobachtungskriterien* der FBL Functional Kinetics (▶ Kap. 4) ermöglichen dem Therapeuten eine gezielte Analyse des veränderten Bewegungsverhaltens, der sog. **Ausweichmechanismen**.

❯ Der Begriff „ausweichen" ist neutral zu verstehen; auf keinen Fall soll vor der Untersuchung von einem negativen oder positiven Verhalten ausgegangen werden. Sich Schonung zu gewähren und dadurch Heilung zu ermöglichen ist ein sinnvolles Vorgehen des Körpers.

Ausweichmechanismen sind allerdings problematisch, wenn dadurch gesunde Strukturen übermäßig beansprucht werden. Je nach Dauer und Intensität der Überlastung können sie selbst beeinträchtigt werden und Schonung verlangen. Der Verlust der ökonomischen Aktivität erfordert mehr Aktivität und beansprucht die passiven Strukturen vermehrt. Die veränderten Bewegungsmuster werden zudem gelernt und automatisiert. Selbst wenn die primäre Ursache beseitigt ist, bestehen sie weiter. In der Folge werden z.B. bestimmte Bewegungstoleranzen der betroffenen Gelenke nicht genutzt. Der für alle Strukturen des Körpers wichtige Bewegungsreiz fehlt. Ohne die Bewegung treten die bekannten Veränderungen ein, wie z.B. der Verlust der Dehnfähigkeit der Muskulatur. Angst vor einer Bewegung, die schmerzhaft oder z.B. nach einem Trauma gar nicht erlaubt war, führt dazu, dass Ausweichmechanismen bestehen bleiben.

❯ Ausweichmechanismen sind unbewusst und bleiben häufig auch nach der Beseitigung der Ursache noch eine Zeitlang bestehen.

Es gehört zu den wichtigsten Aufgaben der Physiotherapeuten, bei der Untersuchung nach der **Ursache der Ausweichmechanismen** zu suchen und, falls möglich, die

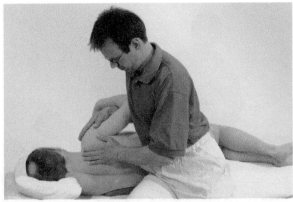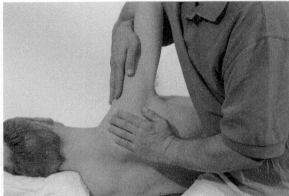

Abb. 7.4 Widerlagernde Mobilisation – Scharniertyp

Ursache zu behandeln. Zeigt das Untersuchungsergebnis, dass eine weitere Schonung einzelner Gelenke nicht mehr notwendig ist oder dass mit reduzierter Belastung in größerem Umfang bewegt werden darf, als der Patient es tut, müssen ihm vorhandene Ausweichmechanismen bewusst gemacht werden. Sie werden dann als Bewegungen stigmatisiert, die den Heilungsprozess oder die Besserung der Beschwerden verzögern.

7.5.1 Widerlagernde Mobilisation

Die Mobilisation eines Gelenks wird widerlagernd genannt, weil sie auf dem Beobachtungskriterium der Widerlagerung* einer weiterlaufenden Bewegung* aufgebaut ist. Da sie sich immer nur auf einen Drehpunkt* konzentriert, muss die Widerlagerung im Gelenk selbst stattfinden. So gelingt es, die Bewegungstoleranzen endgradig auszuschöpfen. Die Behandlungstechnik sollte möglichst hubfrei, sicher aber hubarm vorgenommen werden. Für den Patienten ist die Behandlung keine passive Maßnahme sondern ein kinästhetisches und taktiles Wahrnehmungstraining.

Ein **Ziel** der widerlagernden Mobilisation ist es, den Patienten zu lehren, einzelne Bewegungsniveaus selektiv, bewusst und kontrolliert ohne Ausweichmechanismen zu bewegen. Dieser Lernprozess braucht Zeit und muss vom Therapeuten planmäßig gefördert werden (Suppé 2007).

Weitere Indikationen für die widerlagernde Mobilisation ergeben sich aus den Wirkungsweisen, die das Bewegen unter verschiedenen therapeutischen Gesichtspunkten hat:
- Üben des derzeitig möglichen Bewegungsausmaßes,
- Verbessern der Beweglichkeit,
- Abbauen von Hyperaktivitäten, die zu Ausweichbewegungen und Überlastungen angrenzender Körperabschnitte* führen,

- Üben der Koordination* und Reaktionsbereitschaft der Muskulatur,
- Förderung der selektiven kinästhetischen Wahrnehmung,
- Verbessern der Selbstkontrolle des Patienten,
- Abbauen bzw. Verhindern von Ausweichmechanismen,
- Durchblutungsverbesserung der periartikulären Strukturen,
- Diffusionsförderung des Knorpelgewebes durch Knorpelmassage,
- Schmerzlinderung.

Prinzip der widerlagernden Mobilisation

Die widerlagernde Mobilisation nutzt das Prinzip der Begrenzung einer weiterlaufenden Bewegung* durch Gegenbewegung. Der Therapeut benötigt Kenntnisse über das **beobachtbare Bewegungsverhalten** eines Gelenks.

- **Scharniertyp**

Man bestimmt den Drehpunkt* und an den beiden Gelenkpartnern einen distalen und einen proximalen Distanzpunkt* (DP). Die günstigste Form der widerlagernden Mobilisation ist erreicht, wenn proximaler und distaler Distanzpunkt und der Drehpunkt in Bewegung versetzt werden. Ist das der Fall, können sich entweder die beiden Distanzpunkte voneinander entfernen, und der Drehpunkt schiebt sich dazwischen, oder die beiden Distanzpunkte nähern sich an, und der Drehpunkt weicht ihnen aus. Es sollten mindestens zwei Punkte bewegt werden. Vorteilhaft ist es, wenn der Drehpunkt einer dieser beiden bewegten Punkte ist (Abb. 7.4).

- **Rotationstyp**

Die Bewegungsachse ist die Drehachse, die Gelenkpartner sind der proximale und distale Zeiger*. Die günstigste Form der widerlagernden Mobilisation ist die gegenläufige Bewegung beider Zeiger. Der Therapeut muss darauf

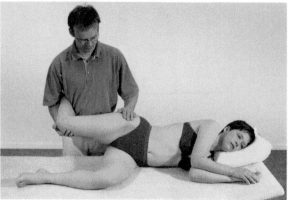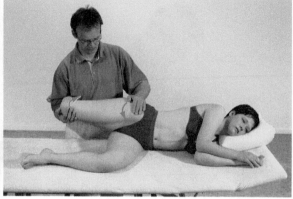

◘ Abb. 7.5 Widerlagernde Mobilisation – Rotationstyp

achten, dass die Bewegungsachse immer so weit parallel verschoben wird, dass keine zusätzlichen, ungewollten Bewegungskomponenten mobilisiert werden (◘ Abb. 7.5).

▪ Translationstyp
In der Wirbelsäule werden die Körperabschnitte Becken, Brustkorb und Kopf auf einer Verschiebeebene gegeneinander bewegt. Die Bewegungen finden in mehreren Segmenten der Wirbelsäule statt. Bei Translationen nach rechts/links sind lateralflexorische Bewegungstoleranzen nötig, und Translationen nach vorn/hinten setzen sich aus kombinierten Flexions-/Extensionsbewegungen zusammen.

Ausführung

Hubfreie widerlagernde Mobilisation gelingt nur, wenn der Therapeut das **Gewicht** der bewegten Körperteile übernimmt, um unerwünschte muskuläre Aktivitäten gegen die Schwerkraft zu vermeiden. Der gegenläufige Charakter der widerlagernden Mobilisation erlaubt eine endgradige Ausschöpfung der vorhandenen Bewegungstoleranzen. Ausweichbewegungen sind bei der korrekt ausgeführten widerlagernden Mobilisation der Gelenke nicht möglich.

Die **Grifftechnik** ist nicht prinzipiell festgelegt. In benachbarten Gelenken müssen jedoch entsprechende Bewegungstoleranzen vorhanden sein. Zuerst sollte der proximale Gelenkpartner bewegt werden, da dieser die geringere Bewegungstoleranz hat und Ausweichmechanismen noch vor dem Entstehen verhindert.

Bei bestehenden reversiblen muskulären Kontrakturen oder bei Schmerzen versucht man, durch Anspannung der Agonisten in maximaler Verkürzung reaktiv eine bessere Durchblutung und Entspannung der verkürzten Muskulatur zu bewirken. Wenn die endgradige Stellung manipulativ erreicht ist, fordert man den Patienten auf, die Stellung zu halten. Mit dem Einsetzen der Entspannung muss der Therapeut geschickt die frei werdenden Gewichte halten, sonst kommen sofort die fallverhindernden Aktivitäten ins Spiel und die geplante Entspannung kann nicht stattfinden.

Das **Tempo** ist zuerst langsam und richtet sich nach dem Patienten und dem Bewegungsausmaß. Bei kleiner Bewegungsamplitude wird ein Tempo von 120/min angestrebt. Der Therapeut entscheidet – je nach Ziel –, ob er am Bewegungsende oder in einer submaximalen Gelenkstellung arbeiten möchte. Von Anfang an ist die **Instruktion** der geplanten Bewegung ein Teil der Behandlung (▶ Kap. 5). D. h., dass der Therapeut den Patienten über die Richtung der Distanzpunkte informiert. Er bewegt zuerst den proximalen Gelenkpartner, während der distale nur seine Lage im Raum verändert. Nach einigen Ausführungen hält er den proximalen Gelenkpartner in der gewünschten Position und bewegt den distalen Gelenkpartner in die Gegenrichtung (widerlagernd, gegenläufig). Allmählich werden beide Gelenkpartner widerlagernd hin- und herbewegt, wobei das Tempo variiert werden kann.

Es können in der Endstellung **statische Widerstände** gegeben werden, um das erreichte Bewegungsausmaß zu stabilisieren, und/oder**dynamisch exzentrische** und **konzentrische Widerstände an beiden Gelenkpartnern gleichzeitig**. Später soll der Patient die widerlagernden Bewegungen selbständig zuerst hubfrei, dann mit zunehmender Hubbelastung* durchführen können

7.5.2   Mobilisierende Massage

Die Behandlung von Bewegungseinschränkungen und schmerzenden Körperregionen hat zu Methoden geführt, die einerseits Schmerz vermeiden, andererseits aber die gründliche Bearbeitung der Muskulatur und Gewebe erlauben und Einschränkungen der Gelenkmobilität nachhaltig verbessern helfen. Die Behandlungstechniken folgen den Regeln eines ökonomischen Bewegungsverhaltens. Ihnen liegen die Prinzipien der weiterlaufenden Bewegung und ihrer Begrenzung durch Widerlagerung* zugrunde. Die mobilisierende Massage ist eine **Muskelmassage**. Sie wird „mobilisierend" genannt, weil die Muskulatur nicht

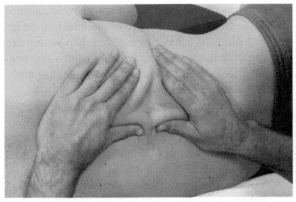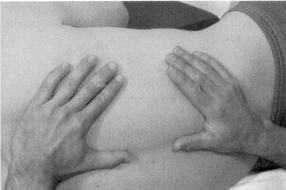

Abb. 7.6 Mobilisierende Massage

in einer bestimmten Stellung der Gelenke bearbeitet wird, sondern durch manipulierende Stellungsänderungen der Gelenke abwechselnd gedehnt und gelockert und gleichzeitig bearbeitet wird. Für den Patienten ist die mobilisierende Massage keine passive Maßnahme, sondern ein kinästhetisches und taktiles Wahrnehmungstraining.

Prinzip der mobilisierenden Massage

Bei der mobilisierenden Massage gibt es bewährte Ausgangsstellungen und Handgriffe, die sich der Therapeut zunächst aneignen kann. Aber die Größe des Patienten im Verhältnis zu derjenigen des Therapeuten bietet so viele Variationsmöglichkeiten, dass jeder Therapeut bei jedem neuen Patienten die notwendigen Anpassungen vornehmen muss. Eines jedoch ist stets zu beachten: Der Therapeut soll seine Hände nicht am langen freien Hebel seiner Arme belasten, sondern immer wieder **mit dem Ellenbogen** eine Abstützung am eigenen Körper, am Patienten oder an der Behandlungsbank suchen.

Zu den erwarteten **Wirkungen** der Technik zählen:
- Verbesserung der Trophik,
- Abnahme des Spannungszustands der Muskulatur,
- Zunahme der Gewebeverschieblichkeit,
- Verbesserung der kinästhetische und taktile Wahrnehmung des Patienten sowie der intra- und intermuskulären Koordination*,
- Zunahme von Bewegungsausmaß und Bewegungsqualität.

Ausführung

Die Muskulatur wird durch die Bewegung der beteiligten Gelenkpartner abwechselnd gedehnt, gelockert und gleichzeitig bearbeitet. Dabei unterstützt der Therapeut die Ausführung der Bewegung **verbal, taktil und manipulativ** (Stüvermann 2009). Er bewegt einen Gelenkpartner in Zugrichtung des Muskels. Das Ausmaß der Bewegung ist durch die vorhandenen Bewegungstoleranzen gegeben. Diese dürfen nicht voll ausgeschöpft werden, damit Aus-

weichbewegungen im Sinne nicht gewollter weiterlaufender Bewegungen unterbleiben. In der gelockerten Phase wird die Muskulatur quer zum Faserverlauf bearbeitet (**Abb. 7.6**). Ist die endgradige Bewegung nötig, so ist die Technik der widerlagernden Mobilisation indiziert (▶ Abschn. 7.5.1).

Das **kinästhetische Wahrnehmungstraining** für den Patienten besteht im Bewusstwerden von Körperregionen sowie von Abständen und Abstandsveränderungen körpereigener Punkte. Vor allem die Bewegungsmöglichkeiten der Skapula und der Wirbelsäule sind dem Patienten oft unbekannt und können mit Hilfe dieser Technik besser wahrgenommen werden. Das taktile Wahrnehmungstraining informiert den Patienten über Berührungskontakte mit dem Therapeuten. Er sagt ihm, ob am Körper gedrückt oder gezogen wird, ob eine Berührung einsetzt oder aufhört, ob ein Druck zunimmt oder sich abschwächt. Insbesondere die Hände des Therapeuten bieten dem Körper des Patienten sich ständig verändernde taktile Erlebnisse. Mit verbaler und taktiler Führung durch den Therapeuten wird der Patient veranlasst, differenzierte Aktivitäten zu produzieren oder zu unterdrücken. Spontan gelingt so das Auflösen einer Verkrampfung, die eben noch unüberwindlich schien.

Das **Tempo** der mobilisierenden Massage muss anfangs sehr langsam sein. Da der Therapeut im taktilen Kontakt zum Patienten steht, ist die Verständigung problemlos. Der Therapeut spürt, wann der Patient die bevorstehende Manipulation erfasst hat und sie zulässt. Nach einer Einspielphase kann das Tempo gesteigert werden.

Die mobilisierende Massage ist in allen Bewegungsniveaus des Körpers möglich und funktioniert nur dann gut, wenn der Therapeut durch seine **Instruktion** die richtigen Informationen zum richtigen Zeitpunkt liefert. Zwei Daten sind für eine eindeutige Instruktion das Minimum. Die Abstandsveränderung zwischen zwei körpereigenen Punkten oder ein körpereigener Punkt, der sich in eine bestimmte Richtung bewegen soll, muss mit ebenso viel Bedingungen* instruiert werden wie eine therapeutische Übung, damit die Manipulation präzise gelingen kann.

7.5.3   Hubfreie Mobilisation

Bei der hubfreien/hubarmen Mobilisation eines Bewegungsniveaus wird in erster Linie das **Gewicht der Körperabschnitte** beachtet, das bewegt werden soll. Hub ist das Substantiv von heben: Wenn man ein Gewicht hebt, hebt man es gegen die Schwerkraft. „Hubfreies Bewegen" heißt bewegen, ohne die bewegten Teilgewichte des Körpers gegen die Schwerkraft heben zu müssen. „Hubarmes Bewegen" heißt bewegen und dabei möglichst wenig von den bewegten Teilgewichten des Körpers gegen die Schwerkraft heben.

Wenn die hubfrei bewegten Gewichte von Körperabschnitten auf einer Unterlage liegen und auf dieser verschoben werden, muss der Therapeut dafür sorgen, dass der Reibungswiderstand bedeutungslos ist. Grundsätzlich kann jedes Gelenk hubfrei mobilisiert werden. Im Interesse einer gezielten Anwendung wird auch die hubfreie Mobilisation im Sinne einer Widerlagerung begrenzt. Der Übergang vom „bewegt werden" zur selbständigen Bewegung gelingt nahtlos.

Ziel der hubfreien Mobilisation ist es, die Belastung auf artikuläre und periartikuläre Strukturen in Bezug auf bestimmte Bewegungskomponenten zu reduzieren. Dies geschieht durch die Verminderung der Hubbelastung* und eine niedrige Intensität der Aktivität. Die Geschicklichkeit der lokalen Muskulatur, die die Feinregulation der Gelenke vornimmt, wird gefördert.

Prinzip der hubfreien Mobilisation

Bei der hubfreien Mobilisation stehen die Bewegungsachsen vertikal. Die bewegten Teilgewichte des Körpers sollen sich mit möglichst geringem Reibungswiderstand nur horizontal bewegen. Die Gewichte der Körperabschnitte werden horizontal bewegt. Agonist und Antagonist arbeiten im Wechsel dynamisch konzentrisch. Für die Wirbelsäule bedeutet dies in der Ausgangsstellung Seitlage: Mobilisation in Flexion, Extension und Translation nach ventral/dorsal. Für die Ausgangsstellung Rückenlage (gelegentlich auch Bauchlage): Mobilisation in Lateralflexion, Translation nach rechts/links. Für die Ausgangsstellung Sitz: Mobilisation in Rotation.

Bei der hubfreien Mobilisation der Wirbelsäule wird entweder das Becken in den LWS- und Hüftgelenken oder der Brustkorb in den HWS- und HWS-Gelenken bewegt. Die Beckenbewegungen werden in der Brustwirbelsäule widerlagert, diejenigen des Brustkorbs in der Lendenwirbelsäule und den oberen Kopfgelenken.

Die **Indikationen** ergeben sich aus der Wirkungsweise, die Bewegung auf heilendes, neu wachsendes Gewebe hat:
- Reduktion des Schmerzes durch ein Herabsetzen der periartikulären Gewebsspannung, dadurch Verbesserung der Beweglichkeit und des Bewegungsgefühls,
- Verbesserung der intermuskulären Koordination,
- Verbesserung der Orientierung am eigenen Körper,
- reflektorische Senkung des Spannungszustandes der Muskulatur durch Reizung der lokalen Mechanorezeptoren,
- Verbesserung der Durchblutung,
- Verbesserung des Aufbaus und der Trophik des Gewebes.

Ausführung

Wenn der Patient in der gewählten Ausgangsstellung liegt, wird er über die geplante Bewegungsrichtung der Distanzpunkte* instruiert. Da die Bewegungen in angrenzenden Körperabschnitten durch stabilisierende Muskelaktivitäten begrenzt werden sollen, muss zudem instruiert werden, welche Abstände am Körper gleich bleiben sollen. So werden z. B. die Extensoren der Brustwirbelsäule als aktive Widerlagerer benötigt, wenn die Instruktion lautet: „Der Abstand zwischen Bauchnabel und unterer Brustbeinspitze bleibt gleich lang, auch wenn sich der Unterbauch verkürzt".

Zunächst wird die Bewegung **taktil unterstützt.** Diese Hilfe muss sehr subtil vorgenommen werden und darf keinesfalls für den Patienten zu einem Widerstand werden, der den Ausweichmechanismus* verstärken würde. Sobald der Therapeut spürt, dass der Patient seiner Führung nicht mehr bedarf, nimmt er seine Hände weg. Der Patient soll nun in zügigem **Tempo** (120/min) kleine Hin- und Herbewegungen durchführen.

Durch die vermehrten Wiederholungen dieser korrekt durchgeführten Bewegung wird die Ausbildung eines Bewegungsgedächtnisses gefördert (Adams 1976). Je besser diese Gedächtnisleistung ausgebildet ist, desto korrekter kann das Gelernte umgesetzt werden, und umso leichter werden neue motorische Anforderungen bewältigt. Der Schlüssel zum effektiven Lernen und Umlernen einer Bewegung liegt in der **Variabilität von Übungssituationen** (Mulder 2009). Der Übertrag in den Alltag ist daher notwendiger Bestandteil der physiotherapeutischen Intervention.

Literatur

Adams JA (1976) Issues for a closed-loop theory of motor learning. In: Stelmach GE (Hrsg) Motor control: issues and trends. Academic Press, New York, S 87–107

Brügger A (1986) Die Erkrankungen des Bewegungsapparates und seines Nervensystems, 2. Aufl. Fischer, Stuttgart

Bürge E (2012) Ballübungen. In: Spirgi-Gantert I, Suppé B (Hrsg) FBL Functional Kinetics. Ballübungen. Springer, Berlin Heidelberg

Carr J, Shepherd R (2008) Zusammenhänge zwischen motorischem Lernen, Plastizität und Umgebung. In: Mehrholz J (Hrsg) Frühphase Schlaganfall. Physiotherapie und medizinische Versorgung. Thieme, Stuttgart

Dudel J, Menzel R, Schmidt RF (1996) Neurowissenschaft. Springer Berlin, Heidelberg

Hüter-Becker A (2004) Geschichte der Physiotherapie. In: Hüter-Becker A, Dölken M (Hrsg) Beruf, Recht, wissenschaftliches Arbeiten. Thieme, Stuttgart, S 5–32

Klein-Vogelbach S (1978) Therapeutische Übungen zur Funktionellen Bewegungslehre. Springer, Berlin Heidelberg

Klein-Vogelbach S (1984) Funktionelle Bewegungslehre. Springer, Berlin Heidelberg

Klein-Vogelbach S (1990) Funktionelle Bewegungslehre, 4. Aufl. Springer, Berlin Heidelberg

Latash LP, Latash ML (1994) A new book by N.A. Bernstein: "On dexterity and its development". J Motor Behav 26:56–62

Magill RA (2001) Motor learning: concepts and applications, 6. Aufl. McGraw-Hill, Dubuque, IA

Mohr G (2009) Mobilisierende Massage. In: Spirgi-Gantert I, Suppé B (Hrsg) FBL Klein-Vogelbach Functional Kinetics. Behandlungstechniken, 2. Aufl. Springer, Berlin Heidelberg

Mulder T (2009) Das adaptive Gehirn. Über Bewegung, Bewusstsein und Verhalten, 2. Aufl. Thieme, Stuttgart

Spirgi-Gantert I (2012) Therapeutische Übungen. In: Spirgi-Gantert I, Suppé B (Hrsg) FBL Functional Kinetics. Therapeutische Übungen. Springer, Berlin Heidelberg

Spitzer M (2003) Lernen. Spektrum, Heidelberg Berlin

Stüvermann R (2009) Widerlagernde Mobilisation. In: Spirgi-Gantert I, Suppé B (Hrsg) FBL Klein-Vogelbach Functional Kinetics. Behandlungstechniken, 2. Aufl. Springer, Berlin Heidelberg

Suppé B (2007) Die Grundlagen. In: Spirgi-Gantert I, Suppé B (Hrsg) FBL Klein-Vogelbach Functional Kinetics. Die Grundlagen, 6. Aufl. Springer, Berlin Heidelberg

Suppé B, Bongartz M (Hrsg) (2012) FBL Klein-Vogelbach Functional Kinetics – praktisch angewandt. Brustkorb, Arme und Kopf untersuchen und behandeln. Springer, Berlin Heidelberg

Suppé B, Bacha S, Bongartz M (2011) FBL Klein-Vogelbach Functional Kinetics – praktisch angewandt. Becken und Beine untersuchen und behandeln. Springer, Berlin Heidelberg

Wulf G, Horger G, Shea Ch (1999) Benefits of blocked over serial feedback on complex motor skill learning. J Motor Behav 31:95–103

Fallbeispiele

Barbara Suppé

I. Spirgi-Gantert, B. Suppé (Hrsg.), *FBL Klein-Vogelbach Functional Kinetics – Die Grundlagen*,
DOI 10.1007/978-3-642-41901-0_8, © Springer-Verlag Berlin Heidelberg 2014

8.1   Fallbeispiel Lumboischialgie

■   Patientendaten

Frau Martina H. ist 22 Jahre alt, wiegt 55 kg und ist 159 cm groß. Sie ist Verkäuferin in einer Boutique und spielt in ihrer Freizeit Handball in der Bezirksliga (am Kreis und rechts außen) und geht Joggen.

■   Diagnose

Lumboischialgie

■   Anamnese

Schon seit Jahren hat sie nach langem Stehen (1,5 h) tief stechende Schmerzen (Durchbrechgefühl) in der oberen Lendenwirbelsäule, die nach einiger Zeit in den lateralen rechten Oberschenkel ausstrahlen. Dann spürt sie auch beide Knie. Nach ca. 20 min Joggen bekommt sie stechende Schmerzen medial im rechten Knie.

Nach Ligaspielen oder hartem Training beim Handballspielen hat sie die Beschwerden in der Wirbelsäule. Aus Angst vor Beschwerden nimmt sie sich beim Spielen generell zurück. Am meisten vermeidet sie Sprünge. Breakdancing hat sie völlig aufgegeben. Während normaler Trainingsphasen (2×/Woche + 1 Spiel am Wochenende) tauchen die Beschwerden eher auf als bei erhöhtem Trainingspensum. Schweres Heben vermeidet sie. Die Intensität der Schmerzen in der oberen Lendenwirbelsäule gibt sie mit 6 an. Diese Schmerzen sind stechend und ausstrahlend. Medial am Knie ist die Schmerzintensität 5 und die Qualität stechend.

❓ Hypothesen

━   Ich sollte die Statik* untersuchen, da die Patientin lange stehen muss. Bei einer Gang- bzw. Laufanalyse interessiert mich die Einstellung der Beinachsen.

━   Beim Breakdance braucht sie eine sehr gute Beweglichkeit. Vielleicht gibt es hypermobile Wirbelsäulenbereiche. Die Beschwerden sind immerhin so stark, dass sie das schon aufgegeben hat und sich im Sport zurückhält. Da die Beschwerden bei vermehrter Aktivität zurückgehen, liegt evtl. ein muskuläres Problem (Instabilität?) vor.

■   Untersuchungsergebnisse
■■   Konstitution

Längen

━   + Oberlänge (+ Körperabschnitt Brustkorb)

Breiten

━   + Trochanterpunktabstand

Tiefen

━   – Ferse

■■   Statik
Von der Seite

━   – Fußlängswölbung

━   – Genu recurvatum beidseits bei + + Extension der Oberschenkel im Kniegelenk und vorgeneigter Becken-Oberschenkel-Längsachse

━   – LWS-Lordose (untere LWS)

━   + + LWS-Lordose im lumbothorakalen Übergang

━   + Translation des Brustkorbs nach dorsal

━   – Kyphose der oberen BWS bei + Nackenkyphose (⬛ Abb. 8.1a,b)

Von vorn/hinten

━   + Belastung rechts

━   + Eversion beidseits bei + Divergenz des Fußes rechts und Medialrotation der Beuge-Streck-Achsen der Kniegelenke rechts > links

━   + Rotation des Beckens nach links

━   Beckentiefstand rechts bei Beinlängenverkürzung rechts

━   + linkskonkave Lateralflexion der LWS bei + Translation des Brustkorbs nach rechts

━   + Schultertiefstand rechts (⬛ Abb. 8.1c,d)

Reaktive Hyperaktivität

━   der Bauchmuskeln, reaktiv auf das Brustkorbgewicht

━   der Knieextensoren, reaktiv auf das Gewicht des Beckens, das vor den Beuge-Streck-Achsen steht

Schubbelastungen

━   Lumbothorakal: von oben schiebt das Brustkorbgewicht nach hinten, und von unten zieht das Becken-Bauch-Gewicht nach vorn/unten

❓ Hypothesen

━   Die Statik ändert sich vielleicht schon, wenn die Patientin eine kleine Fersenerhöhung bekommt. Die Statik könnte die passiven Strukturen belasten und die Schmerzen verursachen.

━   Die Beinlängendifferenz erhöht die Belastung im lumbothorakalen Übergang, weil der Brustkorb nach rechts schiebt.

━   Die Belastung der passiven Strukturen der LWS erhärtet sich.

━   Ich muss nun das Bewegungsverhalten und die Stabilisationsfähigkeit der Wirbelsäule untersuchen.

■■   Bewegungsverhalten der Wirbelsäule
Lendenwirbelsäule

━   Flexion und Extension – –

━   Lateralflexion rechts und linkskonkav – –

LTÜ

- Flexion und Extension + +
- Lateralflexion + +
- Rotation rechts und links –
  (Ausweichmechanismus*: Translation des Brustkorbs zur kontralateralen Seite)

Hüftgelenke

- Unauffällig

■■ Bewegungsverhalten beim Gehen und Joggen

- Standbeinphase beidseits: + + Medialrotation der Beuge-Streck-Achse, + + Extension des Kniegelenks im „mid-stance".
- Beim Joggen verringert sich die Medialrotation der Femurkondylen. Die Kniegelenke bleiben flektiert.
- Die Beinachsen lassen sich einstellen und können dort unter Belastung nicht gehalten werden.

❓ Hypothesen

- Die Beinachsen sind destabilisiert. Der Schmerz deutet auf eine Überlastung des Lig. collaterale mediale hin.
- Muskuläre Defizite vermute ich bei den Außenrotatoren der Hüftgelenke, den Extensoren/Innenrotatoren der Kniegelenke und den fußgewölbeformenden Muskeln.
- Zur Untersuchung eignet sich die „Standwaage"

■■ Bewegungsverhalten beim Bücken

- Horizontaler Bücktyp* bei + + Extension im lumbothorakalen Übergang

■■ Muskulatur

Stabilisationsfähigkeit der Körperlängsachse beim Türmchenbauer

- Je 2 Sekunden Vor- und Rückneigung mit großer Amplitude:
  Das Becken kommt bei der Rückneigung verzögert mit.
- Je 1 Sekunde Vor- und Rückneigung bei kleiner Amplitude:
  Die Bewegung findet überwiegend im lumbothorakalen Übergang statt. Der Brustkorb bewegt sich schneller als das Becken.

Rotatorische Verschraubung der Beinachsen / Koordinationsfähigkeit der Muskulatur

- „Standwaage": Im Einbeinstand ist die Verschraubung nicht zu halten. Unter Belastung medialisieren die Femurkondylen.

❓ Hypothesen

- Die Instabilität bestätigt sich. Die kleine Amplitude spricht die lokalen Stabilisatoren an. Diese schalten nicht gut ein.
- Bei einer + Oberlänge ist die Patientin eher ein vertikaler Bücktyp*.
- Beim horizontalen Bücken bestätigt sich die schlechte Stabilisationsfähigkeit der Bauchmuskulatur.
- Ein Beinachsentraining muss unter zunächst geringer Belastung erfolgen.

■ Interpretation/Arbeitshypothese

Die Beschwerden resultieren aus der schlechten Statik mit Schubbelastungen der passiven Strukturen im Übergang LWS/BWS und in den Kniegelenken. Auf Grund der verminderten Beweglichkeit der LWS ist es zu Überbeweglichkeit der darüber befindlichen Bewegungssegmente gekommen. Dies und die verminderte Stabilisationsfähigkeit der Körperlängsachse und der Beinachsen (Ansteuerungs- und Ausdauerproblem) erhalten das Problem.

■ Therapieplan

- Mobilisierende Massage (Stüvermann 2009), hubfreie Mobilisation der Gelenke (Spirgi-Gantert 2009), „Hula-Hula" (Spirgi-Gantert 2013) zum Verbessern der Wirbelsäulenbeweglichkeit im hypomobilen Bereich um die kompensatorische Hypermobilität zu reduzieren
- „Waage" (Bürge 2013), „Klötzchenspiel", Vierfüßlerstand und „Kurz und bündig" (Spirgi-Gantert 2012) zum Erlernen der Stabilisationsfähigkeit der Wirbelsäule
- „Am-Ort-Steher und -Geher", „Pinguin" und „Federball" (Spirgi-Gantert 2012; Suppé 2013) zum Verbessern der Stabilisationsfähigkeit der Beinachsen auch beim Sprung

8.2   Fallbeispiel Ischialgie

■ Patientendaten

Herr Gerhard F. ist 49 Jahre alt, 168 cm groß und wiegt 83 kg. Er ist Krankenpfleger und verbringt seine Freizeit mit Gartenarbeit und Kegeln mit Freunden. Das vor 3 Jahren verordnete Korsett ist mittlerweile zu klein.

■ Diagnose

Ischialgie, arterielle Hypertonie

■ Anamnese

Der Patient leidet seit ca. 10 Jahren an rezidivierenden Schmerzen in der Lendenwirbelsäule. Bei seiner Arbeit auf

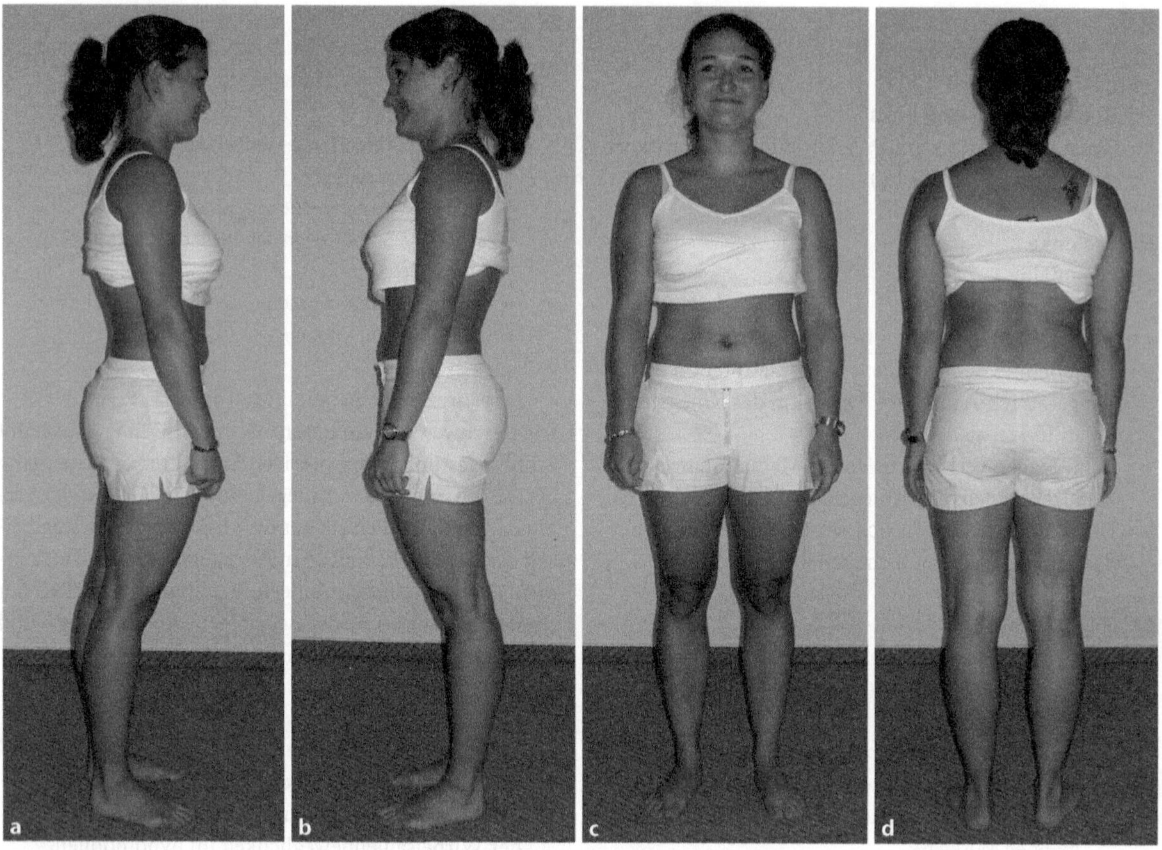

Abb. 8.1a–d Statik der Patientin. **a**, Ansicht von rechts, **b** von links, **c** von vorn, **d** von hinten

einer neurologischen Station muss er viel und schwer heben und tragen. Immer wieder hat er sich dabei „verhoben".

Diesmal war der Auslöser das Unkrautjäten. Vor 4 Wochen konnte er sich plötzlich bei der Gartenarbeit nicht mehr aufrichten. Die Schmerzen strahlen diffus ins linke Bein aus. Der behandelnde Hausarzt hat ihm zu Ruhe geraten und ihm Spritzen gegeben. Früher wurden gelegentlich Massagen verordnet, die auch kurzzeitig Besserung gebracht haben.

Im Augenblick sind die Schmerzen in der Lendenwirbelsäule erträglich, was er auf die „Zwangspause" zurückführt. Die Schmerzen strahlen noch immer aus, aber „das kennt er ja". Die Schmerzen treten nach langem Stehen (15 min) und beim Bücken auf. Die Intensität der Schmerzen lumbosakral bilateral haben eine Intensität von 4 und werden als „stumpf" beschrieben. Lateral am Knie sind die Schmerzen ziehend und erreichen eine Intensität von 5.

? Hypothesen
- Obwohl der Patient seit 10 Jahren Beschwerden hat und damit ein chronisches Schmerzsyndrom vorliegt, kommt es zu regelmäßigen akuten Problemen. Ich habe den Eindruck, er will „die Sache" endgültig in den Griff bekommen.

- Ich werde nach der strukturellen Untersuchung v. a. das Bewegungsverhalten analysieren.

■ **Untersuchungsergebnisse**
■ ■ **Konstitution**

Längen
- OL (+ Körperabschnitt Becken), + Oberschenkellänge

Breiten:
- + + frontotransversaler Brustkorbdurchmesser

Tiefen:
- + + sagittotransversaler Durchmesser auf Nabelhöhe

Gewichtsverteilung
- Hauptgewicht am Bauch (168 cm/83 kg)

? Hypothesen
- Bei den Längen und der Gewichtsverteilung vermute ich, dass er ein eher horizontaler Bücktyp* ist.
- Wenn man viel heben und tragen muss, ist das für die Stabilisation des lumbosakralen Übergangs ein erschwerender Faktor.

- Wegen der + Gewichte wird sich die Statik verändern. Die Gewichte oberhalb und unterhalb der
  Schmerzstelle müssen wirklich gut übereinander
  stehen, damit es nicht zu Belastung passiver Strukturen kommt.

▪▪ Beweglichkeit der Wirbelsäule

Flexion

- – – – LWS (schmerzhaft)

Extension

- + + + lumbosakraler Übergang
- – L4 bis L1
- – – BWS und HWS

Lateralflexion

- – LWS und BWS linkskonkav
- – – BWS rechtskonkav

Rotation

- Rotationsniveau nach kaudal verschoben
- – Brustkorb nach rechts
  (Ausweichmechanismus* Translation)

▪▪ Beweglichkeit der Extremitäten

Hüftgelenke

- Erreicht links die Nullstellung

❓ Hypothesen

- Ich habe den Eindruck, dass sich auf die hypomobilen Wirbelsäulenabschnitte eine kompensatorische
  Hypermobilität entwickelt hat.
- Jetzt wird es interessant sein, die Muskulatur zu
  untersuchen, die für die Stabilisation der Körperlängsachse verantwortlich ist.

▪▪ Muskulatur im Bewegungsverhalten

- **Fähigkeit, die Körperabschnitte Becken und Brustkorb in die Körperlängsachse einzuordnen und in
  jeder Position zu stabilisieren:**
  Die Körperabschnitte können nicht in die Körper-
  längsachse eingeordnet und dort nicht gehalten
  werden. Freies Sitzen ermüdet schnell.
  Klötzchenspiel:
  Bei der Vor- und Rückneigung beteiligt sich das Be-
  cken nicht an der Bewegung (auch nicht mit großen
  Lernhilfen). Die Bewegungen finden vor allem im
  lumbosakralen Übergang statt.
  Vierfüßlerstand:
  Die vermehrte BWS-Kyphose bleibt erhalten, die
  Lendenwirbelsäule zeigt eine deutlich vermehrte
  Lordose.

- **Muskulatur bei Gleichgewichtsreaktionen*:**
  Bei der therapeutischen Übung „Albatros" flektiert
  sich die Lenden- und Brustwirbelsäule.

Hypothese

- Die Wirbelsäule kann weder koordiniert bewegt
  noch stabilisiert werden. Keine der Übungen kann
  exakt durchgeführt werden.

- **Verminderte Dehnfähigkeit**
  M. rectus femoris rechts, M. iliopsoas rechts, Mm.
  pectoralis minor.
  Ischiokrurale Muskulatur und Tensor sind o. B.
- **Erhöhter Spannungszustand**
  Skapulaadduktoren und Extensoren des Schulterge-
  lenks

▪▪ Statik

Von der Seite

- – – Längswölbung beidseits
- + Plantarflexion
- + Extension im Kniegelenk bei Vorneigung der Ober-
  schenkel- und Beckenlängsachse
- + + LWS-Lordose untere LWS
- + BWS-Kyphose nach kaudal verlängert
- Brustkorb nach hinten translatiert
- Ventraltranslation des Kopfs bei + + Extension der
  oberen Kopfgelenke

Von vorn/hinten

- + Belastung links
- + Eversion links
- + + Divergenz der funktionellen Fußlängsachsen
- + + Valgus der Kniegelenke links > rechts
- Beckentiefstand links bei Abduktion im linken und
  Adduktion im rechten Hüftgelenk und rechtskonka-
  ver Lateralflexion der LWS
- Translation des Brustkorbs nach links
- Abduktion der Schultergelenke bei Schulterhoch-
  stand beidseits
- Retraktion des Schultergürtels

Schubbelastungen

- Lumbal: Von unten zieht das Becken-Bauch-Gewicht
  nach vorn/unten, und von oben schiebt das Brustkorbgewicht nach hinten/unten.

Reaktive Hyperaktivität

- Schulter-Nacken-Muskeln reaktiv auf das vorn stehende Kopfgewicht

━ Bauchmuskeln (v. a. Oberbauch), reaktiv auf das nach hinten/unten schiebende Brustkorbgewicht und das nach vorn/unten ziehende Bauchgewicht

Beinachsen

━ Beuge-Streck-Achsen lassen sich frontotransversal einstellen, Valgus der Kniegelenke ist aktiv korrigierbar.

━ + + Tibiatorsion

❓ Hypothesen

━ Die Statik der Beinachsen und die veränderte Gewichtsverteilung belasten v. a. die passiven Strukturen der Wirbelsäule.

■■ **Bewegungsverhalten**

Gehen

Aktive Schritte; Trochanterpunkt und das Kniegelenk links bewegen sich während der Standbeinphase nach hinten; späte Fersenablösung links (bei normaler Kraft des Trizeps surae); Divergenz der funktionellen Fußlängsachsen; Kopf und Becken sind nicht in die Körperlängsachse eingeordnet.

Bücken

Horizontaler Bücktyp*. Die lumbosakrale Verankerung kann nicht gehalten werden. Die Beinachsen können nicht stabilisiert gehalten werden.

Sitzen

Die Körperabschnitte können nicht in die Körperlängsachse eingeordnet und dort nicht gehalten werden. Freies Sitzen ermüdet schnell.

■ **Interpretation/Arbeitshypothese**

Die Statik der Beine stellt für die Wirbelsäule einen schlechten Unterbau dar. Daraus resultieren Schubbelastungen im bereits hypermobilen lumbosakralen Übergang, die Schmerzen erklären.

Die schlechte Statik der Wirbelsäule ist ein zusätzlicher erschwerender Faktor bei der Belastung des hypermobilen Segments. Die konstitutionellen Mehrgewichte oberhalb des schmerzenden Bereichs verstärken diese Problematik.

Da die Körperabschnitte wegen der verminderten Beweglichkeit der Wirbelsäule nicht in die Körperlängsachse eingeordnet werden können, kann eine erfolgreiche Besserung der Beschwerden nur mittelfristig erfolgen.

■ **Therapieplan**

Der Patient soll Folgendes lernen:

━ Entlastungsstellungen für die LWS zu finden und auch beim Arbeiten zu benutzen,

━ mit den Übungen „Flamingo", „Standwaage", „Pinguin" und „Cowboy" die Beinachsen optimal einzustellen und zu belasten,

━ mit Hilfe der therapeutischen Übung „Klassischer Vierfüßlerstand" den lumbosakralen Übergang zu stabilisieren und diese Verankerung auch beim Bücken zu erhalten,

━ mit Hilfe der hubfreien Mobilisation und der mobilisierenden Massage sowie den therapeutischen Übungen „Galionsfigur" und „Eslein streck dich" seine Wirbelsäule aktiv in Extension zu mobilisieren.

8.3   Fallbeispiel Schulter

■ **Patientendaten**

Herr Robert G. ist 47 Jahre alt, wiegt 80 kg bei 170 cm Körpergröße. Er ist selbständiger Altbausanierer und betreibt in seiner Freizeit regelmäßig Sport. Er joggt, fährt Fahrrad und macht Krafttraining.

■ **Diagnose**

Schulter-Arm-Syndrom

■ **Anamnese**

Vor ca. 3 Monaten hat Herr G. beim Sanieren eines Dachs sehr schweres Material (ca. 20 kg-Eimer) über eine Leiter nach oben transportieren müssen. Er hat dabei die Eimer mit der rechten Hand über ein Geländer heben müssen (annähernd in Kopfhöhe). Am gleichen Abend fühlte sich der Arm „anders" an. Am nächsten Tag war es ihm nicht möglich, eine ausziehbare Leiter nach oben zu schieben, und beim „Bankdrücken" im Fitnessstudio konnte er die gewohnten Gewichte nicht mehr drücken. Er spürt, dass er die Muskelschwäche mit anderen Bewegungen kompensiert.

Vor ca. 10 Jahren kam es nach einer langen Wanderung (mit Rucksack) zu einer plötzlichen Skapula alata, die vermutlich durch eine Lähmung des Serratus anterior hervorgerufen wurde (damalige Diagnose).

■ **Untersuchungsergebnisse**

■■ **Konstitution**

━ Breiten: + frontotransversaler Brustkorbdurchmesser (▢ Abb. 8.2)

■■ **Beweglichkeit**

Wirbelsäule

━ Extension: + lumbothorakal, – untere Halswirbelsäule

━ Flexion: – untere Halswirbelsäule

━ Lateralflexion: – untere Halswirbelsäule in beide Richtungen

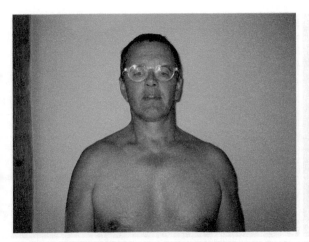

Abb. 8.2 + Frontotransversaler Brustkorbdurchmesser

– Rotation: – Brustkorb nach links (Ausweichmechanismus* Translation)

Humeroskapulargelenk

– In allen Ebenen* frei beweglich

Skapulothorakalgelenk

– Kranialrotation eingeschränkt

■■ Muskulatur

Entspannungsfähigkeit

– Schultergürtel kann nicht entspannt auf dem Brustkorb abgelegt werden.

Stabilisationsfähigkeit

– Verminderte Stabilisationsfähigkeit der Skapula auf dem Brustkorb

Erhöhter Spannungszustand

– M. trapezius, pars descendens, M. levators capulae rechts

Verminderte Dehnfähigkeit

– M. subscapularis rechts

Kraft

– M. serratus anterior rechts (Muskelwert 4)
– M. supraspinatus, infraspinatus und teres minor (Muskelwert 4)

■■ Statik

Von der Seite

– – BWS-Kyphose

Von vorn/hinten

– + Standbreite
– + Schulterhochstand rechts (■ Abb. 8.3)

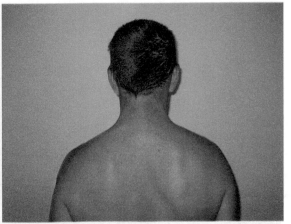

Abb. 8.3 Schulterhochstand rechts

– + Protraktion des Schultergürtels

■■ Bewegungsverhalten: Armbewegungen

Zur Seite

– Zu früh einsetzende weiterlaufende Bewegung* auf die Skapula

Nach vorn

– Elevation/Retraktion
 Mit ventral angehängtem Gewicht
– Depression/Retraktion

Beim Drücken nach vorn (Schrauben eindrehen)

– Ventralrotation (■ Abb. 8.4)

■ Interpretation/Arbeitshypothese

Die deutlich verminderte Stabilisationsfähigkeit des Schultergürtels auf dem Brustkorb resultiert vermutlich aus einer Teilparese des Serratus anterior, der sich nach der Schädigung vor 10 Jahren nicht komplett erholt hat. Die Bewegungseinschränkungen der unteren Halswirbelsäule stören die Mobilität des N. thoracicus longus, was die Dysfunktion noch verstärkt.

Die schlechte Verschieblichkeit der Skapula in kraniale Rotation verhindert eine optimale Zentrierung des Humeruskopfes. Durch die Tätigkeit auf dem Bau und das Training der Armmuskulatur hat sich sekundär eine Überlastung der Rotatorenmanschette ausgebildet.

■ Therapieplan

– Zuerst sollte im Ultraschall/MRI abgeklärt werden, ob eine Verletzung der Rotatorenmanschette vorliegt. Mittels einer EMG-Messung sollte außerdem untersucht werden, ob der N. thoracicus longus voll funktionsfähig ist.

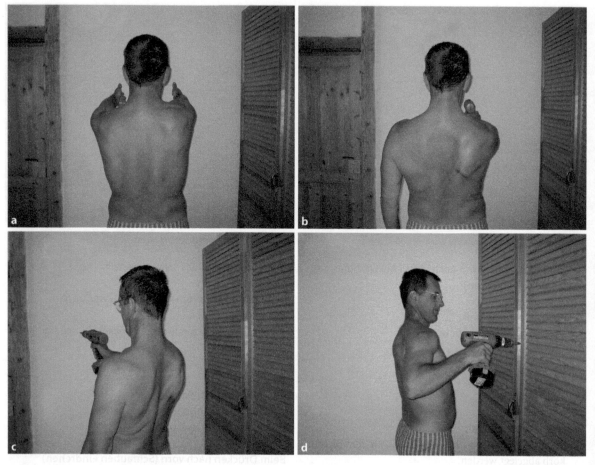

☐ **Abb. 8.4a–d a** Bewegungsverhalten der Skapula bei Flexion, **b** mit zusätzlichem Gewicht (ca. 1 kg), **c** Skapula alata, **d** Ventralrotation des Schultergürtels

— Mobilisierende Massage des Schultergürtels und der unteren HWS, um die Gleitfähigkeit des N. thoracicus longus zu verbessern

— Elektrotherapie zur Unterstützung der Aktivierung des M. serratus anterior

— Selektive Aktivierung der Rotatorenmanschette und des M. serratus anterior

— Kräftigung der Bauchmuskulatur zum Stabilisationstraining der Körperlängsachse

— Trainingstherapie mit Fokus auf der Rumpfmuskulatur (v. a. Bauchmuskeln)

— Verhaltenstraining: kein Gewichtstraining für den Arm, da bei kompensatorischen Ausweichbewegungen eine erhöhte Gefahr der Abnutzung der Rotatoren besteht. Die Bewegungen des Arms sollen von der Skapula aus initiiert werden (Angulus inferior nach ventral aktivieren).

Literatur

Bürge E (2013) Ballübungen. In: Spirgi-Gantert I, Suppé B (Hrsg) FBL Klein-Vogelbach Functional Kinetics. Ballübungen, 5. Aufl. Springer, Berlin Heidelberg

Suppé B, Bongartz M (2013) FBL Klein-Vogelbach Functional Kinetics – praktisch angewandt. Gehen – Analyse und Intervention. Springer, Berlin Heidelberg

Serviceteil

I. Spirgi-Gantert, B. Suppé (Hrsg.), *FBL Klein-Vogelbach Functional Kinetics – Die Grundlagen,*
DOI 10.1007/978-3-642-41901-0, © Springer-Verlag Berlin Heidelberg 2014

Glossar der FBL Functional Kinetics

Abdruckaktivität Muskelaktivität, die von einer Kontaktstelle des Körpers mit einer Unterlage oder Abstützvorrichtung aus einen zielgerichteten Abstoß bewerkstelligt.

Achsen Bewegungsachsen werden durch die Schnittlinien von zwei Ebenen gebildet, die ihnen den Namen geben. Man unterscheidet frontosagittale, frontotransversale und sagittotransversale Achsen.

Actio Die Actio ist derjenige Teil eines Bewegungsablaufs, der bewusst ausgeführt wird, aber immer auf verschiedene Weise ausgeführt werden kann.

Aktive Insuffizienz Aufgrund seiner mikroskopischen Anatomie kann sich ein Muskel weder vollkommen zusammenziehen noch unbegrenzt dehnen. Daraus ergeben sich zwei verschiedene Formen physiologischer Insuffizienz eines Muskels: Aktive Muskelinsuffizienz tritt auf, wenn der Agonist nicht mehr weiter kontrahieren kann, weil er schon maximal kontrahiert ist. Passive Muskelinsuffizienz tritt auf, wenn der Agonist nicht weiter kontrahieren kann, da sein Antagonist bereits maximal gedehnt ist. Bei zweigelenkigen Muskeln ist es möglich, der aktiven Muskelinsuffizienz entgegenzuwirken, indem man den Muskel im anderen Gelenk dehnt. Bei eingelenkigen Muskeln ist eine aktive Insuffizienz pathologisch.

Aktivitätszustände Muskuläre Aktivitäten sind abhängig von der Position des Körpers im Raum und vom Kontakt des Körpers mit der Umwelt. Mit Hilfe von bildhaften Begriffen soll dem Therapeuten die Analyse der Muskelarbeit erleichtert werden. Man unterscheidet: Spielfunktion, Stütz- und Abstützaktivität, Parkierfunktion, Hängeaktivität und Brückenaktivität.

Analysenkonzept Das Analysenkonzept ist ein Hilfsmittel zum besseren Verständnis der therapeutischen Übung. Das Leitbild in dem Analyseprozess ist das normale Bewegungsverhalten eines gesunden Menschen mit all seinen körperspezifischen Besonderheiten.

Antizipation/antizipatorisch Antizipatorische Aktivität bedeutet, dass die Muskulatur bereits vor der eigentlichen Gewichtsübernahme aktiv ist. Damit ist sie vorbereitet auf ihre jeweilige Stabilisationsaufgabe wie z. B. den Fersenkontakt beim Gehen.

Arretierungen Als Arretierung wird die Begrenzung der Gelenkbeweglichkeit durch passive Strukturen des Bewegungssystems bezeichnet.

Aufmerksamkeitsfokus (interner und externer) Aufmerksamkeitsfokus bedeutet, dass die Aufmerksamkeit eines Lernenden durch den Therapeuten auf bestimmte Aspekte gelenkt wird. Es werden externer und interner Aufmerksamkeitsfokus unterschieden. Ein externer Fokus besteht, wenn durch Instruktion und Feedback die Aufmerksamkeit des Lernenden auf einen Punkt außerhalb des Körpers gelenkt wird. Im Unterschied dazu wird beim internen Fokus die Aufmerksamkeit auf einen körpereigenen Punkt gelenkt.

Ausweichmechanismus Unökonomische, unerwünschte, aus der Bewegungsrichtung abweichende weiterlaufende Bewegungen, Veränderungen der Unterstützungsfläche oder Widerlagerungen von weiterlaufenden Bewegungen nennt man Ausweichbewegungen. Was ihnen fehlt, ist die Ökonomie beim Erreichen des angestrebten Ziels. Da Ausweichbewegungen automatisch erfolgen, sprechen wir von Ausweichmechanismen oder, wenn sie das Gehen betreffen, von Hinkmechanismen.

Bedingungen Der Mensch hat oft mehrere Möglichkeiten, einen Bewegungsauftrag auszuführen. Der Therapeut formuliert den Auftrag und stellt gleichzeitig Bedingungen, die die Auswahl der Bewegungsmöglichkeiten begrenzen und die gewünschte Reaktion eintritt.

Beobachtungskriterium Ein Beobachtungskriterium ist ein Merkmal, das durch planmäßiges Beobachten und Palpieren des Körpers gefunden wurde und der Unterscheidung von „normal" und „pathologisch" dient. Ein brauchbares Beobachtungskriterium ist ein Merkmal, das auch von einem Nichttherapeuten gut erkannt werden kann, wenn man durch geeignete Hinweise seine Aufmerksamkeit auf das erkennbare Phänomen lenkt.

Bewegungskompetenz Unter Bewegungskompetenz versteht man die Fähigkeit, in der jeweiligen Entwicklungsphase über Bewegung die Herausforderungen mit den vorhandenen körperlichen Ressourcen zu lösen. Bewegungskompetenz ist das Maß an Anpassungsmöglichkeiten eines Menschen, das ihm zur Bewältigung von alltäglichen Aktivitäten aktuell zur Verfügung steht. Es geht darum, die eigene Bewegung intelligent einzusetzen.

Bewegungskontrolle Die Aufgabe der Bewegungskontrolle besteht darin, alle Strukturen so zu organisieren, dass auf ökonomische Weise das Bewegungs- oder Handlungsziel erreicht wird. Die Bewegungskontrolle wird während des Lernprozesses des Bewegungsablaufs (automatisch und in der Regel unbewusst) aufgebaut, indem Abweichungen und Fehler entdeckt und selbständig korrigiert werden. Damit dies gelingt, muss das System in der Lage sein, eine bestimmte Bewegung auf vielen verschiedenen Wegen durchführen. Die motorische Kontrolle kann anhand des idealen äußeren Erscheinungsbilds und der situationsangepassten Aktivierung der Muskulatur beurteilt werden.

Bücktypen Je nach Neigung der Körperlangsachse beim Bücken unterscheidet man den vertikalen, horizontalen und neutralen Bücktyp.

Brückenaktivität Sobald der Körper mehrere Kontaktstellen mit der Umwelt hat, bilden sich zwischen den Kontaktstellen Brücken, die, wenn sie Bewegungstoleranzen nach unten aufweisen, muskulär stabilisiert werden müssen. Diese Aktivität wird Brückenaktivität genannt.

Clinical Reasoning Wörtlich übersetzt bedeuten die Bestandteile des Begriffs „klinisches Urteilen", „klinischer Schluss", „klinische Beweisführung". Unter Clinical Reasoning sind demnach die Denkprozesse von klinisch tätigen Personen zu verstehen, die darauf abzielen, eine klinische Entscheidung zu treffen.

Conditio Im Analysenkonzept unterscheidet man verschiedene Bedingungen (Conditiones), wie z. B. gleich bleibende Abstände am Körper, räumliche Fixpunkte oder Bewegungstempo.

Distanzpunkt (DP) Ein Distanzpunkt ist ein beobachtbarer Punkt am Körper, der eine möglichst große Distanz zum Drehpunkt hat. Distanzpunkte dienen dem Therapeuten zur Analyse und Instruktion von Bewegung und sind damit auch für den Patienten eine große Wahrnehmungshilfe.

Drehpunkt In der Bewegungsanalyse interessiert das Gelenk als Ort, an dem Bewegungen innerhalb des Körpers stattfinden. Die Bezeichnungen Drehpunkt, Schaltstelle der Bewegung und Bewegungsniveau weisen auf den Unterschied zum etablierten anatomischen Gelenkbegriff hin.

Dual Task Wurde eine Bewegung häufig geübt, benötigt der „Bewegungsexperte" kaum mehr Aufmerksamkeit für die Ausführung der Bewegung, und er kann seine Aufmerksamkeit teilen.

Dynamisch-exzentrische Muskelarbeit Sie bremst Bewegungen nach unten, die durch die Schwerkraft beschleunigt würden. Die arbeitenden Muskeln werden länger und senken Gewichte nach unten ab.

Dynamisch-konzentrische Muskelarbeit Sie ist gegen die Schwerkraft gerichtet und entsteht bei Bewegungen, die nach oben gerichtet sind. Die Muskulatur verkürzt sich aktiv.

Dynamische Stabilisation Dynamische Stabilisierung findet statt, wenn in einem Gelenk mit mehreren Freiheitsgraden einzelne Bewegungskomponenten stabilisiert werden, während andere frei ansprechbar sind. Ein weiteres Merkmal dynamischer Stabilisation ist die sich ständig ändernde Intensität der stabilisierenden Aktivitäten.

Ebenen Die drei Körperebenen heißen: Frontalebene, Sagittalebene und Transversalebene. Senkrecht auf den Körperebenen stehen die Bewegungsachsen.

Evaluation Evaluation bedeutet im Allgemeinen die grundsätzliche Untersuchung, ob etwas geeignet erscheint, einen angestrebten Zweck zu erfüllen. Sowohl die gewonnenen Daten als auch die daraus gezogenen Schlussfolgerungen und Bewertungen müssen nachvollziehbar und gültig bzw. zuverlässig sein. Evaluation in der Physiotherapie dient der rückblickenden Wirkungskontrolle, der vorausschauenden Steuerung und dem Verständnis von Situationen und Prozessen.

Equilibriumsreaktionen Equilibriumsreaktionen sind die kleinsten automatisch ablaufenden Spannungsveränderungen der Muskulatur, um kleinste Gewichtsverlagerungen auszugleichen.

Faszie Eine Faszie bezeichnet die bindegewebige Umhüllung von Muskeln und Muskelgruppen. Sie besteht vor allem aus Kollagenfasern, die der Muskulatur die nötige Festigkeit und Elastizität geben. Zudem gibt die Faszie dem Muskel seine eigentliche Form. Eine wichtige Aufgabe der Faszie ist die Gewährleistung der Gleitfähigkeit und Kraftübertragung der Muskeln untereinander.

Feedback Feedback bedeutet Rückmeldung. Je nach Art des Feedbacks kann verbale Rückmeldung fördern, hemmen oder gar keinen Effekt zeigen. Knowledge of result (KR) gibt Information über das Bewegungsresultat im Bezug zum Ziel, also darüber ob das Ziel erfolgreich erreicht wurde oder nicht. Knowledge of performance (KP) gibt Information über die Bewegungsausführung, d. h., über die Bewegungsqualität. Es ist die Rückmeldung darüber, wie die Bewegung abläuft.

Frontalebene Die vordere und hintere Begrenzung des Körpers markieren die äußeren Frontalebenen. (Da sie konstitutionsabhängig und im Rahmen der Norm nicht eindeutig sind, gehören sie nicht zu den allgemeinen Orientierungsebenen.) Zwischen diesen Ebenen lassen sich beliebig viele parallele Ebenen legen, von denen jede den Körper in einen ventralen und dorsalen Abschnitt teilt. Die mittlere Frontalebene verläuft durch die Mitte der oberen Sprunggelenke, Knie-, Hüft-

und Schultergelenke und teilt die Körperabschnitte Becken, Brustkorb und Kopf in annähernd gleich große ventrale und dorsale Teile.

Frontotransversale Achsen Senkrecht auf den Sagittalebenen stehen frontotransversale Achsen. Sie werden gebildet durch die Schnittlinien von Frontalebene und Transversalebene.

Frontosagittale Achsen Senkrecht auf den Transversalebenen stehen frontosagittale Achsen. Die Achse wird gebildet durch die Schnittlinie von Frontalebene und Sagittalebene. Im aufrechten Stand stehen die Rotationsachsen der Arme und Beine frontosagittal.

Funktionelle Fehlatmung Eine funktionelle Fehlatmung zeigt sich in der flexorischen und extensorischen weiterlaufenden Bewegung der Wirbelsäule bei Aus- und Einatmung. Bei ökonomischer normaler Atmung werden das Heben der Rippen während der Inspiration flexorisch und das Senken der Rippen während der Exspiration extensorisch in der Brustwirbelsäule begrenzt. Nur durch diese widerlagernden Aktivitäten wird das erforderliche Volumen für die Atmung geschaffen.

Funktionelles Problem Aus den gesammelten Einzelergebnissen der Untersuchung leitet der Therapeut das funktionelle Problem ab. Die Störung auf der Ebene der Aktivität (Funktionsstörung) lenkt den Therapeuten bei der Erstellung der Arbeitshypothese.

Funktionelles Üben Übungen fokussieren nicht auf Muskeln, sondern zielen auf die Funktionen der 5 Körperabschnitte im Alltag und deren Zusammenspiel.

Gleichgewicht Statisch ist ein Körper im Gleichgewicht, wenn sich alle äußeren Kräfte bzw. Drehmomente gegenseitig aufheben. Für jeden Körperabschnitt lassen sich Teilschwerpunkte ermitteln, deren Berechnung z. B. zur Ermittlung von Gelenkkräften bedeutsam ist. Nach dem Maß ihrer Stabilität werden drei Typen von Gleichgewichtslagen unterschieden: stabiles, labiles und indifferentes Gleichgewicht.

Gleichgewichtsreaktionen Sobald eine Gewichtsverschiebung horizontale Richtungskomponenten enthält, löst sie automatische, leicht beobachtbare Gleichgewichtsreaktionen aus. Man unterscheidet: Veränderung der Unterstützungsfläche und Einsetzen von Gegengewichten.

Hängeaktivität Hängeaktivität ist ein Aktivitätszustand, der entsteht, wenn sich der ganze Körper oder einzelne Teile davon an eine entsprechende Vorrichtung hängen. An den betroffenen Gelenken entsteht eine Traktion.

Hubarm Die Muskulatur arbeitet als Beweger von Gewichten. Sie hebt oder senkt körpereigene Gewichte bei reduzierter Belastung. Je vertikaler die Bewegungsachsen stehen, desto geringer ist die Hubbelastung – je horizontaler sie stehen, desto größer ist die Hubbelastung.

Hubbelastung Physikalisch ist Hub ausschließlich die senkrechte Bewegung eines Objekts von unten nach oben. Hubarbeit ist daher eine Art von mechanischer Arbeit, bei der ein Körper durch eine Kraft bewegt oder verformt wird. Immer, wenn ein Körper angehoben wird, wird Hubarbeit verrichtet. Die physikalische Bezeichnung der Hubarbeit wird auf die Belastung, also die Beanspruchung übertragen. Aufwärtshub entspricht der positiven Hubbelastung, Abwärtshub der negativen Hubbelastung. Horizontales Bewegen, bei dem Gewichte immer den gleichen Abstand zum Boden (bzw. Erdmittelpunkt) haben, wird hubfreies Bewegen genannt.

Hubfreie Mobilisation Bewegung, ohne dass die bewegten Teilgewichte des Körpers gegen die Schwerkraft bewegt werden müssen. Die Bewegungsachsen stehen vertikal, und dadurch werden die Gewichte in einer horizontalen Ebene bewegt. Sobald ein Körperteil auf der Unterlage horizontal bewegt wird und Reibungswiderstände entstehen, nimmt die Hubbelastung zu. Der Therapeut kann die Rutschtendenzen durch geeignete Unterlagerung verbessern.

Hypothetische Norm Die hypothetische Norm ist eine Idealvorstellung von Haltung und Bewegung. Sie ist ein Leitbild, mit dessen Hilfe Abweichungen leicht identifiziert werden können.

Kinematik Die Kinematik ist die Lehre von der Bewegung und beschreibt deren räumlichen (Weg) und zeitlichen Aspekt (Geschwindigkeit und Beschleunigung), ohne die Ursachen einer Bewegung (z. B. Kräfte) zu betrachten. Sie beantwortet die Frage, wohin und wie die Bewegung stattfindet.

Kinematische Kette Als kinematische Kette bezeichnet man ein über Gelenke verbundenes bewegliches System aus einzelnen Gliedern. Man unterscheidet zwischen offener und geschlossener kinematischer Kette.

Kinetik Kinetik ist die Lehre von den Bewegungen der Körper unter dem Einfluss der Kräfte (innere und äußere). Sie stellt die Zusammenhänge zwischen Kraft und Bewegung dar. In der Statik werden die Bedingungen analysiert, unter denen sich der Körper im Gleichgewicht befindet. Die Kinetik beantwortet also die Frage, warum und wodurch Bewegung geschieht (Dynamik) bzw. trotz einwirkender Kräfte nicht geschieht (Statik).

Kohärenzgefühl Es bezeichnet das Ausmaß des Vertrauens in die Vorhersehbarkeit des Lebens und der Überzeugung, die Ressourcen zu besitzen, um in einer neuen Lebenssituation zurechtzukommen.

Kondition Bei der Untersuchung der Kondition wird beurteilt, welchen Einfluss die soziale Stellung, die psychische Situation und der somatische Zustand des Patienten auf sein Bewegungsverhalten ausüben. Unter diesem Gesichtspunkt beurteilt der Therapeut die körperliche Leistungsfähigkeit des Patienten. Der aktuelle Leistungszustand wird erfasst, indem man die Belastbarkeit verletzter, degenerierter und operierter Strukturen berücksichtigt. Die Leistungsfähigkeit wird von physischen, psychischen, sozialen sowie externen Faktoren (wie Umweltfaktoren, Rahmenbedingungen und familiäre Faktoren) und durch den Funktionszustand des neuromuskulären und des energetischen Systems bestimmt.

Konstitution Das Bewegungsverhalten des Individuums und damit seine individuelle Bewegungsgestalt ist abhängig vom Verhältnis der Längen, Breiten und Tiefen sowie von der Verteilung der Gewichte innerhalb des Körpers. Abweichungen von der hypothetischen Norm des Körperbaus und der Körperproportionen verändern das Bewegungsverhalten des Menschen in voraussagbarer Weise. Die individuelle Variabilität der Körperproportionen kann die Muskelaktivität prägen und verändern.

Koordination Unter Koordination versteht man das aufeinander Abstimmen verschiedener Vorgänge wie z. B. Kondition, Kraft, Schnelligkeit, Schnellkraft und Ausdauer, um zu einem effektiven Bewegungsergebnis zu kommen. Im physiologischen Sinne ist Bewegungskoordination das Wechselspiel von Agonisten und Antagonisten. Man unterscheidet zwischen einer intramuskulären Koordination, bei der das Zusammenspiel zwischen Nerven und Muskeln innerhalb

einer motorischen Einheit verstanden wird, und der intermuskulären Koordination, die sich auf das Zusammenwirken mehrerer Muskeln bezieht. Im Bezug auf die menschliche Bewegung bedeutet Koordination das sinnvolle Zusammenspiel einzelner Körperabschnitte oder des gesamten Körpers.

Körperabschnitt (KA) Jeder funktionelle Körperabschnitt hat mehrere Bewegungsniveaus, deren Bewegungsverhalten als funktionelle Einheit charakterisiert werden kann. Die Aufgaben bestimmen die Struktur des jeweiligen Körperabschnitts – und durch ihre vorgegebene Struktur eignen sie sich wiederum für bestimmte Aufgaben. Es gibt fünf Körperabschnitte: KA Beine, KA Becken, KA Brustkorb, KA Kopf, KA Arme.

Körperlängsachse (KLA) Die virtuelle Körperlängsachse verläuft in enger Beziehung zur Wirbelsäule und existiert nur, wenn sich die Wirbelsäule in ihrer Nullstellung befindet und die Körperabschnitte Becken, Brustkorb und Kopf übereinander eingeordnet sind. Sie ist die Schnittlinie zwischen Symmetrieebene und mittlerer Frontalebene.

Körperschwerpunkt Der Körperschwerpunkt ist der Punkt eines Körpers, in dem sein Gewicht (oder seine Masse) vereinigt ist. Für die Standfestigkeit eines Körpers ist die Lage des Schwerpunkts in Bezug auf die Unterstützungsfläche maßgebend. Er ist ein fiktiver Punkt und ändert beim beweglichen Körper fast ständig seine Position. Der Körperschwerpunkt wird für die Analyse von Gleichgewichtsreaktionen benötigt.

Kritischer Distanzpunkt Um eine weiterlaufende Bewegung zu veranlassen, beobachten und beschreiben zu können, bestimmt der Therapeut den kritischen Distanzpunkt. Er instruiert den Patienten, in welcher Richtung, bis wohin und wie schnell dieser Punkt bewegt werden soll. Er ist der Punkt, der die Richtung der geplanten Bewegung eindeutig beibehält.

Kritischer Drehpunkt Der letzte Drehpunkt, der an einer weiterlaufenden Bewegung teilnimmt, wird kritischer Drehpunkt genannt.

Lernphasen Man unterscheidet zwischen kognitiver, assoziativer und autonomer/automatischer Lernphase. In der ersten, der kognitiven Lernphase lernt der Übende neue Bewegungen und nimmt dabei Informationen auf unterschiedliche Art auf. In der zweiten, der assoziativen Lernphase hat der Übende erste Lernversuche gemacht und verfügt über einige stabile Bewegungsmuster. Dadurch braucht er bereits weniger Aufmerksamkeit für die Bewegungsausführung selbst und kann sich etwas mehr auf Umgebungsfaktoren konzentrieren. In der letzten, der autonomen/automatischen Lernphase wurde der Bewegungsablauf schon so oft geübt, dass er automatisiert abläuft.

Manipulation (im Sprachgebrauch der FBL) In der Funktionellen Bewegungslehre wird der Begriff „Manipulation" – anders als in der Manuellen Therapie – in seiner ursprünglichen Bedeutung als „Handhabung", „Verfahren", „Hantieren" verwendet.

Mentales Üben Mentales Üben ist das bewusste Denken und geistige Durchleben einer Bewegung.

Mobilisierende Massage Bei dieser Behandlungstechnik werden Muskeln durch manipulierte Gelenkstellungsänderungen abwechselnd gedehnt, gelockert und gleichzeitig bearbeitet.

Morphologische Betrachtung Die Morphologie, die den Außenaspekt, also die reine Beobachtung einer Bewegung, untersucht, ist sehr praxisnah ausgelegt und hat eine große Bedeutung für die Physiotherapie. Sie gilt allgemein als elementarste ganzheitliche Betrachtungsweise und ist vor allem für Bewegungsanalysen relevant. Die morphologische Bewegungsanalyse zerlegt Bewegungsabläufe in direkt wahrnehmbare Merkmale der äußeren Form oder Gestalt und untersucht deren Beziehungen.

Motivation Die primäre Motivation ist der tief liegende Grund oder Wunsch, etwas zu tun oder nicht zu tun. Dieser Antrieb ist oft nicht bewusst. Die sekundäre Motivation ist ein dem Bewusstsein zugänglicher Grund, der Antrieb, etwas zu tun. Der Begriff intrinsische Motivation bezeichnet das Bestreben, etwas um seiner selbst willen zu tun. Bei der extrinsischen Motivation steht dagegen der Wunsch im Vordergrund, bestimmte Leistungen zu erbringen, weil man sich davon einen Vorteil (Belohnung) verspricht oder Nachteile (Bestrafung) vermeiden möchte.

Motorisches Lernen Bewegungslernen bedeutet, Wege und Strategien des Lernens zu entwickeln, um erfolgreich neue Bewegungen zu lernen und bekannte zu festigen. Lernen bedeutet ebenfalls, Modifikationen, Variationen und Erschwerungen dieser Bewegungen zu ermöglichen und Teile von Bewegungen zu kombinieren. Das bedeutet im weiteren Sinne die Aneignung von motorischer Handlungskompetenz und im engeren Sinne die Aneignung von Bewegungshandlungen bzw. Bewegungsfertigkeiten.

Muskuläre Dysbalance Die Entstehung und Manifestierung von unökonomischen Bewegungen kann als Zeichen einer zentralen Fehlsteuerung betrachtet werden. Diese äußert sich in Form einer muskulären Dysbalance zwischen zwei strukturell und funktionell unterschiedlichen Muskelgruppen. Während die posturalen Muskelgruppen zu Überaktivität neigen, tendieren die phasischen Muskelgruppen zur Inhibition.

Ökonomische Haltung Von ökonomischer Haltung spricht man dann, wenn bei einer beliebigen Haltung die Intensität der geleisteten Muskelaktivität weder zu hoch noch zu gering ist.

Orientierung am eigenen Körper Die Orientierung am eigenen Körper ist eine Leistung unserer kinästhetischen Wahrnehmung, insbesondere der Propriozeption bzw. Tiefensensibilität, und basiert auf Rezeptoren des Bewegungssystems in Gelenken, Muskeln und Sehnen. Dabei werden der Sinn für Positionen im Raum, der Aufwand für Kraft und der Bewegungssinn angesprochen. Als kinästhetisch-statische und kinästhetisch-dynamische Qualität vermittelt die Orientierung am eigenen Körper Orts- und Richtungswahrnehmung, Abstandsempfindung und -veränderung sowie Distanzempfindungen und -veränderungen.

Orientierung im Raum Die Orientierung im Raum ist durch die Gravitation geprägt. Das Schwerkraftfeld der Erde beeinflusst die innere Bewegungsorganisation und Regulierung aller Organsysteme. Die Bewegungsinformation jedes Schritts, jeder Bewegungshandlung, jeder Ruheposition wird im Organismus verarbeitet, um die Orientierung und Bewegungsfähigkeit des Einzelnen in seiner Umgebung zu gewährleisten. Durch die Gravitation ergibt sich das Bezugssystem von oben und unten. Durch die Orientierung im Raum stellt der Körper seine Beziehung zur Umwelt her, indem er sein Gewicht an den Kontaktstellen mit der Umwelt erlebt.

Orientierung vom eigenen Körper aus Die Orientierung vom eigenen Körper aus ist umweltbezogen und wird durch das Gesichtsfeld des Menschen in aufrechter Haltung bestimmt. Der eigene Körper ist das Bezugssystem, das uns Orientierung im Raum ermöglicht. Von ihm ausgehend erlebt der Mensch die Dimensionen rechts/links, vorn/hinten.

Parkierfunktion Wenn ein Körperteil, ein Körperabschnitt oder der gesamte Körper gut unterlagert ist, ist am wenigsten Muskelaktivität zwischen diesen einzelnen Körperteilen erforderlich. Der Körper hat eine große Kontaktfläche, und jeder Abschnitt drückt mit seinem Eigengewicht auf die Unterlage. Die Körperteile sind dann „geparkt" und befinden sich in Parkierfunktion.

Passive Insuffizienz Passive Insuffizienz eines Muskels liegt vor, wenn er sich nicht so weit dehnen lässt, dass der Bewegungsausschlag der Gelenkpartner bis an die Arretierungen ausgeschöpft werden kann. Sobald ein Muskel mehr als ein Bewegungsniveau überbrückt, kann passive Insuffizienz physiologisch sein. Die gebremste Dehnfähigkeit ist eine erwünschte ökonomische Bremse.

Potenzielle Beweglichkeit Die leichte Ansprechbarkeit der Muskeln auf Bewegung nennen wir potenzielle Beweglichkeit. Sie erleichtert die Erhaltung eines labilen Gleichgewichts. In aufrechter Haltung sind die lordotischen Wirbelsäulenabschnitte im Aktivitätszustand der potenziellen Beweglichkeit, da die Gewichte über ihren Flexions-,/Extensionsachsen vorn und hinten gleich verteilt sind.

Primärbewegung Die Primärbewegung ist ein Teil der Instruktion und der Teil eines Bewegungsablaufs, der bewusst instruiert und ausgeführt wird. Sie hat weiterlaufende Bewegungen und spontane Gleichgewichtsreaktionen zur Folge.

Reactio Die Reactio ist eine beabsichtigte Gleichgewichtsreaktion, die entweder in Form von Veränderung der Unterstützungsfläche oder des Einsetzens von Gegengewichten erfolgen kann.

Reaktive Hyperaktivität Reaktive Hyperaktivität ist die normale Reaktion gesunder Muskulatur auf eine schlechte Haltung.

Reaktives Training Reaktives Training bedeutet, dass das Erreichen des Lernziels in Form einer Gleichgewichtsreaktion angestrebt wird. Der Therapeut plant diese Reaktion mittels spezifischer Bewegungsbeobachtung und Übungsanleitung sorgfältig voraus. Damit sie spontan einsetzt, sollte der Übende möglichst nicht über die geplante Reaktion informiert werden.

Referenzbilder Referenzbilder dienen dem Ist-Soll-Abgleich von gewünschtem Ideal (hypothetische Norm) und derzeitigem Bewegungsverhalten. Um Unterscheidungen treffen zu können, benötigen Therapeuten ein Referenzbild, das als Beurteilungsmaßstab dient.

Rotationssynergie Bei einem Körperabschnitt, der sich in Stützfunktion befindet, müssen die Mittelgelenke rotatorisch gegenläufig gegen die Richtung des Drucks im Sinne einer weiterlaufenden Bewegung stabilisiert sein. Die in den beteiligten Gelenken vorhandenen Rotationskomponenten wirken durch gegensinnige aktive Widerlagerung von Niveau zu Niveau entsprechend ihrer proximal/distalen Anordnung – dem Anziehen einer Schraube vergleichbar, sichernd auf das stützende Gefüge. Das ist ein Merkmal der Effizienz im geschlossenen System und wird Rotationssynergie genannt. Diese ermöglicht eine zentrische Belastung der Gelenkflächen auch bei unterschiedlicher Gewichtsbelastung.

Sagittalebene Die seitlichen Begrenzungen des Körpers bilden die äußeren Sagittalebenen. Zwischen diese lassen sich beliebig viele parallele Ebenen legen, von denen jede den Körper in einen rechts- und linkslateralen Abschnitt teilt. Die mittlere Sagittalebene wird auch als Symmetrieebene bezeichnet. Sie teilt den Körper in zwei genau gleich große Teile.

Sagittotransversale Achsen Senkrecht auf den Frontalebenen stehen sagittotransversale Achsen. Sie werden gebildet durch die Schnittlinien von Sagittalebene und Transversalebene. Im aufrechten Stand stehen die Abduktions- und Adduktionsachsen der Arme und Beine sagittotransversal.

Salutogenese Das Salutogenesekonzept von Aaron Antonowsky beschreibt Faktoren, die für die Entstehung und Erhaltung von Gesundheit eine zentrale Bedeutung haben. Gesundheit und Krankheit werden als Zustände gesehen, die sowohl von objektiven Faktoren als auch von deren subjektiven Erleben abhängig sind.

Scherbelastungen Wenn bei einer schlechten Haltung die Gewichte nicht mehr gehalten werden können, werden passive Strukturen zur Bewahrung der Haltung beansprucht, die jedoch für diese Aufgabe nicht geeignet sind, und es entstehen Scherbelastungen.

Selbstwirksamkeit Selbstwirksamkeit („self-efficacy") ist die Überzeugung, aufgrund eigener Kompetenzen gewünschte Handlungen erfolgreich selbst ausführen zu können und in einer bestimmten Situation die angemessene Leistung erbringen zu können (im Sinne von Bewältigung oder Verhaltensänderung). Die Stärkung der Selbstwirksamkeitserwartung ist die Grundlage für eine Verhaltensänderung.

Selektives Muskeltraining Unter selektivem Muskeltraining versteht die FBL Functional Kinetics neben der Auswahl bestimmter Muskeln oder Muskelgruppen vor allem die Art und Weise von deren Beanspruchung. Ein selektives Muskeltraining setzt die Koordination muskulärer Aktivitäten voraus, d. h., die bei einer Bewegung involvierten Muskeln müssen harmonisch zusammenwirken. Die Selektion kann einen bestimmten Muskel, aber auch eine Muskelgruppe betreffen.

Spielfunktion Ein Körperabschnitt ist in Spielfunktion, wenn er proximal befestigt ist und sich distal frei bewegen kann.

Statik Unter dem Gesichtspunkt Statik wird die Haltung des Patienten und deren Einfluss auf das Bewegungssystem in Form von Belastung beurteilt.

Submaximale Stellung des Gelenks Von submaximaler Gelenkstellung spricht man, wenn das Gelenk nicht bis in die maximale Endstellung bewegt bzw. mobilisiert wird, z. B. auf Grund von Schmerzen oder einer Pathologie.

Torsionswinkel Die Antetorsion des Femurs ist die Verdrehung der Querachsen des distalen und proximalen Femurendes. Die im Stand um 12° medialrotierten Femurkondylen sind der sichtbare Ausdruck der Antetorsion. Der Normwert der Tibiatorsion beträgt ca. 23°. Sie entwickelt sich erst unter Belastung während des Längenwachstums der Knochen.

Transversalebene Die Standebene des Menschen im Kubus ist die unterste Transversalebene und die Scheitelebene seine oberste Transversalebene. Zwischen diesen beiden Begrenzungen lassen sich beliebig viele parallele Ebenen legen, von denen jede den Körper in einen kranialen (zum Kopf gehörenden) und kaudalen (zum Schwanz bzw. Fuß gehörenden) Abschnitt teilt. Alle diese Ebenen sind Transversalebenen, die sich auf den Körper (und nicht auf den Raum) beziehen.

Trennebene Die Trennebene ist eine gedachte senkrechte Verbindungslinie durch den Körper zur Unterstützungsfläche und erleichtert die Analyse von Gewichtsverschiebungen/Gleichgewichtsreaktionen. In der Trennebene liegt der Körperschwerpunkt.

Türmchen Sind Becken, Brustkorb und Kopf in eine gemeinsame Achse eingeordnet, bilden sie das Türmchen.

Unterstützungsfläche Die Unterstützungsfläche ist die kleinste Fläche, welche die Kontaktstellen aktivierter Körperabschnitte mit der Unterlage einschließt. Über der Unterstützungsfläche befindet sich der Körperschwerpunkt.

Weiterlaufende Bewegung (WB) Wenn ein beliebiger Punkt des Körpers durch einen Bewegungsimpuls in eine bestimmte Richtung geleitet wird und in den benachbarten Gelenken Bewegungsausschläge stattfinden, die der Verwirklichung dieser gerichteten Bewegung dienen, entsteht eine weiterlaufende Bewegung.

Widerlagernde Mobilisation Die widerlagernde Mobilisation nutzt das Prinzip der Begrenzung einer weiterlaufenden Bewegung durch Gegenbewegung in einem Drehpunkt. Mit Hilfe dieser Behandlungstechnik soll der Patient lernen, einzelne Bewegungsniveaus selektiv, bewusst und kontrolliert zu bewegen.

Widerlagerung Das Begrenzen einer weiterlaufenden Bewegung in einem bestimmten Drehpunkt nennt man Widerlagerung. Man unterscheidet aktive Widerlagerung durch Gegenaktivität und durch Gegenbewegungen.

Zangenmaul Bei allen Bewegungen des Schultergürtels verändert sich gleichzeitig der normalerweise 60° große Winkel zwischen Klavikula und Skapula (AC-Winkel), der als „Zangenmaul" beschrieben wird. Das ist funktionell von Bedeutung, weil dadurch die Skapula immer optimal dem Brustkorb angepasst ist – die Kongruenz bleibt erhalten. Die Bewegungen in der Frontalebene heißen Kranial- und Kaudalduktion, in der Sagittalebene Ventral- und Dorsalrotation und in der Transversalebene Ventral-und Dorsalduktion.

Zeiger Wenn wir eine Bewegung beobachten, sehen wir den Bewegungsausschlag der Gelenkpartner nicht, wenn wir direkt auf den Drehpunkt schauen. Den größten Weg machen die Punkte an den jeweiligen Gelenkpartnern, die weit von der Bewegungsachse entfernt sind. Diese zeigen die Bewegung am deutlichsten. Bei Rotationsbewegungen liegen diese Distanzpunkte an sog. „Zeigern" der Bewegung, die im günstigsten Fall rechtwinklig zur Rotationsachse stehen. Man unterscheidet reale Zeiger (z. B. der 90° flektierte Unterarm, der die Rotationsbewegung im Humeroskapulargelenk zeigt) und gedachte Zeiger (z. B. der frontotransversale Brustkorbdurchmesser, der Rotations- und Lateralflexionsbewegungen in der Wirbelsäule zeigen kann).

Stichwortverzeichnis

Printed by Printforce, the Netherlands